实用临床护理操作规程

孙 潇 等主编

上海科学普及出版社

图书在版编目（CIP）数据

实用临床护理操作规程／孙潇等主编.—上海：上海科学普及出版社，2023.8
ISBN 978-7-5427-8529-9

Ⅰ.①实… Ⅱ.①孙… Ⅲ.①护理学-技术操作规程 Ⅳ.①R47-65

中国国家版本馆CIP数据核字（2023）第139453号

统　　筹　张善涛
责任编辑　郝梓涵
整体设计　宗　宁

实用临床护理操作规程
主编　孙　潇　等
上海科学普及出版社出版发行
（上海中山北路832号　邮政编码200070）
http://www.pspsh.com

各地新华书店经销　　山东麦德森文化传媒有限公司印刷
开本　787×1092 1/16　印张　19.25　插页　2　字数　508 000
2023年8月第1版　　2023年8月第1次印刷

ISBN 978-7-5427-8529-9　定价：198.00元
本书如有缺页、错装或坏损等严重质量问题
请向工厂联系调换
联系电话：0531-82601513

编委会

主 编

孙 潇 王黎明 刘 梦 张爱玲

张 爽 于晓燕 王长爱

副主编

翟迎春 赵顺芝 罗 燕 刘祥英

吴小燕 陈小梅 李玉珑

编 委（按姓氏笔画排序）

于晓燕（烟台毓璜顶医院）

王长爱（潍坊市益都中心医院）

王黎明（青岛市第八人民医院）

刘 梦（菏泽市定陶区人民医院）

刘祥英（菏泽市定陶区人民医院）

孙 潇（枣庄市中医医院）

李玉珑（博兴县中医医院）

吴小燕（常州市儿童医院）

张 爽（鄄城县人民医院）

张爱玲（曹县人民医院）

陈小梅（四川省宜宾市第一人民医院）

罗 燕（十堰市人民医院）

赵顺芝（山东中医药大学第二附属医院）

唐 静（中国人民解放军第九六〇医院）

翟迎春（淄博市博山区岳庄中心卫生院）

前 言
FOREWORD

现代化科学技术的应用，逐步推动着护理学向高效能和专业化方向发展。专科护理技术使用范围窄，专业性强，往往仅限于一类专科，有的甚至只限于某一种疾病，因此，护理工作者除需掌握基本的护理知识和技术外，还要懂得各种专科治疗仪器的基本原理和操作程序。再加上大量高新尖技术被用于临床诊断、治疗和护理，这些都要求护理工作者需要不断学习和掌握新的知识，以便能在专科领域为卫生保健的服务对象提供常规医疗护理工作未能提供的，或未能全面地、系统地、连续地提供的护理服务。鉴于此，为了培养出更多合格的护理工作者，提高其临床护理水平，以进一步加强优质护理服务，我们特组织了一批在各自岗位上担负着繁重临床、教学、研究任务的编者，将其多年的工作经验与现代护理学研究成果结合，编写了这本《实用临床护理操作规程》。

本书涵盖内容较广，首先简单介绍了护理程序和常见症状的护理；然后结合临床，对重症、血液透析和部分临床科室常见疾病的护理进行了重点阐述，同时简要讲解了每种疾病的病因病理、临床表现、辅助检查、诊断及治疗等，内容丰富又不长篇累牍，注重对护理工作者基础知识和技术的培养。本书兼顾科学性、指导性和实用性，对推进临床护理工作、指导护理教学活动有一定的积极作用，适合广大临床护理工作者和医学院校护理专业学生阅读使用。

由于现代护理学发展迅速，编者编撰风格不一，加之时间仓促、篇幅有限，书中难免存在疏漏之处，敬请广大读者批评指正。

《实用临床护理操作规程》编委会

2023 年 5 月

目 录
CONTENTS

第一章

护 理 程 序

第一节 概 述

护理程序是一种系统而科学地安排护理活动的工作方法,目的是确认和解决护理对象对现存或潜在健康问题的反应。是指在护理服务活动中,通过一系列有目的、有计划、有步骤的行动,为护理对象提供生理、心理、社会、文化及发展的整体护理。

一、护理程序的特征

护理程序作为护理人员照顾护理对象的独特工作方法,具有以下几个方面的特征。

(一)个体性

根据患者的具体情况和需求设计护理活动,满足不同的需求。

(二)目标性

以识别及解决护理对象的健康问题,以及对健康问题的反应为特定目标,全面计划及组织护理活动。

(三)系统性

以系统论为理论框架,指导护理工作的各个步骤系统而有序地进行,每一项护理活动都是系统中的一个环节,保证了护理活动的连续性。

(四)连续性

不限于某特定时间,而是随着护理对象反应的变化随时进行。

(五)科学性

综合了现代护理学的理论观点和其他学科的相关理论,如控制论、需要论等学说为理论基础。

(六)互动性

在整个过程中,护理人员与护理对象、同事、医师及其他人员密切合作,以全面满足服务对象的需要。

(七)普遍性

护理程序适合在任何场所、为任何护理服务对象安排护理活动。

1

二、护理程序的理论基础

护理程序在现代护理理论基础上产生,通过一系列目标明确的护理活动为服务对象的健康服务,可作为框架运用到面向个体、家庭和社区的护理工作中。相关的理论基础主要包括系统论、需要层次论、生长发展理论、应激适应理论、沟通理论等,具体见表 1-1。

表 1-1　护理程序的理论基础与应用

理论	应用
一般系统理论	理论框架、思维方法、工作方法
需要层次论	指导分析资料、提出护理问题
生长发展理论	制订计划
应激适应理论	确定护理目标、评估实施效果
沟通理论	收集资料、实施计划、解决问题过程

三、护理程序的步骤

护理程序由评估、诊断、计划、实施和评价五个步骤组成,这五个步骤之间相互联系,互为影响(图 1-1)。

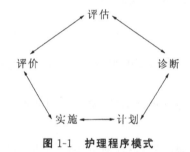

图 1-1　护理程序模式

(1)护理评估:是护理程序的第一步,收集护理对象生理、心理、社会方面的健康资料并进行整理,以发现和确认服务对象的健康问题。

(2)护理诊断:在评估基础上确定护理诊断,以描述护理对象的健康问题。

(3)护理计划:对如何解决护理诊断涉及的健康问题作出决策,包括排列护理诊断顺序、确定预期目标、制订护理措施和书写护理计划。

(4)护理实施:即按照护理计划执行护理措施的活动。

(5)护理评价:即将护理对象对护理的反应与预期目标进行比较,根据预期目标达到与否,评定护理计划实施后的效果。必要时,应重新评估服务对象的健康状况,引入护理程序的下一个循环(见图 1-1)。

(王黎明)

第二节　护 理 评 估

护理评估是有目的、有计划、有步骤地收集有关护理对象生理、心理、社会文化和经济等方面的资料,对此进行整理与分析,以判断服务对象的健康问题,为护理活动提供可靠的依据。具体包括收集资料、整理资料和分析资料三部分。

一、收集资料

(一)资料的来源

1.直接来源

护理对象本人,是第一资料来源也是主要来源。

2.间接来源

(1)护理对象的重要关系人,也就是社会支持性群体,包括亲属、关系亲密的朋友、同事等。

(2)医疗活动资料,如既往实验室报告、出院小结等健康记录。

(3)其他医护人员、放射医师、化验师、药剂师、营养师、康复师等。

(4)护理学及其他相关学科的文献等。

(二)资料的内容

在收集资料的过程中,各个医院均有自己设计的收集资料表,无论依据何种框架,基本内容主要包括一般资料、生活状况及自理程度、健康检查及心理社会状况等。

1.一般资料

包括患者姓名、性别、出生日期、出生地、职业、民族、婚姻、文化程度、住址等。

2.现在的健康状况

包括主诉、现病史、入院方式、医疗诊断及目前用药情况。目前的饮食、睡眠、排泄、活动、健康管理等日常生活形态。

3.既往健康状况

包括既往史、创伤史、手术史、家族史、有无过敏史、有无传染病;既往的日常生活形态、烟酒嗜好,女性还包括月经史和婚育史。

4.护理体检

包括体温、脉搏、呼吸、血压、身高、体重、生命体征、各系统的生理功能及有无疼痛、眩晕、麻木、瘙痒等,有无感觉(视觉、听觉、嗅觉、味觉、触觉)异常,有无思维活动、记忆能力等障碍等认知感受形态。

5.实验室及其他辅助检查结果

包括最近进行的辅助检查的客观资料,如实验室检查、X线、病理检查等。

6.心理方面的资料

包括对疾病的认知和态度、康复的信心,病后情绪、心理感受、应对能力等变化。

7.社会方面的资料

包括就业状态、角色问题和社交状况;有无重大生活事件,支持系统状况等;有无宗教信仰;

享受的医疗保健待遇等。

(三)资料的分类

1.按照资料的来源划分

包括主观资料和客观资料:主观资料指患者对自己健康问题的体验和认识。包括患者的知觉、情感、价值、信念、态度、对个人健康状态和生活状况的感知。主观资料的来源可以是患者本人,也可以是患者家属或对患者健康有重要影响的人。客观资料指检查者通过观察、会谈、体格检查和实验等方法得到或被检测出的有关患者健康状态的资料。客观资料获取是否全面和准确主要取决于检查者是否具有敏锐的观察能力及丰富的临床经验。

当护士收集到主观资料和客观资料后,应将两方面的资料加以比较和分析,可互相证实资料的准确性。

2.按照资料的时间划分

包括既往资料和现时资料:既往资料是指与服务对象过去健康状况有关的资料,包括既往病史、治疗史、过敏史等。现时资料是指与服务对象现在发生疾病有关的状况,如现在的体温、脉搏、呼吸、血压、睡眠状况等。

护士在收集资料时,需要将既往资料和现时资料结合起来分析。

(四)收集资料的方法

1.观察

观察是指护理人员运用视、触、叩、听、嗅等感官获得患者、家属及患者所处环境的信息并进行分析判断,是收集有关服务对象护理资料的重要方法之一。观察贯穿在整个评估过程中,可以与交谈同时进行。护士应及时、敏锐、连续的对服务对象进行观察,如患者出现面容痛苦、呈强迫体位,就提示患者是否有疼痛,由此进一步询问持续时间、部位、性质等。观察作为一种技能,需要护理人员在实践中不断培养和锻炼,以期得到发展和提高。

2.交谈

护患之间的交谈是一种有目的的医疗活动,使护理人员获得有关患者的资料和信息。一般可分为两种。①正式交谈:是指事先通知患者,有目的、有计划的交谈,如入院后的采集病史。②非正式交谈:是指护士在日常护理工作中与患者随意自然的交谈,不明确目的,不规定主题、时间,是一种"开放式交流",以便及时了解到服务对象的真实想法和心理反应。交谈时护士应注意沟通技巧的运用,对一些敏感性话题应注意保护患者的隐私。

3.护理体检

护理人员运用体检技能,为护理对象进行系统的身体评估,获取与护理有关的生命体征、身高、体重等,以便收集与护理诊断、护理计划有关的患者方面的资料,以及时了解病情变化和发现护理对象的健康问题。

4.阅读

包括查阅护理对象的医疗病历(门诊和住院)、各种护理记录及实验室和辅助检查结果,以及有关文献等。也可以用心理测量及评定量表对服务对象进行心理社会评估。

二、整理资料

为了避免遗漏和疏忽相关和有价值的资料,得到完整全面的资料,常依据某个护理理论模式设计评估表格,护理人员依据表格全面评估,整理资料。

(一)按戈登的功能性健康形态整理分类

1.健康感知-健康管理形态

健康感知-健康管理形态指服务对象对自己健康状态的认识和维持健康的方法。

2.营养代谢形态

营养代谢形态包括食物的利用和摄入情况,如营养、液体、组织完整性、体温调节及生长发育等的需求。

3.排泄形态

排泄形态主要指肠道、膀胱的排泄状况。

4.活动-运动形态

活动-运动形态包括运动、活动、休闲与娱乐状况。

5.睡眠-休息形态

睡眠-休息形态指睡眠、休息及精神放松的状况。

6.认知-感受形态

认知-感受形态包括与认知有关的记忆、思维、解决问题和决策,以及与感知有关的视、听、触、嗅等功能。

7.角色-关系形态

家庭关系、社会中角色任务及人际关系的互动情况。

8.自我感受-自我概念形态

自我感受-自我概念形态指服务对象对于自我价值与情绪状态的信念与评价。

9.性-生殖形态

性-生殖形态主要指性发育、生殖器官功能及对性的认识。

10.应对-压力耐受形态

应对-压力耐受形态指服务对象压力程度、应对与调节压力的状况。

11.价值-信念形态

价值-信念形态指服务对象的思考与行为的价值取向和信念。

(二)按马斯洛需要层次进行整理分类

1.生理需要

体温 39 ℃,心率 120 次/分,呼吸 32 次/分,腹痛等。

2.安全的需要

对医院环境不熟悉,夜间睡眠需开灯,手术前精神紧张,走路易摔倒等。

3.爱与归属的需要

患者害怕孤独,希望有亲友来探望等。

4.尊重与被尊重的需要

如患者说:"我现在什么事都不能干了""你们应该征求我的意见"等。

5.自我实现的需要

担心住院会影响工作、学习,有病不能实现自己的理想等。

(三)按北美护理诊断协会的人类反应形态分类

1.交换

交换包括营养、排泄、呼吸、循环、体温、组织的完整性等。

2.沟通

沟通主要指与人沟通交往的能力。

3.关系

关系指社交活动、角色作用和性生活形态。

4.价值

价值包括个人的价值观、信念、宗教信仰、人生观及精神状况。

5.选择

选择包括应对能力、判断能力及寻求健康所表现的行为。

6.移动

移动包括活动能力、休息、睡眠、娱乐及休闲状况,日常生活自理能力等。

7.知识

知识包括自我概念、感知和意念;包括对健康的认知能力、学习状况及思考过程。

8.感觉

感觉包括个人的舒适、情感和情绪状况。

三、分析资料

(一)检查有无遗漏

将资料进行整理分类之后,应仔细检查有无遗漏并及时补充,以保证资料的完整性及准确性。

(二)与正常值比较

收集资料的目的在于发现护理对象的健康问题。因此护士应掌握常用的正常值,将所收集到的资料与正常值进行比较,并在此基础上进行综合分析,以发现异常情况。

(三)评估危险因素

有些资料虽然目前还在正常范围,但是由于存在危险因素,若不及时采取预防措施,以后很可能会出现异常,损害服务对象的健康。因此,护士应及时收集资料评估这些危险因素。

护理评估通过收集服务对象的健康资料,对资料进行组织、核实和分析,确认服务对象对现存的或潜在的健康问题或生命过程的反应,为作出护理诊断和进一步制订护理计划奠定了基础。

四、资料的记录

(一)原则

书写全面、整洁、简练、流畅,客观资料运用医学术语,避免使用笼统、模糊的词,主观资料尽量引用护理对象的原话。

(二)记录格式

根据资料的分类方法,根据各医院,甚至各病区的特点自行设计,多采用表格式记录。与患者第一次见面收集到的资料记录称入院评估,要求详细、全面,是制订护理计划的依据,一般要求入院后24小时内完成。住院期间根据患者病情天数,每天或每班记录,反映患者的动态变化,用以指导护理计划的制订、实施、评价和修订。

（王长爱）

第三节　护理诊断

护理诊断是护理程序的第二个步骤,是在评估的基础上对所收集的健康资料进行分析,从而确定服务对象的健康问题及引起健康问题的原因。护理诊断是一个人生命过程中的生理、心理、社会文化发展及精神方面健康状况或问题的一个简洁、明确的说明,这些问题都是属于护理职责范围之内,能够用护理的方法解决的问题。

一、护理诊断的概念

1990 年,北美护理诊断协会(NANDA)提出并通过了护理诊断的定义:护理诊断是关于个人、家庭、社区对现存或潜在的健康问题及生命过程反应的一种临床判断,是护士为达到预期的结果选择护理措施的基础,这些预期结果应能通过护理职能达到。

二、护理诊断的组成部分

护理诊断有四个组成部分:名称、定义、诊断依据和相关因素。

(一)名称

名称是对服务对象健康状况的概括性的描述。应尽量使用 NANDA 认可的护理诊断名称,以有利于护士之间的交流和护理教学的规范。常用改变、受损、缺陷、无效或低效等特定描述语。例如,排便异常:便秘;有皮肤完整性受损的危险。

(二)定义

定义是对名称的一种清晰的、正确的表达,并以此与其他诊断相鉴别。一个诊断的成立必须符合其定义特征。有些护理诊断的名称虽然十分相似,但仍可从定义中发现彼此的差异。例如,"压力性尿失禁"的定义是"个人在腹内压增加时立即无意识地排尿的一种状态";"反射性尿失禁"的定义是"个体在没有要排泄或膀胱满胀的感觉下可以预见的不自觉地排尿的一种状态"。虽然两者都是尿失禁,但前者的原因是腹内压增高,后者的原因是无法抑制的膀胱收缩。因此,确定诊断时必须认真区别。

(三)诊断依据

诊断依据是作出护理诊断的临床判断标准。诊断依据常常是患者所具有的一组症状和体征,以及有关病史,也可以是危险因素。对于潜在的护理诊断,其诊断依据则是原因本身(危险因素)。

诊断依据依其在特定诊断中的重要程度分为主要依据和次要依据。

1.主要依据

主要依据是指形成某一特定诊断所应具有的一组症状和体征及有关病史,是诊断成立的必要条件。

2.次要依据

次要依据是指在形成诊断时,多数情况下会出现的症状、体征及病史,对诊断的形成起支持作用,是诊断成立的辅助条件。

例如,便秘的主要依据是"粪便干硬,每周排大便不到三次",次要依据是"肠鸣音减少,自述肛门部有压力和胀满感,排大便时极度费力并感到疼痛,可触到肠内嵌塞粪块,并感觉不能排空"。

(四)相关因素

相关因素是指造成服务对象健康状况改变或引起问题产生的情况。常见的相关因素包括以下几个方面。

1.病理生理方面的因素

病理生理方面的因素指与病理生理改变有关的因素。例如,"体液过多"的相关因素可能是右心衰竭。

2.心理方面的因素

心理方面的因素指与服务对象的心理状况有关的因素。例如,"活动无耐力"可能是由疾病后服务对象处于较严重的抑郁状态引起。

3.治疗方面的因素

治疗方面的因素指与治疗措施有关的因素(用药、手术创伤等)。例如,"语言沟通障碍"的相关因素可能是使用呼吸机时行气管插管。

4.情景方面的因素

情景方面的因素指环境、情景等方面的因素(陌生环境、压力刺激等)。例如,"睡眠形态紊乱"可能与住院后环境改变有关。

5.年龄因素

年龄因素指在生长发育或成熟过程中与年龄有关的因素,如婴儿、青少年、中年、老年各有不同的生理、心理特征。

三、护理诊断与合作性问题及医疗诊断的区别

(一)合作性问题—潜在并发症

在临床护理实践中,护士常遇到一些无法完全包含在 NANDA 制订的护理诊断中的问题,而这些问题也确实需要护士提供护理措施,因此,1983 年有学者提出了合作性问题的概念。她把护士需要解决的问题分为两类:一类经护士直接采取措施可以解决,属于护理诊断;另一类需要护士与其他健康保健人员尤其是医师共同合作解决,属于合作性问题。

合作性问题需要护士承担监测职责,以及时发现服务对象身体并发症的发生和情况的变化,但并非所有并发症都是合作性问题。有些可通过护理措施预防和处理,属于护理诊断;只有护士不能预防和独立处理的并发症才是合作性问题。合作性问题的陈述方式是"潜在并发症:×××××"。如"潜在并发症:脑出血"。

(二)护理诊断与合作性问题及医疗诊断的区别

1.护理诊断与合作性问题的区别

护理诊断是护士独立采取措施能够解决的问题;合作性问题需要医师、护士共同干预处理,处理决定来自医护双方。对合作性问题,护理措施的重点是监测。

2.护理诊断与医疗诊断的区别

明确护理诊断和医疗诊断的区别对区分护理和医疗两个专业、确定各自的工作范畴和应负的法律责任非常重要。两者主要区别见表1-2。

表 1-2 护理诊断与医疗诊断的区别

项目	护理诊断	医疗诊断
临床判断的对象	对个体、家庭、社会的健康问题/生命过程反应的一种临床判断	对个体病理生理变化的一种临床判断
描述的内容	描述的是个体对健康问题的反应	描述的是一种疾病
决策者	护士	医疗人员
职责范围	在护理职责范围内进行	在医疗职责范围内进行
适应范围	适用于个体、家庭、社会的健康问题	适用于个体的疾病
数量	往往有多个	一般情况下只有一个
是否变化	随病情的变化	一旦确诊不会改变

（王黎明）

第四节 护理计划

制订护理计划是如何解决护理问题的一个决策过程,计划是对患者进行护理活动的指南,是针对护理诊断制订具体护理措施来预防、减轻或解决有关问题。其目的是为了确认护理对象的护理目标及护士将要实施的护理措施,使患者得到合适的护理,保持护理工作的连续性,促进医护人员的交流和利于评价。制订计划包括四个步骤。

一、排列护理诊断的优先顺序

一般情况下,患者可以存在多个护理诊断,为了确定解决问题的优先顺序,根据问题的轻重缓急合理安排护理工作,需要对这些护理诊断包括合作性问题进行排序。

（一）排列护理诊断

一个患者可同时有多个护理问题,制订计划时应按其重要性和紧迫性排出主次。一般把威胁最大的问题放在首位,其他的依次排列,这样护士就可根据轻、重、缓、急有计划地进行工作,通常可按如下顺序排列。

1.首优问题

首优问题是指会威胁患者生命,需立即行动去解决的问题。如清理呼吸道无效、气体交换受阻等。

2.中优问题

中优问题是指虽不会威胁患者生命,但能导致身体上的不健康或情绪上变化的问题,如活动无耐力、皮肤完整性受损、便秘等。

3.次优问题

次优问题指人们在应对发展和生活中变化时所产生的问题。这些问题往往不是很紧急,如营养失调、知识缺乏等。

(二)排序时应该遵循的原则

(1)按马斯洛的人类基本需要层次论进行排列,优先解决生理需要。这是最常用的一种方法。生理需要是最低层次的需要,也是人类最重要的需要,一般来说,影响了生理需要满足的护理问题,对生理功能的平衡状态威胁最大的护理问题是需要优先解决的护理诊断。如与空气有关的"气体交换障碍""清理呼吸道无效",与水有关的"体液不足",与排泄有关的"尿失禁""潴留"等。

具体的实施步骤可以按以下方法进行:首先列出患者的所有护理诊断,将每一诊断归入五个需要层次,然后由低到高排列出护理诊断的先后顺序。

(2)考虑患者的需求。马斯洛的理论为护理诊断的排列提供了一个普遍的原则,但由于护理对象的复杂性、个体性,相同的需求对不同的人,其重要性可能不同。因此,在无原则冲突的情况下,可与患者协商,尊重患者的意愿,考虑患者认为最重要的问题予以优先解决。

(3)现存的问题优先处理,但不要忽视潜在的和有危险的问题。有时它们常常也被列为首要问题而需立即采取措施或严密监测。

二、制订预期目标

预期目标是指通过护理干预,护士期望患者达到的健康状态或在行为上的改变。其目的是指导护理措施的制订。预期目标不是护理行为,但能指导护理行为,并作为对护理效果进行评价的标准。每一个护理诊断都要有相应的目标。

(一)预期目标的制订

1.目标的陈述公式

时间状语+主语+(条件状语)+谓语+行为标准。

(1)主语:是指患者或患者身体的任何一部分,如体温、体重、皮肤等,有时在句子中省略了主语,但句子的逻辑主语一定是患者。

(2)谓语:指患者将要完成的行动,必须用行为动词来说明。

(3)行为标准:主语进行该行动所达到的程度。

(4)条件状语:指患者完成该行为时所处的特定条件。如"拄着拐杖"行走 50 m。

(5)时间状语:是指主语应在何时达到目标中陈述的结果,即何时对目标进行评价,这一部分的重要性在于限定了评价时间,可以督促护士尽心尽力地帮助患者尽快达到目标,评价时间的确定往往需要根据临床经验和患者的情况来确定。

2.预期目标的种类

根据实现目标所需时间的长短可将护理目标分为短期目标和长期目标两大类。

(1)短期目标:指在相对较短的时间内要达到的目标(一般指一周内),适合于病情变化快、住院时间短的患者。

(2)长期目标:是指需要相对较长时间才能实现的目标(一般指一周以上甚至数月)。

长期目标是需要较长时间才能实现的,范围广泛;短期目标则是具体达到长期目标的台阶或需要解决的主要矛盾。如下肢骨折患者,其长期目标是"三个月内恢复行走功能",短期目标分别为:"第一个月借助双拐行走";"第二个月借助手杖行走";"第三个月逐渐独立行走"。短期目标与长期目标互相配合、呼应。

(二)制订预期目标的注意事项

(1)目标的主语一定是患者或患者的一部分,而不能是护士。目标是期望患者接受护理后发生的改变、达到的结果,而不是护理行动本身或护理措施。

(2)一个目标中只能有一个行为动词。否则在评价时,如果患者只完成了一个行为动词的行为标准就无法判断目标是否实现。另外,行为动词应可观察和测量,避免使用含糊的不明确的词语;可运用下列动词:描述、解释、执行、能、会、增加、减少等,不可使用含糊不清、不明确的词,如了解、掌握、好、坏、尚可等。

(3)目标陈述的行为标准应具体,以便于评价。有具体的检测标准,有时间限度,由护患双方共同制订。

(4)目标必须具有现实性和可行性,要在患者的能力范围之内,要考虑其身体心理状况、智力水平、既往经历及经济条件。目标完成期限的可行性,目标结果设定的可行性,患者认可,乐意接受。

(5)目标应在护理工作所能解决范围之内,并要注意医护协作,即与医嘱一致。

(6)目标陈述要针对护理诊断,一个护理诊断可有多个目标,但一个目标不能针对多个护理诊断。

(7)应让患者参与目标的制订,这样可使患者认识到对自己的健康负责不仅是医护人员的责任,也是患者的责任,护患双方应共同努力以保证目标的实现。

(8)关于潜在并发症的目标:潜在并发症是合作性问题,护理措施往往无法阻止其发生,护士的主要任务在于监测并发症的发生或发展。潜在并发症的目标陈述为,护士能及时发现并发症的发生并积极配合处理。如"潜在并发症:心律失常"的目标是"护士能及时发现心律失常的发生并积极配合抢救"。

三、制订护理措施

护理措施是护士为帮助患者达到预定目标而制订的具体方法和内容,规定了解决健康问题的护理活动方式与步骤,是一份书面形式的护理计划,也可称为"护嘱"。

(一)护理措施的类型

护理措施可分为依赖性护理措施、协作性护理措施和独立性护理措施3类。

1.依赖性的护理措施

即来自医嘱的护理措施,它描述了贯彻医疗措施的行为。如医嘱"每晨测血压1次""每小时巡视患者1次"。

2.协作性护理措施

协作性护理措施是护士与他健康保健人员相互合作采取的行动。如患者出现"营养失调:高于机体的需要量"的问题时,为帮助患者达到理想体重的目标,需要和营养师一起协商、讨论,制订护理措施。

3.独立性护理措施

独立性护理措施是护士根据所收集的资料,凭借自己的知识、经验、能力,独立思考、判断后作出的决策,是在护理职责范围内。这类护理措施完全由护士设计并实施,不需要医嘱。如长期卧床患者存在的"有皮肤破损的危险",护士每天定时给患者翻身、按摩受压部位皮肤,温水擦拭等措施都是独立性护理措施。

(二)护理措施的构成

完整的护理措施计划应包括护理观察措施、行动措施、教育措施三部分。

例如,护理诊断胸痛:与心肌缺血、缺氧致心肌坏死有关。

护理目标:24 小时内患者主诉胸痛程度减轻。

制订护理措施如下。

1.观察措施

(1)观察疼痛的程度和缓解情况。

(2)观察患者心律、心率、血压的变化。

2.行动措施

(1)给予持续吸氧,2~4 L/min。(依赖性护理措施)

(2)遵医嘱持续静脉滴注硝酸甘油 15 滴/分。(依赖性护理措施)

(3)协助床上进食、洗漱、大小便。(独立性护理措施)

3.教育措施

(1)教育患者绝对卧床休息。

(2)保持情绪稳定。

(三)制订护理措施应注意的注意事项

1.针对性

护理措施针对护理目标制订,一般一个护理目标可通过几项措施来实现,措施应针对目标制订,否则即使护理措施没有错误,也无法促使目标实现。

2.可行性

护理措施要切实可行,措施制订时要考虑以下几方面。①患者的身心问题:这也是整体护理中所强调的要为患者制订个体化的方案。措施要符合患者的年龄、体力、病情、认知情况及患者自己对改变目前状况的愿望等。如对老年患者进行知识缺乏的健康教育时,让患者短时间内记忆很多教育内容是困难的。护理措施必须是患者乐于接受的。②护理人员的情况:护理人员的配备及专业技术、理论知识水平和应用能力等是否能胜任所制订的护理措施。③适当的医院设施、设备。

3.科学性

护理措施应基于科学的基础上,每项护理措施都应有措施依据。措施依据来自护理科学及相关学科的理论知识,禁止将没有科学依据的措施用于患者。护理措施的前提是一定要保证患者的安全。

4.一致性

护理措施不应与其他医务人员的措施相矛盾,否则容易使患者不知所措,并造成不信任感,甚至可能威胁患者安全。制订护理措施时应参阅其他医务人员的病历记录、医嘱,意见不一致时应共同协商,达成一致。

5.指导性

护理措施应具体,有指导性,不仅使护理同一患者的其他护士很容易地执行措施,也有利于患者。如对于体液过多需进食低盐饮食的患者,正确的护理措施是:①观察患者的饮食是否符合低盐要求。②告诉患者和家属每天摄盐<5 g。含钠多的食物除咸味食品外,还包括发面食品、碳酸饮料、罐头食品等。③教育患者及家属理解低盐饮食的重要性等。

不具有指导性护理措施如：①嘱患者每天摄盐量＜5 g。②嘱患者不要进食含钠多的食物。

四、护理计划成文

护理计划成文是将护理诊断、目标、护理措施以一定的格式记录下来而形成的护理文件。不仅为护理程序的下一步实施提供了指导，也有利于护士之间及护士与其他医务人员之间的交流。护理计划的书写格式，因不同的医院有各自具体的条件和要求，所以书写格式也是多种多样的。大致包括日期、护理诊断、目标、措施、效果评价几项内容，见表1-3。

表1-3　护理计划

日期	护理诊断	护理目标	护理措施	评价	停止日期	签名
2006－02－19	气体交换受阻	1、 2、	1、 2、			
			3、			
2006－02－22	焦虑	1、 2、	1、 2、			
			3、			

护理计划应体现个体差异性，一份护理计划只对一个患者的护理活动起作用。护理计划还应具有动态发展性，随着患者病情的变化、护理的效果而调整。

（孙　潇）

第五节　护理实施

实施是为达到护理目标而将计划中各项措施付诸行动的过程。实施的质量如何与护士的专业知识、操作技能和人际沟通能力三方面的水平有关。实施过程中的情况应随时用文字记录下来。

实施过程包括实施前准备、实施和实施后记录三个部分，一般来讲，实施应发生于护理计划完成之后，但在某些特殊情况下，如遇到急诊患者或病情突变的住院患者，护士只能先在头脑中迅速形成一个初步的护理计划并立即采取紧急救护措施，事后再补上完整的护理计划。

一、实施前的准备

护士在执行护理计划之前，为了保证护理效果，应思考安排以下几个问题，即"五个 W"。

（一）"谁去做"

对需要执行的护理措施进行分类和分工，确定护理措施是由护士做，还是辅助护士做；哪一级别或水平的护士做；是一个护士做，还是多个护士做。

（二）"做什么"

进一步熟悉和理解计划，执行者对计划中每一项措施的目的、要求、方法和时间安排应了如指掌，以确保措施的落实，并使护理行为与计划一致。此外，护士还应理解各项措施的理论基础，保证科学施护。

(三)"怎样做"

(1)三分析所需要的护理知识和技术:护士必须分析实施这些措施所需要的护理知识和技术,如操作程序或仪器设备使用的方法,若有不足,则应复习有关书籍或资料,或向其他有关人员求教。

(2)明确可能会发生的并发症及其预防:某些护理措施的实施有可能对患者产生一定程度的损伤。护士必须充分预想可能发生的并发症,避免或减少对患者的损伤,保证患者的安全。

(3)如患者情绪不佳,合作性差,那么需要考虑如何使措施得以顺利进行。

(四)"何时做"

实施护理措施的时间选择和安排要恰当,护士应该根据患者的具体情况、要求等多方面因素来选择执行护理措施的时机,例如,健康教育的时间,应该选择在患者身体状况良好、情绪稳定的情况下进行以达到预期的效果。

(五)"何地做"

确定实施护理措施的场所,以保证措施的顺利实施。在健康教育时应选择相对安静的场所;对涉及患者隐私的操作,更应该注意选择环境。

二、实施

实施是护士运用操作技术、沟通技巧、观察能力、合作能力和应变能力去执行护理措施的过程。在实施阶段,护理的重点是落实已制订的措施,执行医嘱、护嘱,帮助患者达到护理目标,解决问题。在实施中必须注意既要按护理操作常规规范化地实施每一项措施,又要注意根据每个患者的生理、心理特征个性化地实施护理。

实施是评估、诊断和计划阶段的延续,需随时注意评估患者的病情及患者对护理措施的反应及效果,努力使护理措施满足患者的生理、心理需要、促进疾病的康复。

三、实施后的记录

实施后,护士要对其所执行的各种护理措施及患者的反应进行完整、准确的文字记录,即护理病历中的护理病程记录,以反映护理效果,为评价做好准备。

记录可采用文字描述或填表,在相应项目上打"√"的方式。常见的记录格式有 PIO 记录方式,PIO 即由问题(problem,P)、措施(intervention,I)、结果(outcome,O)组成。"P"的序号要与护理诊断的序号一致并写明相关因素,可分别采用 PES、PE、SE 三种记录方式。"I"是指与 P 相对应的已实施的护理措施,即做了什么,但记录并非护理计划中所提出的全部护理措施的罗列。"O"是指实施护理措施后的结果,可出现两种情况:一种结果是当班问题已解决;另一种结果是当班问题部分解决或未解决,若措施适当,由下一班负责护士继续观察并记录;若措施不适宜,则由下一班负责护士重新修订并制订新的护理措施。

记录是一项很重要的工作,其意义在于:①可以记录患者住院期间接受护理照顾的全部经过;②有利于其他医护人员了解情况;③可作为护理质量评价的一个内容;④可为以后的护理工作提供资料;⑤是护士辛勤工作的最好证明。

（孙　潇）

第六节 护理评价

评价是有计划的、系统的将患者的健康现状与确定的预期目标进行比较的过程。评价是护理程序的第五步,但实际上它贯穿于整个护理程序的各个步骤,如评估阶段,需评估资料收集是否完全,收集方法是否正确;诊断阶段,需评价诊断是否正确,有无遗漏,是否是以收集到的资料为依据;计划阶段,需评价护理诊断的顺序是否合适,目标是否可行,措施是否得当;实施阶段,需评价措施是否得到准确执行,执行效果如何等。评价虽然位于程序的最后一步,但并不意味着护理程序的结束,相反,通过评价发现新问题,重新修订计划,而使护理程序循环往复地进行下去。

评价包括以下几个步骤。

一、收集资料

收集有关患者目前健康状态的资料,资料涉及的内容与方法同第二节评估部分的相应内容。

二、评价目标是否实现

评价的方法是将患者目前健康状态的资料与计划阶段的预期目标相比较,以判断目标是否实现。经分析可得出三种结果:①目标已达到;②部分达到目标;③未能达到目标。

例:预定的目标为"一个月后患者拄着拐杖行走 50 m",一个月后评价结果如下。

患者能行走 50 m——目标达到。

患者能行走 30 m——目标部分达到。

患者不能行走——目标未达到。

三、重审护理计划

对护理计划的调整包括以下几种方式。

(一)停止

重审护理计划时,对目标已经达到,问题已经解决的,停止采取措施,但应进一步评估患者可能存在的其他问题。

(二)继续

问题依然存在,计划的措施适宜,则继续执行原计划。

(三)修订

对目标部分实现或目标未实现的原因要进行探讨和分析,并重审护理计划,对诊断、目标和措施中不适当的内容加以修改,应考虑下述问题:收集的资料是否准确和全面;护理问题是否确切;所定目标是否现实;护理措施设计是否得当及执行是否有效,患者是否配合等。

护理程序作为一个开放系统,患者的健康状况是一个输入信息,通过评估、计划和实施,输出患者健康状况的信息,经过护理评价结果来证实计划是否正确。如果患者尚未达到健康目标,则需要重新收集资料、修改计划,直到患者达到预期的目标,护理程序才告停止。因此,护理程序是一个周而复始,无限循环的系统工程(图 1-2)。

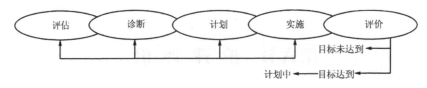

图 1-2　护理程序的循环过程

　　护理程序是一种系统地解决问题的程序,是护士为患者提供护理照顾的方法,应用护理程序可以保证护士给患者提供有计划、有目的、高质量、以患者为中心的整体护理。因此它不仅适用于医院临床护理、护理管理,同时它还适用于其他护理实践,如社区护理、家庭护理、大众健康教育等,是护理专业化的标志之一。

（孙　潇）

第二章

疾病常见症状的护理

第一节　咳嗽与咳痰

咳嗽是因咳嗽感受器受刺激引起的一种呈突然、爆发性的呼气运动,以清除气道分泌物,是一种保护性反射活动。咳痰是借助支气管黏膜上皮的纤毛运动、支气管平滑肌的收缩及咳嗽反射,将呼吸道分泌物经口腔排出体外的动作。咳嗽和咳痰常见于呼吸系统疾病,如上呼吸道感染、支气管炎、支气管扩张、肺炎、肺结核等,还常见于肺癌、变态反应、胃食管反流等。

(1)保持病室整洁、安静、舒适,空气新鲜,维持合适的温湿度。避免花粉、异味、刺激性气味等,减少对呼吸道黏膜的刺激。

(2)给予患者舒适体位,在无禁忌的情况下,可采取坐位或半坐位,有助于改善呼吸和咳嗽排痰。

(3)避免刺激性诱因,注意保暖。观察患者咳嗽的性质、持续时间以及伴随症状,如发热、胸痛、呼吸困难等。

(4)慢性咳嗽患者,饮食上应补充足够热量,适量增加蛋白质、维生素,尤其是维生素 C 及维生素 E 的摄入。避免油腻、辛辣刺激饮食。如患者无心、肾功能障碍,应给予充足的水分,每天饮水量达到 1 500～2 000 mL,有利于呼吸道黏膜的湿润,使痰液稀释以促进排痰。

(5)密切观察咳嗽、咳痰的情况,详细记录痰液的颜色、性质、量,正确留取痰标本并及时送检。支气管扩张患者应记录 24 小时痰量,注意痰液的性质、颜色、气味。出现咯血应及时通知医师,执行咯血护理常规,详见咯血护理相关内容。

(6)促进患者有效排痰,根据痰液性质遵医嘱给予湿化和雾化疗法,可配合采用有效咳嗽、胸背部叩击、胸壁震荡、体位引流及机械吸痰等胸部物理治疗方法促进痰液排出。

有效咳嗽:适用于意识清楚、一般状况良好、能够配合的患者。患者尽可能采取坐位,先进行深而慢的腹式呼吸 5～6 次,然后深吸气至膈肌完全下降,屏气 3～5 秒,继而缩唇,缓慢经口腔将肺内的气体呼出,再深吸一口气屏气 3～5 秒,身体前倾,从胸腔进行 2～3 次短促有力的咳嗽,咳嗽时同时收缩腹肌,或用手按压上腹部帮助痰液咳出。

气道湿化:适用于痰液黏稠不易咳出患者,最常用的方法是雾化吸入和湿化疗法。在进行雾化和湿化治疗时应注意观察患者反应及分泌物性质的改变。湿化温度宜控制在 35～37 ℃。雾化设备应专人专用,避免医院感染。

胸部叩击:适用于久病体弱、长期卧床、排痰无力者。禁用于未经引流的气胸、肋骨骨折、有病理性骨折、咯血、低血压及肺水肿等患者。胸部叩击宜安排在餐前 30 分钟和餐后 2 小时进行,每次叩击时应观察患者反应,时间以 5~15 分钟为宜。

体位引流:利用重力作用使肺、支气管内分泌物排出体外,适用于肺脓肿、支气管扩张等有大量痰液排除不畅时,禁用于呼吸困难、发绀、出血、心血管疾病及不能耐受者。

机械吸痰:适用于痰液黏稠无力咳出、意识不清或者建立人工气道者,吸痰时注意每次不能超过15秒,动作轻柔且迅速,注意无菌操作,避免呼吸道医院感染。

(7)遵医嘱给予抗生素、止咳及祛痰药物,用药期间观察药物疗效和不良反应。

(8)指导患者保持健康生活方式,忌烟酒,避免着凉。

(刘 梦)

第二节 咯 血

咯血指喉及喉以下呼吸道及肺组织的血管破裂导致的出血并经口腔咯出,主要由呼吸系统疾病引起,也见于循环系统及其他系统疾病。根据咯血量,临床将咯血分为痰中带血、少量咯血(每天<100 mL)、中等量咯血(每天 100~500 mL)和大咯血(每天>500 mL,或 1 次>300 mL)。

(1)少量咯血患者以静卧休息为主,大咯血患者应绝对卧床休息,避免搬动患者。取患侧卧位,可减少患侧胸部的活动度,防止病灶向健侧扩散,同时有利于健侧肺的通气功能。出血部位不明者采取仰卧位,头偏向一侧,防止误吸及窒息。躁动不安者,加床挡保护。

(2)大咯血时应禁食,少量咯血患者宜进少量温、凉流质饮食,因过冷或过热食物均可诱发或加重咯血。咯血停止后可给予温热的流质或半流质,避免进食刺激性强和粗糙的食物。多饮水,多食富含维生素的食物。

(3)保持呼吸道通畅,痰液黏稠无力咳出者,可经鼻腔或口腔吸痰,重症患者在吸痰前后适当提高吸氧浓度,咯血时嘱患者不要屏气,轻拍健侧背部,以免诱发喉头痉挛,使血液引流不畅导致窒息。

(4)大咯血患者应快速建立静脉通路,遵医嘱给予止血剂并补充血容量。垂体后叶素可收缩小动脉,减少肺血流量,从而减轻咯血。静脉点滴时应注意控制速度勿过快,以免引起恶心、便意、心悸、面色苍白等不良反应。重症患者和肺功能不全患者慎用镇静药和镇咳药,用后密切观察患者呼吸情况。

(5)密切观察患者咯血的量、性质及出血的速度,观察生命体征及意识状态变化,并做好记录。咯血量的评估应考虑患者吞咽、唾液和痰液因素。

(6)遵医嘱给予合理氧疗,必要时给予心电监护,监测生命体征变化。

(7)密切观察有无胸闷、呼吸急促、发绀、面色苍白、烦躁不安、濒死感、口中有血块等窒息征象。发现异常及时通知并配合医师进行抢救。给予患者头低足高位,头偏向一侧,轻拍背部,促使血凝块排出,必要时负压吸引患者口鼻腔血液和血凝块,若吸引无效立即准备和配合气管插管或气管切开。

（8）保持口腔清洁，咯血后为患者漱口，擦净血迹，及时清除污染的衣物、被褥，防止因口咽部异物刺激引起剧烈咳嗽诱发咯血。

（9）安排专人护理并安慰患者，做好心理护理，缓解患者紧张、恐惧心理，避免因精神过度紧张而加重病情。必要时可遵医嘱给予小剂量镇静药和止咳药。

（张爱玲）

第三节　呕血与便血

呕血与便血见于上消化道（如食管、胃、十二指肠、胆和胰腺疾病）或全身性疾病导致的上消化道出血，上消化道出血者均有黑便，但不一定有呕血。出血部位在幽门以上者常见呕血和黑便，在幽门以下者可仅表现为黑便。发生呕血和黑便时要积极抢救，及时发现问题并护理。

（1）患者应卧床休息，呕血者宜取侧卧位。评估呕血或黑便的量及性状，必要时留置胃管准确判断活动性出血情况，及时通知医师予以相应处理。呕血呈鲜红色或血块提示出血量大且速度快，呕血呈棕褐色咖啡渣样则表明血液在胃内停留时间长，提示慢性出血。

（2）及时清理呕吐物，必要时连接负压吸引，防止窒息和误吸，必要时给予吸氧。做好口腔护理，及时清除口腔内血液，增加患者的舒适感，避免继发口腔内感染，及时清除患者床单位及衣物上的血液，避免造成患者恐慌。

（3）便血患者及时清理排泄物并注意肛周皮肤的清洁及保护。

（4）建立有效的静脉通道，遵医嘱配血、输血、补液，严格遵医嘱用药，熟练掌握所用药物的注意事项及不良反应，如滴注垂体后叶素止血时速度不宜过快，以免引起腹痛、心律失常或诱发心肌梗死等。输血患者严格落实输血查对制度，观察输血不良反应。

（5）给予持续心电监护，严密监测患者的心率、血压、呼吸、尿量、面色及意识变化。观察皮肤和甲床色泽，准确记录出入量。根据病情和医嘱，做好内镜治疗配合准备。

（6）活动性出血期间应禁食，出血停止后，按顺序给予温凉流质、半流质及易消化的软食，给予相应饮食指导。

（7）关注病情变化，判断有无再出血的症状与体征。安抚患者及家属，给予心理支持，减轻恐惧，稳定情绪。一旦出现反复呕血并呈鲜红色，或出现黑便次数增多、粪质稀薄或呈暗红色，应考虑再出血，立即通知医师。

（罗　燕）

第四节　腹　泻

腹泻指排便次数多于平日习惯的频率，粪质稀薄。多由肠道疾病引起，其他原因有药物、全身性疾病、过敏和心理因素等。大量腹泻可引起失水、电解质紊乱、营养不良等风险。

（1）鼓励患者经口补充营养和水分。合理饮食，以少渣、易消化食物为主，避免生冷、多纤维、味道浓烈的刺激性食物。急性腹泻的患者应根据病情和医嘱,给予禁食、流质、半流质或软食。

(2)急性起病、全身症状明显的患者应卧床休息,注意腹部保暖,可用热水袋热敷腹部,以减弱肠道运动,减少排便次数,并利于腹痛等症状的减轻。

(3)观察生命体征、意识、尿量、皮肤弹性等,记录排便次数和粪便性状,及时准确采集大便标本。

(4)腹泻治疗以病因治疗为主,应用止泻药时注意观察患者排便情况,腹泻得到控制应及时停药。应用解痉止痛药时,注意药物的不良反应,如应用阿托品时注意患者是否出现口干、视力模糊、心动过速等。

(5)急性严重腹泻时可引起脱水和电解质紊乱,严重时导致休克,遵医嘱及时补充液体、电解质、营养物质,满足患者的生理需要量,注意输液速度的调节,并及时监测血生化指标。老年人及心、肾功能不全的患者注意补液量及速度。

(6)因排便频繁粪便刺激可使肛周皮肤损伤,引起糜烂及感染,应保持会阴部及肛周皮肤清洁干燥,排便后应用温水清洗肛周,涂无菌凡士林或喷抗菌敷料以保护肛周皮肤。

(7)给予患者心理护理,慢性腹泻治疗效果不明显时患者往往会出现焦虑情绪,应注意患者的心理状况评估和护理,鼓励患者积极配合检查和治疗,稳定患者情绪。

(刘祥英)

第五节　抽　搐

抽搐是神经系统常见疾病的症状,发病时常伴有意识障碍,表现为感觉、运动、意识、精神、行为、自主神经功能障碍。抽搐发作时危及患者生命,及时发现,及时处理尤为重要,并要做好一系列抢救及护理措施。

(1)立即将患者置于平卧位或侧卧位,头偏向一侧,移除可能损伤患者的物品,切忌用力按压患者抽搐肢体,以防骨折和脱白,将压舌板或开口器置于患者口腔一侧上下白齿之间,防止舌、口唇和颊部咬伤,如有义齿取出。解开衣扣、裤带,用棉垫或软垫对易擦伤的部位进行保护。

(2)打开气道,备好负压吸引器,及时清除口腔分泌物与呕吐物。

(3)专人守护,加床挡保护,必要时使用约束带保护。遵医嘱给予镇静药治疗,注意观察用药效果和有无出现呼吸抑制等不良反应。

(4)抽搐严重及发绀患者,应及时给予氧疗。随时做好气管插管或气管切开等急救准备。

(5)观察患者抽搐发作时的病情及生命体征、意识、瞳孔变化,注意发作过程中有无心率增快、血压升高、呼吸减慢或暂停、瞳孔散大、牙关紧闭、大小便失禁等并做好记录。观察并记录发作的类型、频率与持续时间。观察抽搐发作停止后患者意识完全恢复时间,有无疼痛、疲乏及行为异常等。

(6)发作间歇期病室宜安静,光线柔和、稍暗,避免声光刺激。放置警示牌,随时提醒患者、家属及医护人员做好防止意外发生的准备,集中安排患者的各种检查、治疗和护理,以免诱发抽搐发生。

(7)密切观察患者的心理反应,关心、理解、尊重患者,鼓励患者表达自己的内心感受,寻找并避免诱因。需要时应配合长期的药物治疗,向患者和家属指导遵医嘱用药的必要性,勿自行减量、停药和更换药物,提高患者用药依从性。

(8)指导有抽搐病史的患者单独外出时应携带注明病情及家属联系方式的卡片,以便急需时所用。

(吴小燕)

第六节　昏　迷

昏迷是指人对外界环境刺激缺乏反应的一种精神状态,主要表现为完全意识丧失,随意运动消失,对外界刺激反应迟钝或丧失,是觉醒程度改变的意识障碍。昏迷多由中枢神经系统原发病变或继发病变引起,常见原因为心脑血管疾病或内分泌系统疾病。除脑血管疾病外,急性心肌梗死、肝性脑病、肺性脑病、糖尿病引起的酮症酸中毒,或者药物、气体等刺激均可引起昏迷发生。昏迷又分为浅昏迷、中度昏迷和深昏迷。

(1)患者取平卧位,头偏向一侧,取下活动义齿,开放气道,保持呼吸道通畅。对于舌后坠患者,可留置口咽通气管,防止舌根后坠阻碍呼吸。必要时做好气管插管准备。

(2)应用床挡保护。对于躁动不安、谵妄患者必要时使用约束带,防止坠床,密切观察约束肢体情况。慎用热水袋防止烫伤。

(3)密切观察患者意识及瞳孔变化,采用格拉斯哥昏迷评分动态评价患者昏迷程度。监测生命体征,发现异常及时通知医师处理。

(4)眼睑不能闭合者,遵医嘱给予眼药水、眼膏点眼或生理盐水潮湿纱布覆盖双眼,以防止异物入眼和角膜溃疡的发生。

(5)不能经口进食者,应每天口腔护理2～3次,防止口腔感染,酌情选用漱口水。口唇干裂者,涂油保护。

(6)保持床单位平整、清洁、干燥,保持患者体位舒适。定时翻身、拍背。有条件者给予气垫床预防压疮。做好大小便护理,保持外阴部、肛周皮肤清洁,预防尿路感染。床上擦浴每天1次,保持全身皮肤清洁。病情允许情况下,给予肢体被动活动,防止肢体萎缩、足下垂和静脉血栓的形成。

(7)给予高热量、高维生素、易消化的饮食,补充足够的水分。遵医嘱鼻饲流质者可采用定时喂食或持续泵入方式,保证足够的营养供给。无禁忌证患者喂养时及喂养后30分钟应抬高床头,避免搬动患者,防止发生反流误吸。做好鼻饲管路的护理。

(8)保持大小便通畅,准确记录24小时出入量。

(9)备好抢救物品和药品,发现异常及时通知医师并配合抢救。

(陈小梅)

第七节 休 克

休克是机体由各种严重致病因素(创伤、感染、低血容量、心源性和过敏等)引起有效血容量不足而导致的以急性微循环障碍,组织和脏器灌注不足,组织与细胞缺血、缺氧、代谢障碍和器官功能受损为特征的综合征。

(1)休克患者宜给予休克卧位(中凹位),抬高头胸部 20°～30°,抬高下肢 15°～20°以促进静脉回流,增加回心血量。尽量减少对患者的搬动,保持安静,注意保暖。对于躁动患者使用床挡或约束带,防止坠床。

(2)保持气道通畅,早期给予氧疗。监测患者的氧合状况给予合适的氧疗方式或呼吸机辅助呼吸。及时清除呼吸道分泌物,防止窒息及吸入性肺炎发生。

(3)密切观察患者的意识状态,给予持续心电监测,准确记录出入量。根据需要给予有创血压及中心静脉压监测。动态观察血压、中心静脉压数值及压力波形变化,准确测量并及时记录。给予无创血压监测患者,注意血压变化趋势及脉压的变化。

(4)对大失血患者应立即采取有效的止血措施,需要手术患者做好术前准备。

(5)迅速建立两条以上的静脉通道,保持静脉通畅,以保障扩容治疗和各类药物的及时使用。使用外周静脉输注升压药时注意输液处皮肤情况,防止液体外渗。根据血流动力学监测结果及时调整补液量及速度,观察输液反应。输血患者严格落实输血查对制度,观察输血不良反应。

(6)留置尿管,监测尿量。尿量是反映肾脏血液灌流情况的重要指标之一。必要时监测每小时尿量,测定尿液比重,根据医嘱及时留取尿标本进行实验室检查。若尿量每小时少于 25 mL,比重增加,表明肾血管收缩仍存在或血容量仍不足。若血压正常,但尿量少,比重降低,应警惕急性肾衰竭的发生,应控制补液量。如尿量稳定在每小时 30 mL 以上,表示休克状态逐渐纠正。

(7)观察患者末梢循环,观察皮肤黏膜色泽及温湿度,进行毛细血管再充盈试验了解休克改善情况。

(8)休克患者卧床时间长,末梢循环差,应注意保持床单位清洁、平整、干燥,协助患者定时变换体位,认真评估患者皮肤情况,采取适当措施预防压疮发生。

(9)保持口腔清洁、舒适,避免发生口腔溃疡及感染。

(10)注意四肢和躯干的保暖,适当加盖棉被、毛毯,勿用体表加温。高热患者应降温,以物理降温为主,以免因药物降温导致出汗过多而加重休克,尤其对低血压和低血容量者禁用药物降温。头部可用冰袋、冰帽,以降低脑代谢,保护脑细胞。

(11)及时做好血、尿标本的收集和送检,监测白细胞计数和分类情况,做好伤口、静脉切口、静脉留置导管、导尿管、气管插管、气管切开等的护理。

(12)剧烈疼痛可引起和加重休克,对创伤性休克、神经源性休克、急性心肌梗死引起的心源性休克患者,应控制疼痛,遵医嘱使用相应镇痛药物。

(13)随时备好抢救物品及药品,做好抢救准备。

(李玉珑)

第三章

重 症 护 理

第一节 重 症 肺 炎

肺炎是指终末气道、肺泡和肺间质的炎症,可由病原微生物、理化因素、免疫损伤、过敏及药物所致。细菌性肺炎是最常见的肺炎,也是最常见的感染性疾病之一。

目前肺炎按患病环境分成社区获得性肺炎(community-acquired pneumonia,CAP)和医院获得性肺炎(hospital-acquired pneumonia,HAP),CAP 是指在医院外罹患的感染性肺实质炎症,包括具有明确潜伏期的病原体感染而在入院后平均潜伏期内发病的肺炎。HAP 亦称医院内肺炎(nosocomial pneumonia,NP),是指患者入院时不存在,也不处于潜伏期,而于入院 48 小时后在医院(包括老年护理院、康复院等)内发生的肺炎。HAP 还包括呼吸机相关性肺炎(ventilator associated pneumonia,VAP)和卫生保健相关性肺炎(healthcare associated pneumonia,HCAP)。CAP 和 HAP 年发病率分别为12/1 000人口和5/1 000～10/1 000住院患者,近年发病率有增加的趋势。肺炎病死率门诊肺炎患者<5%,住院患者平均为 12%,入住重症监护病房(ICU)者约40%。发病率和病死率高的原因与社会人口老龄化、吸烟、伴有基础疾病和免疫功能低下有关,如慢性阻塞性肺疾病、心力衰竭、肿瘤、糖尿病、尿毒症、神经疾病、药瘾、嗜酒、艾滋病、久病体衰、大型手术、应用免疫抑制剂和器官移植等。此外,亦与病原体变迁、耐药菌增加、HAP 发病率增加、病原学诊断困难、不合理使用抗生素和部分人群贫困化加剧等有关。

重症肺炎至今仍无普遍认同的定义,需入住 ICU 者可认为是重症肺炎。目前一般认为,如果肺炎患者的病情严重到需要通气支持(急性呼吸衰竭、严重气体交换障碍伴高碳酸血症或持续低氧血症)、循环支持(血流动力学障碍、外周低灌注)及加强监护治疗(肺炎引起的脓毒症或基础疾病所致的其他器官功能障碍)时可称为重症肺炎。

一、病因和发病机制

正常的呼吸道免疫防御机制(支气管内黏液-纤毛运载系统、肺泡巨噬细胞等细胞防御的完整性等)使气管隆嵴以下的呼吸道保持无菌。是否发生肺炎决定于两个因素:病原体和宿主因素。如果病原体数量多,毒力强和/或宿主呼吸道局部和全身免疫防御系统损害,即可发生肺炎。病原体可通过下列途径引起社区获得性肺炎:①空气吸入。②血行播散。③邻近感染部位蔓延。

④上呼吸道定植菌的误吸。医院获得性肺炎还可通过误吸胃肠道的定植菌(胃食管反流)和通过人工气道吸入环境中的致病菌引起。病原体直接抵达下呼吸道后,滋生繁殖,引起肺泡毛细血管充血、水肿,肺泡内纤维蛋白渗出及细胞浸润。

二、诊断

(一)临床表现特点

1.社区获得性肺炎

(1)新近出现的咳嗽、咳痰或原有呼吸道疾病症状加重,并出现脓性痰,伴或不伴胸痛。

(2)发热。

(3)肺实变体征和/或闻及湿性啰音。

(4)白细胞计数>$10×10^9$/L 或<$4×10^9$/L,伴或不伴细胞核左移。

(5)胸部 X 线检查显示片状、斑片状浸润性阴影或间质性改变,伴或不伴胸腔积液。

以上 1~4 项中任何 1 项加第 5 项,除外非感染性疾病可做出诊断。CAP 常见病原体为肺炎链球菌、支原体、衣原体、流感嗜血杆菌和呼吸病毒(甲、乙型流感病毒、腺病毒、呼吸合胞病毒和副流感病毒)等。

2.医院获得性肺炎

住院患者 X 线检查出现新的或进展的肺部浸润影加上下列 3 个临床症候中的 2 个或以上可以诊断为肺炎。

(1)发热超过 38 ℃。

(2)血白细胞计数增多或减少。

(3)脓性气道分泌物。

HAP 的临床表现、实验室和影像学检查特异性低,应注意与肺不张、心力衰竭和肺水肿、基础疾病肺侵犯、药物性肺损伤、肺栓塞和急性呼吸窘迫综合征等相鉴别。无感染高危因素患者的常见病原体依次为肺炎链球菌、流感嗜血杆菌、金黄色葡萄球菌、大肠埃希菌、肺炎克雷伯菌等;有感染高危因素患者为金黄色葡萄球菌、铜绿假单胞菌、肠杆菌属、肺炎克雷伯菌等。

(二)重症肺炎的诊断标准

不同国家制定的重症肺炎的诊断标准有所不同,各有优缺点,但一般均注重对客观生命体征、肺部病变范围、器官灌注和氧合状态的评估,临床医师可根据具体情况选用。以下列出目前常用的几项诊断标准。

1.中华医学会呼吸病学分会 2006 年颁布的重症肺炎诊断标准

(1)意识障碍。

(2)呼吸频率≥30 次/分。

(3)PaO_2<8.0 kPa(60 mmHg)、氧合指数(PaO_2/FiO_2)<40.0 kPa(300 mmHg),需行机械通气治疗。

(4)动脉收缩压<12.0 kPa(90 mmHg)。

(5)并发脓毒性休克。

(6)X 线胸片显示双侧或多肺叶受累,或入院 48 小时内病变扩大≥50%。

(7)少尿:尿量<20 mL/h,或<80 mL/4 小时,或急性肾衰竭需要透析治疗。

符合 1 项或以上者可诊断为重症肺炎。

2.美国感染病学会(IDSA)和美国胸科学会(ATS)2007年新修定的诊断标准

具有1项主要标准或3项或以上次要标准可认为是重症肺炎,需要入住ICU。

(1)主要标准:①需要有创通气治疗。②脓毒性休克需要血管收缩剂。

(2)次要标准:①呼吸频率≥30次/分。②PaO_2/FiO_2≤250。③多叶肺浸润。④意识障碍/定向障碍。⑤尿毒症(BUN≥7.14 mmol/L)。⑥白细胞减少(白细胞计数<4×10^9/L)。⑦血小板减少(血小板计数<10万×10^9/L)。⑧低体温(<36 ℃)。⑨低血压需要紧急的液体复苏。

说明:①其他指标也可认为是次要标准,包括低血糖(非糖尿病患者)、急性酒精中毒/酒精戒断、低钠血症、不能解释的代谢性酸中毒或乳酸升高、肝硬化或无脾。②需要无创通气也可等同于次要标准的①和②。③白细胞计数减少仅系感染引起。

3.英国胸科学会(BTS)2001年制定的CURB标准

标准一:存在以下4项核心标准的2项或以上即可诊断为重症肺炎。①新出现的意识障碍。②尿素氮(BUN)>7 mmol/L。③呼吸频率≥30次/分。④收缩压<12.0 kPa(90 mmHg)或舒张压≤8.0 kPa(60 mmHg)。

CURB标准比较简单、实用,应用起来较为方便。

标准二:包括两种情况。

(1)存在以上4项核心标准中的1项且存在以下2项附加标准时须考虑有重症倾向。附加标准包括:①PaO_2<8.0 kPa(60 mmHg)/SaO_2<92%(任何FiO_2)。②胸片提示双侧或多叶肺炎。

(2)不存在核心标准但存在2项附加标准并同时存在以下2项基础情况时也须考虑有重症倾向。基础情况包括:①年龄≥50岁。②存在慢性基础疾病。

如存在标准二中(1)、(2)两种有重症倾向的情况时需结合临床进行进一步评判。在(1)情况下需至少12小时后进行一次再评估。

CURB-65即改良的CURB标准,标准在符合下列5项诊断标准中的3项或以上时即考虑为重症肺炎,需考虑收入ICU治疗:①新出现的意识障碍。②BUN>7 mmol/L。③呼吸频率≥30次/分。④收缩压<12.0 kPa(90 mmHg)或舒张压≤8.0 kPa(60 mmHg)。⑤年龄≥65岁。

(三)严重度评价

评价肺炎病情的严重程度对于决定在门诊或入院治疗甚或ICU治疗至关重要。肺炎临床的严重性决定于3个主要因素:局部炎症程度,肺部炎症的播散和全身炎症反应。除此之外,患者如有下列其他危险因素会增加肺炎的严重度和死亡危险。

1.病史

年龄>65岁;存在基础疾病或相关因素,如慢性阻塞性肺疾病(COPD)、糖尿病、充血性心力衰竭、慢性肾功能不全、慢性肝病、一年内住过院、疑有误吸、神志异常、脾切除术后状态、长期嗜酒或营养不良。

2.体征

呼吸频率>30次/分;脉搏≥120次/分;血压<12.0/8.0 kPa(90/60 mmHg);体温≥40 ℃或≤35 ℃;意识障碍;存在肺外感染病灶如败血症、脑膜炎。

3.实验室和影像学异常

白细胞计数>20×10^9/L或<4×10^9/L,或中性粒细胞计数<1×10^9/L;呼吸空气时PaO_2

＜8.0 kPa(60 mmHg)、PaO_2/FiO_2＜40.0 kPa(300 mmHg)，或 $PaCO_2$＞6.7 kPa(50 mmHg)；血肌酐＞106 μmol/L 或 BUN＞7.1 mmol/L；血红蛋白＜90 g/L 或血细胞比容＜30%；血清蛋白＜25 g/L；败血症或弥漫性血管内凝血(DIC)的证据，如血培养阳性、代谢性酸中毒、凝血酶原时间和部分凝血活酶时间延长、血小板计数减少；X 线胸片病变累及一个肺叶以上、出现空洞、病灶迅速扩散或出现胸腔积液。

为使临床医师更精确地做出入院或门诊治疗的决策，近几年用评分方法作为定量的方法在临床上得到了广泛的应用。PORT(肺炎患者预后研究小组，pneumonia outcomes research team)评分系统(表 3-1)是目前常用的评价社区获得性肺炎(community acquired pneumonia，CAP)严重度及判断是否必须住院的评价方法，也可用于预测 CAP 患者的病死率。其预测死亡风险分级如下。1～2 级：≤70 分，病死率 0.1%～0.6%；3 级：71～90 分，病死率 0.9%；4 级：91～130 分，病死率 9.3%；5 级：＞130 分，病死率27.0%。PORT 评分系统因可以避免过度评价肺炎的严重度而被推荐使用，即其可保证一些没必要住院的患者在院外治疗。

表 3-1　PORT 评分系统

患者特征	分值	患者特征	分值	患者特征
年龄		脑血管疾病	10	实验室和放射学检查
男性	−10	肾脏疾病	10	pH＜7.35
女性	＋10	体格检查		BUN＞11 mmol/L(＞30 mg/dL)
住护理院		神志改变	20	Na＋＜130 mmol/L
并存疾病		呼吸频率＞30 次/分	20	葡萄糖＞14 mmol/L(＞250 mg/dL)
肿瘤性疾病	30	收缩血压＜12.0 kPa(90 mmHg)	20	血细胞比容＜30%
肝脏疾病	20	体温＜35 ℃或＞40 ℃	15	PaO_2＜8.0 kPa(60 mmHg)
充血性心力衰竭	10	脉率＞12 次/分	10	胸腔积液

为避免评价 CAP 肺炎患者的严重度不足，可使用改良的 BTS 重症肺炎标准：呼吸频率≥30 次/分，舒张压≤8.0 kPa(60 mmHg)，BUN＞6.8 mmol/L，意识障碍。4 个因素中存在两个可确定患者的死亡风险更高。此标准因简单易用，且能较准确地确定 CAP 的预后而被广泛应用。

临床肺部感染积分(clinical pulmonary infection score，CPIS)(表 3-2)则主要用于医院获得性肺炎(hospital acquired pneumonia，HAP)包括呼吸机相关性肺炎(ventilator-associated pneumonia，VAP)的诊断和严重度判断，也可用于监测治疗效果。此积分从 0～12 分，积分 6 分时一般认为有肺炎。

表 3-2　临床肺部感染积分评分表

参数	标准	分值
	≥36.5 ℃,≤38.4 ℃	0
体温	≥38.5～38.9 ℃	1
	≥39 ℃,或≤36 ℃	2
	≥4.0,≤11.0	0
白细胞计数(×10⁹)	＜4.0,＞11.0	1
	杆状核白细胞	2

续表

参数	标准	分值
气管分泌物	<14＋吸引	0
	≥14＋吸引	1
	脓性分泌物	2
氧合指数（PaO$_2$/FiO$_2$）	≥240 或急性呼吸窘迫综合征	0
	≤240	2
胸部 X 线	无渗出	0
	弥漫性渗出	1
	局部渗出	2
半定量气管吸出物培养（0,1＋,2＋,3＋）	病原菌≤1＋或无生长	0
	病原菌≥1＋	1
	革兰染色发现与培养相同的病原菌	2

三、治疗

（一）临床监测

1.体征监测

监测重症肺炎的体征是一项简单、易行和有效的方法,患者往往有呼吸频率和心率加快、发绀、肺部病变部位湿啰音等。目前,多数指南都把呼吸频率加快（≥30 次/分）作为重症肺炎诊断的主要或次要标准。意识状态也是监测的重点,神志模糊、意识不清或昏迷提示重症肺炎可能性。

2.氧合状态和代谢监测

PaO$_2$、PaO$_2$/FiO$_2$、pH、混合静脉血氧分压（PvO$_2$）、胃张力测定、血乳酸测定等都可对患者的氧合状态进行评估。单次的动脉血气分析一般仅反映患者瞬间的氧合情况;重症患者或有病情明显变化者应进行系列血气分析或持续动脉血气监测。

3.胸部影像学监测

重症肺炎患者应进行系列 X 线胸片监测,主要目的是及时了解患者的肺部病变是进展还是好转,是否合并有胸腔积液、气胸,是否发展为肺脓肿、急性呼吸窘迫综合征（acute respiratory distress syndrome,ARDS）等。检查的频度应根据患者的病情而定,如要了解病变短期内是否增大,一般每 48 小时进行一次检查评价;如患者临床情况突然恶化（呼吸窘迫、严重低氧血症等）,在不能除外合并气胸或进展至 ARDS 时,应短期内复查;而当患者病情明显好转及稳定时,一般可 10～14 天后复查。

4.血流动力学监测

重症肺炎患者常伴有脓毒症,可引起血流动力学的改变,故应密切监测患者的血压和尿量。这 2 项指标比较简单、易行,且非常可靠,应作为常规监测的指标。中心静脉压的监测可用于指导临床补液量和补液速度。部分重症肺炎患者可并发中毒性心肌炎或 ARDS,如临床上难于区分时应考虑行漂浮导管检查。

5.器官功能监测

器官功能监测包括脑功能、心功能、肾功能、胃肠功能、血液系统功能等,进行相应的血液生化和功能检查。一旦发现异常,要积极处理,注意防止多器官功能障碍综合征(multiple organ dysfunction syndrome,MODS)的发生。

6.血液监测

血液监测包括外周血白细胞计数、C反应蛋白、降钙素原、血培养等。

(二)抗生素治疗

经验性联合应用抗生素治疗重症肺炎的理论依据是联合应用能够覆盖可能的微生物并预防耐药的发生。对于铜绿假单胞菌肺炎,联用β内酰胺类和氨基糖苷类具有潜在的协同作用,优于单药治疗;然而氨基糖苷类抗生素的抗菌谱窄,毒性大,特别是对于老年患者,其肾损害的发生率比较高。临床应用氨基糖苷类时要注意其为浓度依赖性抗生素,一般要用足够剂量、提高峰药浓度以提高疗效,同时也应避免与毒性相关的谷浓度的升高。在监测药物的峰浓度时,庆大霉素和妥布霉素＞7 $\mu g/mL$,或阿米卡星＞28 $\mu g/mL$的效果较好。氨基糖苷类的另一个不足是对支气管分泌物的渗透性较差,仅能达到血药浓度的40%。此外,肺炎患者的支气管分泌物pH较低,在这种环境下许多抗生素活性都降低。因此,有时联合应用氨基糖苷类抗生素并不能增加疗效,反而增加了肾毒性。

目前对于重症肺炎,抗生素的单药治疗也已得到临床医师的重视。新的头孢菌素、碳青霉烯类、其他β内酰胺类和氟喹诺酮类抗生素由于抗菌效力强、广谱,并且耐细菌β内酰胺酶,故可用于单药治疗。即使对于重症HAP,只要不是耐多药的病原体,如铜绿假单胞菌、不动杆菌和耐甲氧西林金黄色葡萄球菌(MRSA)等,仍可考虑抗生素的单药治疗。对重症VAP有效的抗生素一般包括亚胺培南、美罗培南、头孢吡肟和哌拉西林/他唑巴坦。对于重症肺炎患者来说,临床上的初始治疗常联用多种抗生素,在获得细菌培养结果后,如果没有高度耐药的病原体就可以考虑转为针对性的单药治疗。

临床上一般认为不适合单药治疗的情况:①可能感染革兰阳性、革兰阴性菌和非典型病原体的重症CAP。②怀疑铜绿假单胞菌或肺炎克雷伯菌的菌血症。③可能是金黄色葡萄球菌和铜绿假单胞菌感染的HAP。三代头孢菌素不应用于单药治疗,因其在治疗中易诱导肠杆菌属细菌产生β内酰胺酶而导致耐药发生。

对于重症VAP患者,如果为高度耐药病原体所致的感染则联合治疗是必要的。目前有3种联合用药方案。①β内酰胺类联合氨基糖苷类:在抗铜绿假单胞菌上有协同作用,但也应注意前面提到的氨基糖苷类的毒性作用。②2个β内酰胺类联合使用:因这种用法会诱导出对两种药同时耐药的细菌,故虽然有过成功治疗的报道,仍不推荐使用。③β内酰胺类联合氟喹诺酮类:虽然没有抗菌协同作用,但也没有潜在的拮抗作用;氟喹诺酮类对呼吸道分泌物穿透性很好,对其疗效有潜在的正面影响。

对于铜绿假单胞菌所致的重症肺炎,联合治疗往往是必要的。抗假单胞菌的β内酰胺类抗生素包括青霉素类的哌拉西林、阿洛西林、氨苄西林、替卡西林、阿莫西林;第三代头孢菌素类的头孢他啶、头孢哌酮;第四代头孢菌素类的头孢吡肟;碳青霉烯类的亚胺培南、美罗培南;单酰胺类的氨曲南(可用于青霉素类过敏的患者);β内酰胺类/β内酰胺酶抑制剂复合剂的替卡西林/克拉维酸钾、哌拉西林/他唑巴坦。其他的抗假单胞菌抗生素还有氟喹诺酮类和氨基糖苷类。

1.重症 CAP 的抗生素治疗

重症 CAP 患者的初始治疗应针对肺炎链球菌(包括耐药肺炎链球菌)、流感嗜血杆菌、军团菌和其他非典型病原体,在某些有危险因素的患者还有可能为肠道革兰阴性菌属包括铜绿假单胞菌的感染。无铜绿假单胞菌感染危险因素的 CAP 患者可使用 β 内酰胺类联合大环内酯类或氟喹诺酮类(如左氧氟沙星、加替沙星、莫西沙星等)。因目前为止还没有确立单药治疗重症 CAP 的方法,所以很难确定其安全性、有效性(特别是并发脑膜炎的肺炎)或用药剂量。可用于重症 CAP 并经验性覆盖耐药肺炎链球菌的 β 内酰胺类抗生素有头孢曲松、头孢噻肟、亚胺培南、美罗培南、头孢吡肟、氨苄西林/舒巴坦或哌拉西林/他唑巴坦。目前高达 40% 的肺炎链球菌对青霉素或其他抗生素耐药,其机制不是 β 内酰胺酶介导而是青霉素结合蛋白的改变。虽然不少 β 内酰胺类和氟喹诺酮类抗生素对这些病原体有效,但对耐药肺炎链球菌肺炎并发脑膜炎的患者应使用万古霉素治疗。如果患者有假单胞菌感染的危险因素(如支气管扩张、长期使用抗生素、长期使用糖皮质激素)应联合使用抗假单胞菌抗生素并应覆盖非典型病原体,如环丙沙星加抗假单胞 β 内酰胺类,或抗假胞菌 β 内酰胺类加氨基糖苷类加大环内酯类或氟喹诺酮类。

临床上选取任何治疗方案都应根据当地抗生素耐药的情况、流行病学和细菌培养及实验室结果进行调整。关于抗生素的治疗疗程目前也很少有资料可供参考,应考虑感染的严重程度,菌血症、多器官功能衰竭、持续性全身炎症反应和损伤等。一般来说,根据疾病的严重程度和宿主免疫抑制的状态,肺炎链球菌肺炎疗程为 7～10 天,军团菌肺炎的疗程需要 14～21 天。ICU 的大多数治疗都是通过静脉途径的,但近期的研究表明只要病情稳定、没有发热,即使在危重患者,3 天静脉给药后亦可转为口服治疗,即序贯或转换治疗。转换为口服治疗的药物可选择氟喹诺酮类,因其生物利用度高,口服治疗也可达到同静脉给药一样的血药浓度。

由于嗜肺军团菌在重症 CAP 的相对重要性,应特别注意其治疗方案。虽然目前有很多体外有抗军团菌活性的药物,但在治疗效果上仍缺少前瞻性、随机对照研究的资料。回顾性的资料和长期临床经验支持使用红霉素 4 g/d 治疗住院的军团菌肺炎患者。在多肺叶病变、器官功能衰竭或严重免疫抑制的患者,在治疗的前 3～5 天应加用利福平。其他大环内酯类(克拉霉素和阿奇霉素)也有效。除上述之外可供选择的药物有氟喹诺酮类(环丙沙星、左氧氟沙星、加替沙星、莫西沙星)或多西环素。氟喹诺酮类在治疗军团菌肺炎的动物模型中特别有效。

2.重症 HAP 的抗生素治疗

HAP 应根据患者的情况和最可能的病原体而采取个体化治疗。对于早发的(住院 4 天内起病者)重症肺炎患者而没有特殊病原体感染危险因素者,应针对"常见病原体"治疗。这些病原体包括肺炎链球菌、流感嗜血杆菌、甲氧西林敏感的金黄色葡萄球菌和非耐药的革兰阴性细菌。抗生素可选择第二代、第三代、第四代头孢菌素、β 内酰胺类/β 内酰胺酶抑制剂复合剂、氟喹诺酮类或联用克林霉素和氨曲南。

对于任何时间起病、有特殊病原体感染危险因素的轻中症肺炎患者,有感染"常见病原体"和其他病原体危险者,应评估危险因素来指导治疗。如果有近期腹部手术或明确的误吸史,应注意厌氧菌,可在主要抗生素基础上加用克林霉素或单用 β 内酰胺类/β 内酰胺酶抑制剂复合剂;如果患者有昏迷或有头部创伤、肾衰竭或糖尿病史,应注意金黄色葡萄球菌感染,需针对性选择有效的抗生素;如果患者起病前使用过大剂量的糖皮质激素、或近期有抗生素使用史、或长期 ICU 住院史,即使患者的 HAP 并不严重,也应经验性治疗耐药病原体。治疗方法是联用两种抗假单胞菌抗生素,如果气管抽吸物革兰染色见阳性球菌还需加用万古霉素(或可使用利奈唑胺或奎奴普丁/达福普汀)。所有的患者,特别是气管插管的 ICU 患者,经验性用药必须持续到痰培养结果出来之后。如果无铜绿假单胞菌或其他耐药革兰阴性细菌感染,则可根据药敏情况使用单一药物治疗。非耐药病原体的重症 HAP 患者可用任何以下单一药物治疗:亚胺培南、美罗培南、哌拉西林/他唑巴坦或头孢吡肟。

ICU 中 HAP 的治疗也应根据当地抗生素敏感情况,以及当地经验和对某些抗生素的偏爱而调整。每个 ICU 都有它自己的微生物药敏情况,而且这种情况随时间而变化,因而有必要经常更新经验用药的策略。经验用药中另一个需要考虑的是"抗生素轮换"策略,它是指标准经验治疗过程中有意更改抗生素,使细菌暴露于不同的抗生素从而减少抗生素耐药的选择性压力,达到减少耐药病原体感染发生率的目的。"抗生素轮换"策略目前仍在研究之中,还有不少问题未能明确,包括每个用药循环应该持续多久、应用什么药物进行循环、这种方法在内科和外科患者的有效性分别有多高、循环药物是否应该针对革兰阳性细菌同时也针对革兰阴性细菌等。

在某些患者中,雾化吸入这种局部治疗可用以弥补全身用药的不足。氨基糖苷类雾化吸入可能有一定的益处,但只用于革兰阴性细菌肺炎全身治疗无效者。多黏菌素雾化吸入也可用于耐药铜绿假单胞菌的感染。

对于初始经验治疗失败的患者,应该考虑其他感染性或非感染性的诊断,包括肺曲霉感染。对持续发热并有持续或进展性肺部浸润的患者可经验性使用两性霉素 B。虽然传统上应使用开放肺活检来确定其最终诊断,但临床上是否活检仍应个体化。临床上还应注意其他的非感染性肺部浸润的可能性。

(三)支持治疗

支持治疗主要包括液体补充、血流动力学、通气和营养支持,起到稳定患者状态的作用,而更直接的治疗仍需要针对患者的基础病因。流行病学证据显示,营养不良影响肺炎的发病和危重患者的预后。同样,临床资料也支持肠内营养可以预防肺炎的发生,特别是对于创伤的患者。对于严重脓毒症和多器官功能衰竭的分解代谢旺盛的重症肺炎患者,在起病 48 小时后应开始经肠内途径进行营养支持,一般把导管插入到空肠进行喂养以避免误吸;如果使用胃内喂养,最好是维持患者半卧体位以减少误吸的风险。

(四)胸部理疗

拍背、体位引流和振动可以促进黏痰排出的效果尚未被证实。胸部理疗广泛应用的局限在于:①其有效性未被证实,特别是不能减少患者的住院时间。②费用高,需要专人使用。③有时引起 PaO_2 的下降。目前的经验是胸部理疗对于脓痰过多(>30 mL/d)或严重呼吸肌疲劳不能有效咳嗽的患者是最为有用的,如对囊性纤维化、COPD 和支气管扩张的患者。

使用自动化病床的侧翻疗法,有时加以振动叩击,是一种有效地预防外科创伤及内科患者肺炎的方法,但其地位仍不确切。

(五)促进痰液排出

雾化和湿化可降低痰的黏度,因而可改善不能有效咳嗽患者的排痰,然而雾化产生的大多水蒸气都沉积在上呼吸道并引起咳嗽,一般并不影响痰的流体特性。目前很少有数据支持湿化能特异性地促进细菌清除或肺炎吸收的观点。乙酰半胱氨酸能破坏痰液的二硫键,有时也用于肺炎患者的治疗,但由于其刺激性,因而在临床应用上受到一定限制。痰中的 DNA 增加了痰液黏度,重组的 DNA 酶能裂解 DNA,已证实在囊性纤维化患者中有助于改善症状和肺功能,但对肺炎患者其价值尚未被证实。支气管扩张剂也能促进黏液排出和纤毛运动频率,对 COPD 合并肺炎的患者有效。

四、急救护理

(一)护理目标

(1)维持生命体征稳定,降低病死率。

(2)维持呼吸道通畅,促进有效咳嗽、排痰。

(3)维持正常体温,减轻高热伴随症状,增加患者舒适感。

(4)供给足够营养和液体。

(5)预防传染和继发感染。

(二)护理措施

1.病情监护

重症肺炎患者病情危重、变化快,特别是高龄及合并严重基础疾病患者,需要严密监护病情变化,包括持续监护心电、血压、呼吸、血氧饱和度,监测意识、尿量、血气分析结果、肾功能、电解质、血糖变化。任何异常变化均应及时报告医师,早期处理。同时床边备好吸引装置、吸氧装置、气管插管和气管切开等抢救用品及抢救药物等。

2.维持呼吸功能的护理

(1)密切观察患者的呼吸情况,监护呼吸频率、节律、呼吸音、血氧饱和度。出现呼吸急促、呼吸困难,口唇、指(趾)末梢发绀,低氧血症(血氧饱和度<80%),双肺呼吸音减弱,必须及时给予鼻导管或面罩有效吸氧,根据病情变化调节氧浓度和流量。面罩呼吸机加压吸氧时,注意保持密闭,对于面颊部极度消瘦的患者,在颊部与面罩之间用脱脂棉垫衬托,避免漏气影响氧疗效果和皮肤压迫。意识清楚的患者嘱其用鼻呼吸,脱面罩间歇时间不宜过长。鼓励患者多饮水,减少张口呼吸和说话。

(2)常规及无创呼吸机加压吸氧不能改善缺氧时,采取气管插管呼吸机辅助通气。机械通气需要患者较好的配合,事先向患者简明讲解呼吸机原理、保持自主呼吸与呼吸机同步的配合方法、注意事项等。指导患者使用简单的身体语言表达需要,如用动腿、眨眼、动手指表示口渴、翻身、不适等或写字表达。机械通气期间严格做好护理,每天更换呼吸管道,浸泡消毒后再用环氧乙烷灭菌;严格按无菌技术操作规程吸痰。护理操作特别是给患者翻身时,注意呼吸机管道水平面保持一定倾斜度,使其低于患者呼吸道,集水瓶应在呼吸环路的最低位,并及时检查倾倒管道内、集水瓶内冷凝水,避免其反流入气道。根据症状、血气分析、血氧饱和度调整吸入氧浓度,力求在最低氧浓度下达到最佳的氧疗效果,争取尽快撤除呼吸机。

(3)保持呼吸道通畅,及时清除呼吸道分泌物。①遵医嘱给予雾化吸入每天2次,有效湿化呼吸道。正确使用雾化吸入,雾化液用生理盐水配制,温度在35℃左右。使喷雾器保持竖直向上,并根据患者的姿势调整角度和位置,吸入过程护士必须在场严密观察病情,如出现呼吸困难、口周发绀,应停止吸入,立即吸痰、吸氧,不能缓解时通知医师。症状缓解后继续吸入。每次雾化后,协助患者翻身、拍背。拍背时五指并拢成空心掌,由上而下,由外向内,有节律地轻拍背部。通过振动,使小气道分泌物松动易于进入较大气道,有利于排痰及改善肺通、换气功能。每次治疗结束后,雾化器内余液应全部倾倒,重新更换灭菌蒸馏水;雾化器连接管及面罩用0.5%三氯异氰尿酸(健之素)消毒液浸泡30分钟,用清水冲净后晾干备用。②指导患者定时有效咳嗽,病情允许时患者取坐位,先深呼吸,轻咳数次将痰液集中后,用力咳出,也可促使肺膨胀。协助患者勤翻身,改变体位,每 2 小时拍背体疗 1 次。对呼吸无力、衰竭的患者,用手指压在胸骨切迹上方刺激气管,促使患者咳嗽排痰。③老年人、衰弱的患者,咳嗽反射受抑制者,呼吸防御机制受损,不能有效地将呼吸道分泌物排出时,应按需要吸痰。用一次性吸痰管,检查导管通畅后,在无负压情况下将吸痰管轻轻插入 10~15 cm,退出 1~2 cm,以便游离导管尖端,然后打开负压,边旋转边退出。有黏液或分泌物处稍停。每次吸痰时间应少于 15 秒。吸痰时,同一根吸痰管应先吸气道内分泌物,再吸鼻腔内分泌物,不能重复进入气道。

(4)研究表明,患者俯卧位发生吸入性肺炎的概率比左侧卧位和仰卧位患者低,定时帮助患者取该体位。进食时抬高床头 30°~45°,减少胃液反流误吸机会。

3.合并感染性休克的护理

发生休克时,患者取去枕平卧位,下肢抬高 20°~30°,增加回心血量和脑部血流量。保持静脉通道畅通,积极补充血容量,根据心功能、皮肤弹性、血压、脉搏、尿量及中心静脉压情况调节输液速度,防止肺水肿。加强抗感染,使用血管活性药物时,用药浓度、单位时间用量严格遵医嘱,动态观察病情,及时反馈,为治疗方案的调整提供依据。体温不升者给予棉被保暖,避免使用热水袋、电热毯等加温措施。

4.合并急性肾衰竭的护理

少尿期准确记录出入量,留置导尿管,记录每小时尿量,严密观察肾功能及电解质变化,根据医嘱严格控制补液量及补液速度。高血钾是急性肾衰竭患者常见死亡原因之一,此期避免摄入含钾高的食物;多尿期应注意补充水分,保持水、电解质平衡。尿量<20 mL/h 或<80 mL/24 小时的急性肾衰竭者需要血液透析治疗。

5.发热的护理

高热时帮助降低体温,减轻高热伴随症状,增加患者舒适感。每 2 小时监测体温 1 次。密切观察发热规律、特点及伴随症状,及时报告医师对症处理;寒战时注意保暖,高热给予物理降温,冷毛巾敷前额,冰袋置于腋下、腹股沟等处,或温水、酒精擦浴。物理降温效果差时,遵医嘱给予退热剂。降温期间要注意随时更换汗湿的衣被,防止受凉,鼓励患者多饮水,保证机体需要,防止肾血流灌注不足,诱发急性肾功能不全。加强口腔护理。

6.预防传染及继发感染

(1)采取呼吸道隔离措施,切断传播途径。单人单室,避免交叉感染。严格遵守各种消毒、隔离制度及无菌技术操作规程,医护人员操作前后应洗手,特别是接触呼吸道分泌物和护理气管切开、插管患者前后要彻底流水洗手,并采取戴口罩、手套等隔离手段。开窗通风保持病房空气流通,每天定时紫外线空气消毒 30~60 分钟,加强病房内物品的消毒,所有医疗器械和物品特别是呼吸治疗器械定时严格消毒、灭菌。控制陪护及探视人员流动,实行无陪人管理。对特殊感染、耐药菌株感染及易感人群应严格隔离,及时通报。

(2)加强呼吸道管理。气管切开患者更换内套管前,必须充分吸引气囊周围分泌物,以免含菌的渗出液漏入呼吸道诱发肺炎。患者取半坐位以减少误吸危险。尽可能缩短人工气道留置和机械通气时间。

(3)患者分泌物、痰液存放于黄色医疗垃圾袋中焚烧处理,定期将呼吸机集水瓶内液体倒入装有0.5%健之素消毒液的容器中集中消毒处理。

7.营养支持治疗的护理

营养支持是重要的辅助治疗。重症肺炎患者防御功能减退,体温升高使代谢率增加,机体需要增加免疫球蛋白、补体、内脏蛋白的合成,支持巨噬细胞、淋巴细胞活力及酶活性。提供重症肺炎患者高蛋白、高热量、富含维生素、易消化的流质或半流质饮食,尽量符合患者口味,少食多餐。有时需要鼻饲营养液,必要时胃肠外应用免疫调节剂,如免疫球蛋白、血浆、清蛋白和氨基酸等营养物质以提高抵抗力,增强抗感染效果。

8.舒适护理

为保证患者舒适,重视做好基础护理。重症肺炎急性期患者要卧床休息,安排好治疗、护理时间,尽量减少打扰,保证休息。帮助患者维持舒服的治疗体位。保持病室清洁、安静,空气新鲜。室温保持在22～24 ℃,使用空气湿化器保持空气相对湿度为 60％～70％。保持床铺干燥、平整。保持口腔清洁。

9.采集痰标本的护理干预

痰标本是最常用的下呼吸道病原学标本,其检验结果是选择抗生素治疗的确切依据,正确采集痰标本非常重要。准确的采样是经气管采集法,但患者有一定痛苦,不易被接受。临床一般采用自然咳痰法。采集痰标本应注意必须在抗生素治疗前采集新鲜、深咳后的痰,迅速送检,避免标本受到口咽处正常细菌群的污染,以保证细菌培养结果准确性。具体方法是嘱患者先将唾液吐出、漱口,并指导或辅助患者深吸气后咳嗽,咳出肺部深处痰液,留取标本。收集痰液后应在30 分钟内送检。经气管插管收集痰标本时,可使用一次性痰液收集器。用无菌镊夹持吸痰管插入气管深部,注意勿污染吸痰管。留痰过程注意无菌操作。

10.心理护理

评估患者的心理状态,采取有针对性的护理。患者病情重,呼吸困难、发热、咳嗽等明显不适,导致患者烦躁和恐惧,加压通气、气管插管、机械通气患者尤其明显,上述情绪加重呼吸困难。护士要鼓励患者倾诉,多与其交流,语言交流困难时,用文字或体态语言主动沟通,尽量消除其紧张恐惧心理。了解患者的经济状况及家庭成员情况,帮助患者寻求更多支持和帮助。及时向患者及家属解释,介绍病情和治疗方案,使其信任和理解治疗、护理的作用,增加安全感,保持情绪稳定。

11.健康教育

出院前指导患者坚持呼吸功能锻炼,做深呼吸运动,增强体质。减少去公共场所的次数,预防感冒。上呼吸道感染急性期外出戴口罩。居室保持良好的通风,保持空气清新。均衡膳食,增加机体抵抗力,戒烟,避免劳累。

（唐　静）

第二节　重症哮喘

支气管哮喘(简称哮喘)是常见的慢性呼吸道疾病之一,近年来,其患病率在全球范围内有逐年增加的趋势,参照全球哮喘防治创议(GINA)和我国 2008 年版支气管哮喘防治指南,将定义重新修定为哮喘是由多种细胞包括气道的炎性细胞和结构细胞(如嗜酸性粒细胞、肥大细胞、T 淋巴细胞、中性粒细胞、平滑肌细胞、气道上皮细胞等)和细胞组分参与的气道慢性炎症性疾病。这种慢性炎症导致气道高反应性,通常出现广泛多变的可逆性气流受限,并引起反复发作性的喘息、气急、胸闷或咳嗽等症状,常在夜间和/或清晨发作、加剧,多数患者可自行缓解或经治疗缓解。如果哮喘急性发作,虽经积极吸入糖皮质激素(≤1 000 μg/d)和应用长效 β_2 受体激动药或茶碱类药物治疗数小时,病情不缓解或继续恶化;或哮喘呈暴发性发作,哮喘发作后短时间内即进入危重状态,则称为重症哮喘。如病情不能得到有效控制,可迅速发展为呼吸衰竭而危及生命,故需住院治疗。

一、病因和发病机制

(一)病因

哮喘的病因还不十分清楚,目前认为同时受遗传因素和环境因素的双重影响。

(二)发病机制

哮喘的发病机制不完全清楚,可能是免疫-炎症反应、神经机制和气道高反应性及其之间的相互作用。重症哮喘目前已经基本明确的发病因素主要有以下几种。

1.诱发因素的持续存在

诱发因素的持续存在使机体持续地产生抗原-抗体反应,发生气道炎症、气道高反应性和支气管痉挛,在此基础上,支气管黏膜充血水肿、大量黏液分泌并形成黏液栓,阻塞气道。

2.呼吸道感染

细菌、病毒及支原体等的感染可引起支气管黏膜充血肿胀及分泌物增加,加重气道阻塞;某些微生物及其代谢产物还可以作为抗原引起免疫-炎症反应,使气道高反应性加重。

3.糖皮质激素使用不当

长期使用糖皮质激素常常伴有下丘脑-垂体-肾上腺皮质轴功能抑制,突然减量或停用,可造成体内糖皮质激素水平的突然降低,造成哮喘的恶化。

4.脱水、痰液黏稠、电解质紊乱

哮喘急性发作时,呼吸道丢失水分增加、多汗造成机体脱水,痰液黏稠不易咳出而阻塞大小气道,加重呼吸困难;同时由于低氧血症可使无氧酵解增加,酸性代谢产物增加,合并代谢性酸中毒,使病情进一步加重。

5.精神心理因素

许多学者提出心理社会因素通过对中枢神经、内分泌和免疫系统的作用而导致哮喘发作,是使支气管哮喘发病率和病死率升高的一个重要因素。

二、病理生理

重症哮喘的支气管黏膜充血水肿、分泌物增多甚至形成黏液栓及气道平滑肌的痉挛导致呼吸道阻力在吸气和呼气时均明显升高,小气道阻塞,肺泡过度充气,肺内残气量增加,加重吸气肌肉的负荷,降低肺的顺应性,内源性呼气末正压(PEEPi)增大,导致吸气功耗增大。小气道阻塞,肺泡过度充气,相应区域毛细血管的灌注降低,引起肺泡通气/血流(V/Q)比例的失调,患者常出现低氧血症,多数患者表现为过度通气,通常 $PaCO_2$ 降低,若 $PaCO_2$ 正常或升高,应警惕呼吸衰竭的可能性或是否已经发生了呼吸衰竭。重症哮喘患者,若气道阻塞不迅速解除,潮气量将进行性下降,最终将会发生呼吸衰竭。哮喘发作持续不缓解,也可能出现血液循环的紊乱。

三、临床表现

(一)症状

重症哮喘患者常出现极度严重的呼气性呼吸困难,被迫采取坐位或端坐呼吸,干咳或咳大量白色泡沫痰,不能讲话、紧张、焦虑、恐惧、大汗淋漓。

(二)体征

患者常出现呼吸浅快,呼吸频率增快(>30/分),可有三凹征,呼气期两肺满布哮鸣音,也可哮鸣音不出现,即所谓的"寂静胸",心率增快(>120/分),可有血压下降,部分患者出现奇脉、胸腹反常运动、意识障碍,甚至昏迷。

四、实验室检查和其他检查

(一)痰液检查

哮喘患者痰涂片显微镜下可见到较多嗜酸性粒细胞、脱落的上皮细胞。

(二)呼吸功能检查

哮喘发作时,呼气流速指标均明显下降,第1秒钟用力呼气容积(FEV_1)、第1秒钟用力呼气容积占用力肺活量比值($FEV_1/FVC\%$,即1秒率)及呼气峰值流速(PEF)均减少。肺容量指标可见用力肺活量减少、残气量增加、功能残气量和肺总量增加,残气占肺总量百分比增高。大多数成人哮喘患者呼气峰值流速<50%预计值则提示重症发作,呼气峰值流速<33%预计值提示危重或致命性发作,需做血气分析检查以监测病情。

(三)血气分析

由于气道阻塞且通气分布不均,通气/血流比例失衡,大多数重症哮喘患者有低氧血症,PaO_2<8.0 kPa(60 mmHg),少数患者PaO_2<6.0 kPa(45 mmHg),过度通气可使$PaCO_2$降低,pH上升,表现为呼吸性碱中毒;若病情进一步发展,气道阻塞严重,可有缺氧及CO_2潴留,$PaCO_2$上升,血pH下降,出现呼吸性酸中毒;若缺氧明显,可合并代谢性酸中毒。$PaCO_2$正常往往是哮喘恶化的指标,高碳酸血症是哮喘危重的表现,需给予足够的重视。

(四)胸部X线检查

早期哮喘发作时可见两肺透亮度增强,呈过度充气状态,并发呼吸道感染时可见肺纹理增加及炎性浸润阴影。重症哮喘要注意气胸、纵隔气肿及肺不张等并发症的存在。

(五)心电图检查

重症哮喘患者心电图常表现为窦性心动过速、电轴右偏、偶见肺性P波。

五、诊断

(一)哮喘的诊断标准

(1)反复发作喘息、气急、胸闷或咳嗽,多与接触变应原、冷空气、物理、化学性刺激及病毒性上呼吸道感染、运动等有关。

(2)发作时双肺可闻及散在或弥漫性、以呼气相为主的哮鸣音,呼气相延长。

(3)上述症状和体征可经治疗缓解或自行缓解。

(4)除去其他疾病所引起的喘息、气急、胸闷和咳嗽。

(5)临床表现不典型者(如无明显喘息或体征),应至少具备以下1项试验阳性:①支气管激发试验或运动激发试验阳性。②支气管舒张试验阳性,第 1 秒用呼气容积增加≥12％,且第 1 秒用呼气容积增加绝对值≥200 mL。③呼气峰值流速日内(或 2 周)变异率≥20％。

符合(1)~(4)条或(4)~(5)条者,可以诊断为哮喘。

(二)哮喘的分期及分级

根据临床表现,哮喘可分为急性发作期、慢性持续期和临床缓解期。急性发作是指喘息、气促、咳嗽、胸闷等症状突然发生,或原有症状急剧加重,常有呼吸困难,以呼气流量降低为其特征,常因接触变应原、刺激物或呼吸道感染诱发。哮喘急性发作时病情严重程度可分为轻度、中度、重度、危重 4 级(表 3-3)。

表 3-3　哮喘急性发作时病情严重程度的分级

临床特点	轻度	中度	重度	危重
气短	步行、上楼时	稍事活动	休息时	
体位	可平卧	喜坐位	端坐呼吸	
谈话方式	连续成句	常有中断	仅能说出字和词	不能说话
精神状态	可有焦虑或尚安静	时有焦虑或烦躁	常有焦虑、烦躁	嗜睡、意识模糊
出汗	无	有	大汗淋漓	
呼吸频率(次/分)	轻度增加	增加	>30	
辅助呼吸肌活动及三凹征	常无	可有	常有	胸腹矛盾运动
哮鸣音	散在,呼气末期	响亮、弥漫	响亮、弥漫	减弱、甚至消失
脉率(次/分)	<100	100~120	>120	脉率变慢或不规则
奇脉(深吸气时收缩压下降,mmHg)	无,<10	可有,10~25	常有,>25	无
使用 β_2 受体激动药后呼气峰值流速占预计值或个人最佳值%	>80%	60%~80%	<60% 或 <100 L/min 或作用时间<2 小时	
PaO_2(吸空气,mmHg)	正常	≥60	<60	<60
$PaCO_2$(mmHg)	<45	≤45	>45	>45
SaO_2(吸空气,%)	>95	91~95	≤90	≤90
pH				降低

注:1 mmHg＝0.133 kPa。

六、鉴别诊断

(一)左侧心力衰竭引起的喘息样呼吸困难

(1)患者多有高血压、冠状动脉粥样硬化性心脏病、风湿性心脏病和二尖瓣狭窄等病史和体征。

(2)阵发性咳嗽,咳大量粉红色泡沫痰,两肺可闻及广泛的湿啰音和哮鸣音,左心界扩大,心率增快,心尖部可闻及奔马律。

(3)胸部 X 线及心电图检查符合左心病变。

(4)鉴别困难时,可雾化吸入 β₂ 受体激动药或静脉注射氨茶碱缓解症状后,进一步检查,忌用肾上腺素或吗啡,以免造成危险。

(二)慢性阻塞性肺疾病

(1)中老年人多见,起病缓慢、病程较长,多有长期吸烟或接触有害气体的病史。

(2)慢性咳嗽、咳痰,晨间咳嗽明显,气短或呼吸困难逐渐加重。有肺气肿体征,两肺可闻及湿啰音。

(3)慢性阻塞性肺疾病急性加重期和哮喘区分有时十分困难,用支气管扩张药和口服或吸入激素做治疗性试验可能有所帮助。慢性阻塞性肺疾病也可与哮喘合并同时存在。

(三)上气道阻塞

(1)呼吸道异物者有异物吸入史。

(2)中央型支气管肺癌、气管支气管结核、复发性多软骨炎等气道疾病,多有相应的临床病史。

(3)上气道阻塞一般出现吸气性呼吸困难。

(4)胸部 X 线摄片、CT、痰液细胞学或支气管镜检查有助于诊断。

(5)平喘药物治疗效果不佳。

此外,应和变态反应性肺浸润、自发性气胸等相鉴别。

七、急诊处理

哮喘急性发作的治疗取决于发作的严重程度及对治疗的反应。对于具有哮喘相关死亡高危因素的患者,应给予高度重视。高危患者包括:①曾经有过气管插管和机械通气的濒于致死性哮喘的病史。②在过去 1 年中因为哮喘而住院或看急诊。③正在使用或最近刚刚停用口服糖皮质激素。④目前未使用吸入糖皮质激素。⑤过分依赖速效 β₂ 受体激动药,特别是每月使用沙丁胺醇(或等效药物)超过 1 支的患者。⑥有心理疾病或社会心理问题,包括使用镇静药。⑦有对哮喘治疗不依从的历史。

(一)轻度和部分中度急性发作哮喘患者可在家庭中或社区中治疗

治疗措施主要为重复吸入速效 β₂ 受体激动药,在第 1 小时每次吸入沙丁胺醇 $100\sim200~\mu g$ 或特布他林 $250\sim500~\mu g$,必要时每 20 分钟重复 1 次,随后根据治疗反应,轻度调整为 3～4 小时再用 2～4 喷,中度 1～2 小时用 6～10 喷。如果对吸入性 β₂ 受体激动药反应良好(呼吸困难明显缓解,呼气峰值流速占预计值>80%或个人最佳值,且疗效维持 3～4 小时),通常不需要使用其他药物。如果治疗反应不完全,尤其是在控制性治疗的基础上发生的急性发作,应尽早口服糖皮质激素(泼尼松龙 $0.5\sim1~mg/kg$ 或等效剂量的其他激素),必要时到医院就诊。

(二)部分中度和所有重度急性发作均应到急诊室或医院治疗

1.联合雾化吸入 β₂ 受体激动药和抗胆碱能药物

β₂ 受体激动药通过对气道平滑肌和肥大细胞等细胞膜表面的 β₂ 受体的作用,舒张气道平滑肌、减少肥大细胞脱颗粒和介质的释放等,缓解哮喘症状。重症哮喘时应重复使用速效 β₂ 受体激动药,推荐初始治疗时连续雾化给药,随后根据需要间断给药(6 次/天)。雾化吸入抗胆碱药物,如溴化异丙托品(常用剂量为 $50\sim125~\mu g$,3～4 次/天)、溴化氧托品等可阻断节后迷走神经传出支,通过降低迷走神经张力而舒张支气管,与 β_2 受体激动药联合使用具有协同、互补作用,能够取得更好的支气管舒张作用。

2.静脉使用糖皮质激素

糖皮质激素是最有效的控制气道炎症的药物,重度哮喘发作时应尽早静脉使用糖皮质激素,特别是对吸入速效 β_2 受体激动药初始治疗反应不完全或疗效不能维持者。如静脉及时给予琥珀酸氢化可的松(400～1 000 mg/d)或甲泼尼龙(80～160 mg/d),分次给药,待病情得到控制和缓解后,改为口服给药(如静脉使用激素 2～3 天,继之以口服激素 3～5 天),静脉给药和口服给药的序贯疗法有可能减少激素用量和不良反应。

3.静脉使用茶碱类药物

茶碱具有舒张支气管平滑肌作用,并具有强心、利尿、扩张冠状动脉、兴奋呼吸中枢和呼吸肌等作用。临床上在治疗重症哮喘时静脉使用茶碱作为症状缓解药,静脉注射氨茶碱[首次剂量为4～6 mg/kg,注射速度不宜超过 0.25 mg/(kg·min),静脉滴注维持剂量为 0.6～0.8 mg/(kg·h)],茶碱可引起心律失常、血压下降、甚至死亡,其有效、安全的血药浓度范围应在 6～15 μg/mL,在有条件的情况下应监测其血药浓度,及时调整浓度和滴速。发热、妊娠、抗结核治疗可以降低茶碱的血药浓度;而肝疾病、充血性心力衰竭及合用西咪替丁(甲氰咪胍)、喹诺酮类、大环内酯类药物等可影响茶碱代谢而使其排泄减慢,增加茶碱的毒性作用,应引起重视,并酌情调整剂量。

4.静脉使用 β_2 受体激动药

平喘作用较为迅速,但因全身不良反应的发生率较高,国内较少使用。

5.氧疗

使 $SaO_2 \geqslant 90\%$,吸氧浓度一般 30% 左右,必要时增加至 50%,如有严重的呼吸性酸中毒和肺性脑病,吸氧浓度应控制在 30% 以下。

6.气管插管机械通气

重度和危重哮喘急性发作经过氧疗、全身应用糖皮质激素、β_2 受体激动药等治疗,临床症状和肺功能无改善,甚至继续恶化,应及时给予机械通气治疗,其指征主要包括意识改变、呼吸肌疲劳、$PaCO_2 \geqslant 6.0$ kPa(45 mmHg)等。可先采用经鼻(面)罩无创机械通气,若无效应及早行气管插管机械通气。哮喘急性发作机械通气需要较高的吸气压,可使用适当水平的呼气末正压治疗。如果需要过高的气道峰压和平台压才能维持正常通气容积,可试用允许性高碳酸血症通气策略以减少呼吸机相关肺损伤。

八、急救护理

(一)护理目标

(1)及早发现哮喘先兆,保障最佳治疗时机,终止发作。

(2)尽快解除呼吸道阻塞,纠正缺氧,挽救患者生命。

(3)减轻患者身体、心理的不适及痛苦。

(4)提高患者的活动能力,提高生活质量。

(5)健康指导,提高自护能力,减少复发,维护肺功能。

(二)护理措施

(1)院前急救时的护理:①首先做好出诊前的评估。接到出诊联系电话时询问患者的基本情况,做出预测评估及相应的准备。除备常规急救药外,需备短效的糖皮质激素及 β_2 受体激动剂

（气雾剂）、氨茶碱等。做好机械通气的准备，救护车上的呼吸机调好参数，准备吸氧面罩。②到达现场后，迅速评估病情及周围环境，判断是否有诱发因素。简单询问相关病史，评估病情。立即监测生命体征、意识状态的情况，发生呼吸、心搏骤停时立即配合医师进行心肺复苏，建立人工气道进行机械辅助通气。尽快解除呼吸道阻塞，及时纠正缺氧是抢救患者的关键。给予氧气吸入，面罩或者用高频呼吸机通气吸氧。遵医嘱立即帮助患者吸入糖皮质激素和 β_2 受体激动剂定量气雾剂，氨茶碱缓慢静脉滴注，肾上腺素 $0.25\sim0.5$ mg 皮下注射，30 分钟后可重复 1 次。迅速建立静脉通道。固定好吸氧、输液管，保持通畅。重症哮喘病情危急，严重缺氧导致极其恐惧、烦躁，护士要鼓励患者，端坐体位做好固定，扣紧安全带，锁定担架平车与救护车定位把手，并在旁扶持。运送途中，密切监护患者的呼吸频率及节律、血氧饱和度、血压、心率、意识的变化，观察用药反应。

（2）到达医院后，帮助患者取坐位或半卧位，放移动托板，使其身体伏于其上，利于通气和减少疲劳。立即连接吸氧装置，调好氧流量。检查静脉通道是否通畅。备吸痰器、气管插管、呼吸机、抢救药物、除颤器。连接监护仪，监测呼吸、心电、血压等生命体征。观察患者的意识、呼吸频率、哮鸣音高低变化。一般哮喘发作时，两肺布满高调哮鸣音，但重危哮喘患者，因呼吸肌疲劳和小气道广泛痉挛，使肺内气体流速减慢，哮鸣音微弱，出现"沉默胸"，提示病情危重。护士对病情变化要有预见性，发现异常及时报告医师处理。

（3）迅速收集病史、以往药物服用情况，评估哮喘程度。如果哮喘发作经数小时积极治疗后病情仍不能控制，或急剧进展，即为重症哮喘，此时病情不稳定，可危及生命，需要加强监护、治疗。

（4）确保气道通畅：维护有效排痰、保持呼吸道通畅是急重症哮喘的护理重点。①哮喘发作时，支气管黏膜充血水肿，腺体分泌亢进，合并感染更重，产生大量痰液。而此时患者因呼吸急促、喘息，呼吸道水分丢失，致使痰液黏稠不易咳出，大量黏痰形成痰栓阻塞气管、支气管，导致严重气道阻塞，加上气道痉挛，气道内压力明显增加，加重喘息及感染。因此必须注意补充水分、湿化气道，积极排痰，保持呼吸道通畅。②按时协助患者翻身、叩背，加强体位引流；雾化吸入，湿化气道，稀释痰液，防止痰栓形成。采用小雾量、短时间、间歇雾化方式，湿化时密切观察患者呼吸状态，发现喘息加重、血氧饱和度下降等异常立即停止雾化。床边备吸痰器，防止痰液松解后大量涌出导致窒息。吸痰时动作轻柔、准确，吸力和深度适当，尽量减少刺激并达到有效吸引。每次吸痰时间不超过 15 秒，该过程中注意观察患者的面色、呼吸、血氧饱和度、血压及心率的变化。严格无菌操作，避免交叉感染。

（5）吸氧治疗的护理：①给氧方式、浓度和流量根据病情及血气分析结果予以调节。一般给予鼻导管吸氧，氧流量 $4\sim6$ L/min；有二氧化碳潴留时，氧流量 $2\sim4$ L/min；出现低氧血症时改用面罩吸氧，氧流量 $6\sim10$ L/min。经过吸氧和药物治疗病情不缓解，低氧血症和二氧化碳潴留加剧时进行气管插管呼吸机辅助通气。此时应做好呼吸机和气道管理，防止医源性感染，及时有效地吸痰和湿化气道。气管插管患者吸痰前后均应吸入纯氧 $3\sim5$ 分钟。②吸氧治疗时，观察呼吸窘迫有无缓解，意识状况，末梢皮肤黏膜颜色、湿度等，定时监测血气分析。高浓度吸氧（>60%）持续 6 小时以上时应注意有无烦躁、情绪激动、呼吸困难加重等中毒症状。

（6）药物治疗的护理：终止哮喘持续发作的药物根据其作用机制可分为具有抗炎作用和缓解症状作用两大类。给药途径包括吸入、静脉和口服。①吸入给药的护理吸入的药物局部抗炎作用强，直接作用于呼吸道，所需剂量较小，全身性不良反应较少。剂型有气雾剂、干粉和溶液。护士指导患者正确吸入药物。先嘱患者将气呼尽,然后开始深吸气,同时喷出药液,吸气后屏气数秒,再慢慢呼出。吸入给药有口咽部局部的不良反应,包括声音嘶哑、咽部不适和念珠菌感染,吸药后让患者及时用清水含漱口咽部。密切观察与用药效果和不良反应,严格掌握吸入剂量。②静脉给药的护理经静脉用药有糖皮质激素、茶碱类及 β 受体激动剂。护士要熟练掌握常用静脉注射平喘药物的药理学、药代动力学、药物的不良反应、使用方法及注意事项,严格执行医嘱的用药剂量、浓度和给药速度,合理安排输液顺序。保持静脉通路畅通,药液无外渗,确保药液在规定时间内输入。观察治疗反应,监测呼吸频率、节律、血氧饱和度、心率、心律和哮喘症状的变化等。应用拟肾上腺素和茶碱类药物时应注意观察有无心律失常、心动过速、血压升高、肌肉震颤、抽搐、恶心、呕吐等不良反应,严格控制输入速度,及时反馈病情变化,供医师及时调整医嘱,保持药物剂量适当;应用大剂量糖皮质激素类药物应观察是否有消化道出血或水钠潴留、低钾性碱中毒等表现,发现后及时通知医师处理。③口服给药重度哮喘吸入大剂量激素治疗无效的患者应早期口服糖皮质激素,一般使用半衰期较短的糖皮质激素,如泼尼松、泼尼松龙或甲基泼尼松龙等。每次服药护士应协助,看患者服下,防止漏服或服用时间不恰当。正确的服用方法是每天或隔天清晨顿服,以减少外源性激素对脑垂体-肾上腺轴的抑制作用。

(7)并发症的观察和护理:重危哮喘患者主要并发症是气胸、皮下气肿、纵隔气肿、心律失常、心功能不全等,发生时间主要在发病 48 小时内,尤其是前 24 小时。在入院早期要特别注意观察,尤应注意应用呼吸机治疗者及入院前有肺气肿和/或肺心病的重症哮喘患者。①气胸是发生率最高的并发症。气胸发生的征象是清醒患者突感呼吸困难加重、胸痛、烦躁不安,血氧饱和度降低。由于胸膜腔内压增加,使用呼吸机时机器报警。护士此时要注意观察有无气管移位,血流动力学是否稳定等,并立即报告医师处理。②皮下气肿一般发生在颈胸部,重者可累及到腹部。表现为颈胸部肿胀,触诊有握雪感或捻发感。单纯皮下气肿一般对患者影响较轻,但是皮下气肿多来自气胸或纵隔气肿,如处理不及时可危及生命。③纵隔气肿纵隔气肿是最严重的并发症,可直接影响到循环系统,导致血压下降、心律失常,甚至心搏骤停,短时间内导致患者死亡。发现皮下气肿,同时有血压、心律的明显改变,应考虑到纵隔气肿的可能,立即报告医师急救处理。④心律失常患者存在的低氧及高碳酸血症、氨茶碱过量、电解质紊乱、胸部并发症等,均可导致各种期前收缩、快速心房颤动、室上速等心律失常。发现新出现的心律失常或原有心律失常加重,要针对性地观察是否存在上述原因,做出相应的护理并报告医师处理。

(8)出入量管理:急重症哮喘发作时因张口呼吸、大量出汗等原因容易导致脱水、痰液黏稠不易咳出,必须严格出入量管理,为治疗提供准确依据。监测尿量,必要时留置导尿管,准确记录 24 小时出入量及每小时尿量,观察出汗情况、皮肤弹性,若尿量少于 30 mL/h,应通知医师处理。神志清醒者,鼓励饮水。对口服不足及神志不清者,经静脉补充水分,一般每天补液 2 500~3 000 mL,根据患者的心功能状态调整滴速,避免诱发心力衰竭、急性肺水肿。在补充水分的同时应严密监测血清电解质,及时补充纠正,保持酸碱平衡。

(9)基础护理:哮喘发作时,患者生活不能自理,护士要做好各项基础护理。尽量维护患者的舒适感。①保持病室空气新鲜流通,温度(18~22 ℃)、湿度(50%~60%)适宜,避免寒冷、潮湿、异味。注意保暖,避免受凉感冒。室内不摆放花草,整理床铺时防止尘埃飞扬。护理操作尽量集中进行,保障患者休息。②帮助患者取舒适的半卧位和坐位,适当用靠垫等维持,减轻患者体力。每天 3 次进行常规口腔、鼻腔清洁护理,有利于呼吸道通畅,预防感染并发症。口唇干燥时涂石蜡油。③保持床铺清洁、干燥、平整。对意识障碍加强皮肤护理,保持皮肤清洁、干燥,及时擦干汗液,更换衣服,每2小时翻身1次,避免局部皮肤长期受压。协助床上排泄,提供安全空间,尊重患者,及时清理污物并清洗会阴。

(10)安全护理:为意识不清、烦躁的患者提供保护性措施,使用床档,防止坠床摔伤。哮喘发作时,患者常采取强迫坐位,给予舒适的支撑物,如移动餐桌、升降架等。哮喘缓解后,协助患者侧卧位休息。

(11)饮食护理:给予高热量、高维生素、易消化的流质食物,病情好转后改半流质、普通饮食。避免产气、辛辣、刺激性食物及容易引起过敏的食物,如鱼、虾等。

(12)心理护理:严重缺氧时患者异常痛苦,有窒息和濒死感,患者均存在不同程度的焦虑、烦躁或恐惧,后者诱发或加重哮喘,形成恶性循环。护士应主动与患者沟通,提供细致护理,给患者精神安慰及心理支持,说明良好的情绪能促进缓解哮喘,帮助患者控制情绪。

(13)健康教育:为了有效控制哮喘发作、防止病情恶化,必须提高患者的自我护理能力,并且鼓励亲属参与教育计划,使其准确了解患者的需求,能提供更合适的帮助。患者经历自我处理成功的体验后会增加控制哮喘的信心,改善生活质量,提高治疗依从性。具体内容主要有哮喘相关知识,包括支气管哮喘的诱因、前驱症状、发作时的简单处理、用药等;自我护理技能的培养,包括气雾剂的使用、正确使用峰流速仪监测、合理安排日常生活和定期复查等。

指导环境控制识别致敏源和刺激物,如宠物、花粉、油漆、皮毛、灰尘、吸烟、刺激性气体等,尽量减少与之接触。居室或工作学习的场所要保持清洁,常通风。

呼吸训练指导患者正确的腹式呼吸法、轻咳排痰法及缩唇式呼吸等,保证哮喘发作时能有效地呼吸。

病情监护指导指导患者自我检测病情,每天用袖珍式峰流速仪监测最大呼出气流速,并进行评定和记录。急性发作前的征兆有:使用短效β受体激动剂次数增加;早晨呼气峰流速下降;夜间苏醒次数增加或不能入睡;夜间症状严重等。一旦有上述征象,及时复诊。嘱患者随身携带止喘气雾剂,一出现哮喘先兆时立即吸入,同时保持平静。通过指导患者及照护者掌握哮喘急性发作的先兆和处理常识,把握好急性加重前的治疗时间窗,一旦发生时能采取正确的方式进行自救和就医,避免病情恶化或争取抢救时间。

指导患者严格遵医嘱服药指导患者应在医师指导下坚持长期、规则、按时服药,向患者及照护者讲明各种药物的不良反应及服用时注意事项,指导其加强病情观察。如疗效不佳或出现严重不良反应时立即与医师联系,不能随意更改药物种类、增减剂量或擅自停药。

指导患者适当锻炼,保持情绪稳定在缓解期可做医疗体操、呼吸训练、太极拳等,戒烟,减少对气道的刺激。避免情绪激动、精神紧张和过度疲劳,保持愉快情绪。

指导个人卫生和营养。细菌和病毒感染是哮喘发作的常见诱因。哮喘患者应注意与流感者隔离,定期注射流感疫苗,预防呼吸道感染。保持良好的营养状态,增强抗感染的能力。胃肠道反流可诱发哮喘发作,睡前3小时禁饮食、抬高枕头可预防。

(唐　静)

第三节 重 症 烧 伤

烧伤主要是指热力、化学物质、电能、放射线等引起的皮肤、黏膜、甚至深部组织的损害。其中以皮肤热力烧伤(如火焰、开水等)最为多见。据统计,每年因意外伤害造成的死亡人数,烧伤仅次于交通事故,排在第 2 位,并且在交通事故伤害中也有大量患者合并有烧伤。中国烧伤年发病率为 1.5%～2%,即每年约有 2 000 万人会遭受不同程度烧伤,其中约 5% 的烧伤患者需要住院治疗。在美国,烧伤是继交通伤、跌落伤、中毒之后的第 4 位导致死亡的意外伤害,每年可致4 000 人死亡,其中大约 1 000 人是 15 岁以下的儿童。烧伤对健康的危害既包括生理上的,也包括心理上的。

随着烧伤病理生理学的研究进展,人们已清楚地认识到,烧伤组织不单只是因为热力或其他理化因素直接损伤皮肤所造成,皮肤损伤后的继发性炎症反应和创面血液循环障碍均可加重组织的损伤程度,其他系统或器官的损害与烧伤创面的病理状态也有密切关系。因为皮肤是身体最大的器官,一旦遭到严重烧伤,就会使它重要的保护身体内环境稳定的功能受到破坏或丧失,并将导致人体发生一系列"应激"反应,产生全身免疫、代谢、病理生理、生物化学等一系列复杂的改变,进而造成全身各个脏器和系统不同程度的功能、代谢和形态上的变化,从而引起烧伤患者出现诸如感染、休克、多器官功能不全等严重并发症,危及生命。所以,严重烧伤不单纯是一种局部的损伤,而是一种全身性疾病。

一、烧伤早期的监测与处理

(一)现场急救与转送

烧伤后急救是否及时,转送是否得当,对减轻受伤程度、减轻患者痛苦、降低伤后并发症和病死率都具有十分重要的意义。

(1)现场急救的关键是迅速排除致伤因素。中、小面积烧伤,特别是头、面及四肢烧伤,创面用大量冷水冲洗、冷敷或浸泡,需持续 30～60 分钟,以取出后不痛或稍痛为止,而后用清洁敷料包扎,尽量减轻继发性损伤。大面积烧伤,一般趋向采用暴露。

(2)严重烧伤患者,如有心搏、呼吸骤停者,应立即给予有效的胸外心脏按压和人工呼吸。早期复苏需遵循 CAB 方案,C 为循环支持(circulation);A 为开放气道(airway);B 为呼吸支持(breathing)。

(3)患者经急救后应迅速地转送到就近医院,尽量避免长途转运及反复搬动。转运过程中应注意保持呼吸道通畅,注意观察神志、脉搏、呼吸及尿量等情况。

(二)入院后的紧急处理

1.生命体征监测

患者入病室后迅速给予心电、血氧、血压等基本生命体征监测,以了解患者状态。注意应尽量避开烧伤部位。

2.扼要询问病史

了解致伤原因、时间,了解患者其他病史。迅速判断伤情,初步估计烧伤面积及深度,评估有无吸入性损伤、重度呼吸困难、休克及其他严重并发症,快速给予初步救治方案。

3.迅速建立人工气道

凡中度以上吸入性损伤、颈或胸部有环形焦痂,或头面部严重烧伤等,引起呼吸困难者,应立即建立人工气道,如气管内插管术或气管切开术等,并给予持续吸入湿化的氧气。注意,进行气管内插管时,不要将插管剪得太短,应在口外面留一段距离,因为会有面部和嘴唇的进展性肿胀。

4.建立有效的静脉通路

重度烧伤患者需长期维持补液,因而应用周围静脉应该有计划,必要时给予中心静脉穿刺术,两者均应在没有烧伤的部位,保证输液通畅、及时。

5.及时处理合并伤

特别是颅脑、胸、腹及四肢的创伤,应及时请相应科室的医师会诊,给予恰当处理。注意防治破伤风,必要时给予注射破伤风抗毒素。对于烦躁不安而易引起进行性损伤者,除了快速补液吸氧外,可给予注射止痛镇静剂。

6.整理床单位

除掉烧焦的脏衣物,注意动作要轻柔,必要时与家属沟通,经其同意后剪开衣物,以防止造成创面进行性损伤。使患者躺于清洁消毒的床单上,创面周围的毛发应剃掉,可用床上支架盖上清洁消毒的被单进行保暖。

7.进一步处理

对患者烧伤前后情况进行详细询问,对烧伤严重程度做准确判断,尽快制订进一步的治疗护理方案。补液要快速,防治休克。遵医嘱留置尿管,注意尿液的色、质、量,遵医嘱做尿常规检查,并准确记录每小时尿量。遵医嘱留置胃管,持续胃肠减压,以防止呕吐或误吸,注意观察胃液的色、质、量。记录每小时及24小时液体出入量。所有的插管和置管操作均应在早期进行,因为在烧伤后24小时内患者会出现严重的毛细血管渗出,进而严重水肿,导致操作困难。

8.早期清创术

目的在于祛除异物,清洁创面,防止感染,减轻疼痛,为创面愈合打好基础。清创应根据患者全身情况,在没有并发伤的情况下进行,尽量争取在伤后6~8小时内进行清创。剃除烧伤部位及其附近毛发,对于手或足的烧伤,应剪掉指(趾)甲。大多数火焰和热液烧伤的创面污染较轻,只需用无菌纱布或无菌棉球蘸取适量0.9%氯化钠溶液轻轻擦拭便可除去污物。烧伤创面若布满未燃尽的衣物或泥沙等时,可先用0.9%氯化钠溶液适当冲洗,再用无菌纱布擦拭。创面被沥青、油渍等污染时,先用松节油或汽油擦洗,然后再酌情按上述处理。化学烧伤时,应立即使用流动水冲洗创面,冲洗时间应相对较长,以减轻化学物质中毒,并能阻止化学物质对皮肤继续损害。

9.实验室检查

根据创面分泌物的细菌培养和药敏试验结果,选择敏感抗生素。

二、烧伤休克的监测与处理

(一)一般监测

1.精神状态

烦躁不安是较早出现的症状之一,除因创面疼痛外,主要是由于血容量不足而引起脑缺氧。当循环系统功能正常,脑血流灌注良好的时候,患者神志清醒,安静合作;当脑组织灌注不良的时候,大脑缺血缺氧,患者会出现烦躁不安、不能合作,继续发展,严重者则会出现表情淡漠、反应迟钝、谵妄、意识模糊,甚至昏迷。不要片面强调镇静止痛剂的使用,在给予患者镇痛、镇静剂难以起效后,应优先考虑快速补液,预防烧伤休克。因为一氧化碳中毒和脑水肿等均可表现出脑缺氧的症状,所以同时也一定要保持呼吸道通畅和给予吸氧。患者若有比较严重的吸入性损伤,应尽早行气管切开术,防止呼吸道梗阻造成缺氧。

2.口渴

口渴是休克时胃肠道的一种反应,是烧伤休克早期较多见的临床表现之一,经补液治疗后,仍会难以消除。与细胞内、外渗透压变化及脱水对中枢神经造成影响有关。也可能与血浆渗透压变化、血容量不足,刺激下丘脑视上核侧面的口渴中枢有关。脱水时,口咽部黏膜唾液分泌减少,也可有口渴感。口渴具体发生机制尚不明确,出现后多不易缓解,甚至补足液体后也不能完全消除,因此我们不能把口渴作为补液指标,不然容易导致补液过量。烧伤越重,烦渴越明显。由于胃肠道功能减退,不能随意口服补液,否则可能发生急性胃扩张,况且这种口渴也多不会因喝水而减轻。更不能给患者无节制地喝水,以免造成水中毒。

3.心率和脉搏增快

烧伤早期血容量不足时,在动脉收缩压降低之前可出现心率增快,以维持心排血量,这种现象可作为早期诊断休克的征象之一。严重烧伤患者心率可超过 120 次/分,小儿心率会在140 次/分左右。若心率超过 150 次/分,心肌耗氧量增加,心室舒张期缩短,将引起冠状动脉灌流量减少和心肌供血不足,而使心肌收缩力减弱,使心排血量减少。

4.血压的变化

低血压是诊断休克的重要指标,但并非早期且敏感的指标,在判断病情时,还应综合分析。烧伤早期血压可以正常或升高,脉压减小,表示休克代偿期。若血压明显降低,表示休克失代偿期。患者表现心率增快、收缩压正常或增高,但脉压缩小时,应警惕是否发生休克,尽快采取措施预防休克。通常收缩压小于 12.0 kPa(90 mmHg)、脉压小于 2.7 kPa(20 mmHg)是休克存在的表现;血压回升、脉压增大是休克好转的征象。成人血压应维持收缩压在 12.0 kPa(90 mmHg)以上,小儿的血压应维持在收缩压=年龄×2+80(mmHg),脉压>3.3 kPa(25 mmHg)。四肢有严重烧伤而肿胀时,准确监测血压有困难,多靠其他指标观察。

5.尿量减少

肾脏是休克发展过程中受神经内分泌影响较大的脏器之一,临床上尿量被视为组织血液灌流状况和休克严重程度的敏感指标之一,一般重症监护病房记录每小时尿量。严重烧伤时,早期会出现少尿或无尿,因为血容量不足时肾脏血流量减少,肾小球滤过率降低;大面积烧伤四肢肿胀,入院后正常血压无法准确测量,应及时留置尿管,准确记录每小时尿量,这对观察全身血容量充足与否具有重要意义。一般尿量需维持在每小时 0.5~1.0 mL/kg,或成人每小时尿量 30~50 mL。特殊情况除外,如大面积深度烧伤或严重电烧伤有血红蛋白或肌红蛋白尿者,化学烧伤伴化学中毒者,每小时尿量应维持在 1.0~2.0 mL/kg,或成人每小时尿量 50~100 mL,这将有利于排出游离血红蛋白和肌红蛋白,以防阻塞肾小管,加速有毒物质的排除,有利于保护肾脏功能。伴有较重吸入性损伤、脑水肿、颅脑损伤或心肺负荷功能较低的患者,如老年人,应把尿量控制在标准水平以下,排除尿液引流不畅的因素后,不应根据尿少而盲目加大补液量,否则易发生补液过量、心力衰竭、肺水肿或脑水肿等。收缩压>12.0 kPa(90 mmHg),且肾功能正常,尿量在每小时 30 mL 以上时,说明休克已得到纠正。尿量小于每小时 25 mL,尿比重增加者,表明仍然存在肾脏血管收缩,肾脏供血不足;血压正常、尿少、比重偏低者,提示有肾衰的可能。

6.末梢循环不良

末梢循环情况是反映体表灌流情况的标志。烧伤早期,若血容量不足,会导致组织血液灌注不良,而使正常皮肤黏膜的色泽苍白,甲床颜色亦变白,皮肤温度降低,肢体远端甚至发凉,表浅静脉不充盈,静脉穿刺困难,休克严重时,皮肤会出现发绀。大面积烧伤时肢体皮肤遭毁损,加之体液渗出、皮肤肿胀,通常很难观察末梢循环真实的变化情况。

7.胃肠反应

烧伤早期因中枢神经系统缺氧、输液过多、脑水肿、胃肠缺血等原因,易出现恶心、呕吐。多见于饱食后的烧伤患者或休克期胃肠功能降低而进食者,其呕吐物为胃内容物,呕吐量大者可能伴有急性胃扩张;若合并急性胃肠黏膜糜烂时,呕吐物为咖啡色或血性,出血量较多时可见柏油样便或鲜红色血便。烧伤休克时,胃肠缺血发生较早,持续时间长,容易造成胃肠黏膜蠕动功能障碍。另外,呕吐及较多的创面渗出,易导致低钾血症,而引起麻痹性肠梗阻。

(二)其他监测

1.血细胞比容和血红蛋白

血细胞比容和血红蛋白可反映血液浓缩程度,指导调整补液计划。也可反映失血程度,必要时给予输血。一般在烧伤后第一个 24 小时内不需要输血,除非需要进行焦痂切除术。

2.离子浓度测定

钾、钠、钙、氯等离子测定,以便及时调整电解质平衡,维持血浆渗透压。

3.动脉血气分析

方便掌握酸碱平衡情况,进而帮助对休克程度和呼吸功能进行有效判断。

4.中心静脉压(CVP)

CVP 代表右心房或胸腔段上下腔静脉压力的变化,反映全身血容量与右心功能的关系。CVP 的正常值为 $0.5\sim1.2$ kPa($5\sim12$ cmH$_2$O)。当 CVP<0.5 kPa(5 cmH$_2$O)时,表示血容量不足;CVP>1.5 kPa(15 cmH$_2$O)时,常可表示心功能不全、静脉血管过度收缩或肺循环阻力增高;CVP>2.0 kPa(20 cmH$_2$O)时,表示发生充血性心力衰竭。

5.动脉血乳酸盐测定

休克患者组织灌注不良会引起无氧代谢和高乳酸血症,另外,大面积烧伤损害线粒体(产生 ATP 的细胞器),会导致代谢性酸中毒,动脉血乳酸监测有助于评估休克及复苏的变化趋势。

6.弥散性血管内凝血的检测

对疑有弥散性血管内凝血(DIC)的患者,应对血小板数量和质量及凝血因子的消耗程度进行测定,并测定反映纤溶活性的多项指标。结合临床上休克及微血管栓塞的症状和出血倾向,下列 5 项中有 3 项以上异常,可诊断 DIC。

(1)血小板数$<80\times10^9$/L。

(2)凝血酶原时间较对照组延长 3 秒以上。

(3)血浆纤维蛋白原<1.5 g/L 或进行性降低。

(4)血浆鱼精蛋白副凝(3P)试验阳性。

(5)血涂片中破碎的红细胞$>2\%$。

(三)烧伤休克的处理

1.静脉补液

静脉补液是治疗烧伤休克的最佳措施,应及时建立静脉通路,保证补液通畅。以下为国内常用的烧伤补液公式,烧伤后的第 1 个 24 小时补液量(mL)＝Ⅱ、Ⅲ度烧伤面积(％)×体重(kg)×1.5(胶体液和晶体液)＋(2 000～3 000)mL(基础水分)。胶体液和晶体液一般按 1∶2 比例分配;如果Ⅱ度烧伤面积＞70％或Ⅲ度烧伤面积＞50％,胶体液和晶体液可按 1∶1 的比例补给。烧伤后 6～8 小时内先补给所估算补液总量的半量,烧伤后第 2 和第 3 个 8 小时各补给总量的 1/4。第 2 个 24 小时补液量:胶体液和晶体液的补充量为第 1 个 24 小时实际补液量的半量,基础水分不变。晶体液首选平衡盐,包括碳酸氢钠、氯化钾、0.9％氯化钠溶液等。胶体液以血浆为主,辅以全血、人体清蛋白等。水分补给以 5％葡萄糖溶液最适宜。休克复苏常用液体的作用如下。

(1)晶体溶液。补充细胞外液,短时间内有显著扩充血容量的作用。①0.9％氯化钠溶液:维持血浆晶体渗透压,但易致高氯性酸中毒。可按 2∶1 的比例静脉滴注 1.25％的碳酸氢钠液,以防治高氯性酸中毒。②平衡盐液:成分及渗透压和血浆近似,大量输入也不会引起高氯性酸中毒。③碳酸氢钠溶液:休克常合并代谢性酸中毒,静脉滴注碳酸氢钠可纠正酸中毒;对大面积烧伤或电击伤出现血红蛋白尿的患者,用碳酸氢钠可使尿液碱化,避免血红蛋白沉积于肾小管而造成肾脏损害。

(2)水分。用 5％～10％的葡萄糖溶液作为基础水分补充,成人每天 2 000～3 000 mL,遇有体温过高、气管切开、腹泻等情况时,可酌情增加补充水分。

(3)胶体液。包括血浆、清蛋白、血浆代用品和全血等。①血浆:烧伤后渗出的水肿液和水疱液的蛋白浓度约为血浆的一半,电解质浓度与血浆相近。研究证实目前用于烧伤休克复苏的胶体液中血浆是比较理想的。但在毛细血管通透性增高的情况下,输注血浆虽能使渗出的蛋白得以补充,但同时血浆又进入了组织间隙,使第三间隙扩大,使水肿液的胶体渗透压增高,将使组织间水肿液的回收缓慢,肿胀持久不退。所以,目前烧伤休克补液治疗时,特别是烧伤后第 1 个 24 小时内,是否要补充大量胶体液尚有争议。②人体清蛋白:作用同血浆,其升高血浆蛋白和增强胶体渗透压的作用高于血浆。③血浆代用品:如低分子右旋糖苷,优点是能维持胶体渗透压,改善微循环,缺点是扩容时间较短(约 3 小时)。羟乙基淀粉 40 氯化钠注射液,作用同右旋糖酐。④全血:烧伤后低血容量休克主要是血浆成分丢失。大面积深度烧伤或高压电烧伤的患者,除血浆丢失外,还伴有红细胞大量破坏,如凝固和溶血均会导致红细胞丢失;但由于烧伤后体液渗出,致使血液浓缩,所以休克期并不是必须补充全血,可在补充晶体溶液后根据化验检查适当补充全血。

在英国,常用 Muir Barclay(或 Mount Vernon)补液法指导补液,即将烧伤后第 1 个 36 小时(注意不是入院后第 1 个 36 小时)分为 6 个时段:4 小时、4 小时、4 小时、6 小时、6 小时、12 小时,每隔 1 个时间段,应当给予患者 5％的血清蛋白溶液静脉滴注,速度为每小时 1.5～2 mL/kg,每 1 个时间段末期检测血细胞比容,并重新评估患者血管内液体状态,以作出调整。血细胞比容的值约为 0.35 时既可以保证氧气携带率,又不会增加血液黏度。

烧伤患者在复苏后通常是高动力的血液循环,心排血量增加,在烧伤后的第 1 个 48 小时内或较晚时可能迅速出现休克。

2.口服补液

大面积烧伤患者易发生休克,且胃肠功能较差,经口大量补液一定会加重胃肠道的负担,引起急性胃扩张,或容易因呕吐而发生误吸。烧伤不是很严重的患者,如成人Ⅱ度烧伤面积 20％以下,小儿Ⅱ度烧伤面积 10％以下(非头面部烧伤),在静脉补液有困难时,也可酌情给予正常饮食及根据需要喝含盐饮料。临床多配制烧伤饮料，即碳酸氢钠 0.15 g，氯化钠 0.3 g，糖适量，加水至 100 mL。另一种含盐饮料为每100 mL开水中加氯化钠 0.4 g。按伤情适量、间断、有计划服用。口服补液的注意事项。

(1)应服含盐饮料，不要单纯白开水，以防水中毒。

(2)少量多次饮用，每次不超过 200 mL。

(3)呕吐、胃潴留的患者不宜口服补液。

(4)做好计划和记录，严密观察血容量不足的表现。

3.吸氧

吸氧是烧伤早期治疗的一个重要措施，可以改善血氧分压，益于组织修复。对疑有一氧化碳中毒的患者，CO 与血红蛋白的亲和力约为氧气的 300 倍，应当给患者高浓度、高流量的持续氧气吸入，直到碳氧血红蛋白(COHb)水平降到 10% 以下。

4.纠正酸碱平衡紊乱

烧伤休克期在乏氧条件下，酸性代谢产物增多、肾脏氢离子排出减少、胃肠道或肾脏丢失碳酸氢根离子过多等均可引起代谢性酸中毒。烧伤后常见的吸入性损伤，呕吐而致误吸，应用镇静或麻醉剂引起呼吸中枢抑制及胸部焦痂等损伤，均影响通气功能，而致呼吸性酸中毒。休克患者多有不同程度的酸中毒，可适当给予碱性药物，纠正酸中毒，改善组织血液灌注，另外前面提到，对大面积烧伤或电击伤伴有血红蛋白尿者，应用碱性药物还能碱化尿液，保护肾脏功能。应用碱性药物时，应该有明显代谢性酸中毒的指征，并且在通气状况良好的情况下使用。无严重的代谢性酸中毒时，多输注 1.25% 碳酸氢钠液，即 5% 的碳酸氢钠 125 mL 加 0.9% 氯化钠溶液375 mL 静脉滴注。烧伤后胃肠道功能紊乱，呕吐和胃肠减压丢失胃液，利尿治疗，使用大量青霉素，均可使碳酸氢根浓度升高而导致代谢性碱中毒。烧伤后，由于紧张、疼痛等不适而引起主动通气过度，又可导致呼吸性碱中毒。治疗休克的同时，上述情况均应注意防治。

5.镇静、止痛

烧伤后剧烈的疼痛会加重应激反应，适当给予镇静、止痛可使患者平静休息，减少全身能量消耗，改善休克状况。可口服解热消炎止痛药，如布洛芬、双氯芬酸等；麻醉性镇痛药，如吗啡、哌替啶等；催眠镇静药物，如地西泮、苯巴比妥等。亦可选用冬眠药物。如需使用肌松剂，在烧伤头几个小时内应禁忌使用去极化肌松剂，如琥珀胆碱，因为它们可以加重高钾血症，应代替使用非去极化药物，如阿曲库铵、维库溴铵等。

6.抗生素的应用

感染作为烧伤休克并发症的同时也会导致难治性休克，故应防治烧伤感染。根据细菌培养及药敏试验结果联合应用广谱抗生素，对防治休克有重要意义。

7.合理应用血管活性药物

血管活性药物包括缩血管药物和扩血管药物，合理应用血管活性药物能使微循环状况得以改善。当血压显著降低，短期内又无法输液扩容者，考虑使用缩血管活性药物；对于充分扩容后，仍有皮肤湿冷、苍白、尿少及意识障碍等所谓冷休克表现者，应伺机选用扩血管药物，以改善微循环和增强组织灌注。多巴胺小剂量(小于每分钟 10 $\mu g/kg$)可使心肌收缩力增强，并使肾脏和胃肠道等内脏器官血供提高；大剂量(大于每分钟 15 $\mu g/kg$)会表现为 α 受体作用，使外周血管阻力增加。

8.保护、改善重要脏器功能

(1)密切注意肺功能变化：中、重度吸入性损伤者,应尽早行气管切开,并给以雾化吸入。必要时呼吸机辅助呼吸。

(2)增强心肌收缩力,增加心排血量：选用毛花苷 C 0.4 mg,烧伤后第一个 24 小时内给药 1.2 mg,达到饱和量以后每天维持量为 0.4 mg。也可选用多巴酚丁胺。

(3)少尿或无尿：鉴别是由于血容量不足还是肾脏因素。尿少,尿比重高,是因血容量或水分不足,应该输入水分或补充血容量;尿少,尿比重低,是因肾脏皮质缺血,肾脏髓质有血液循环,应输入呋塞米、利尿合剂及溶质性利尿剂等,同时输注胶体。利尿合剂配方为 10% 葡萄糖液 500 mL 内加氨茶碱 0.25 g、咖啡因 0.5 g、普鲁卡因 1.0 g、维生素 C 3.0 g,成人每次 250～500 mL 静脉快速滴入。溶质性利尿剂有 20% 甘露醇,用量为 0.5～1 g/kg,24 小时内达 4 g/kg。经上述处理后,尿量仍不增加,则可能出现急性肾衰竭。烧伤 2～5 天后,毛细血管渗漏通常会减慢,患者进入利尿期,大量组织间液重吸收进入血管并通过肾脏排出,这种自发的利尿通常很大量,在这一时间,应当减少液体和钠的输入,但必须注意血管内液体衰竭和电解质紊乱的观察。

(4)血红蛋白尿、肌红蛋白尿：主要是红细胞大量破坏或肌肉大量坏死,使血红蛋白或肌红蛋白游离血浆中,它们能刺激肾血管痉挛,并在酸性环境下沉淀阻塞肾小管,临床上表现为酱油色尿,颜色越深,表示其程度越重。处理原则为增加补液量,使尿液维持在 100 mL/h 以上;给予溶质性利尿剂;给予碱性药物,碱化尿液。

三、烧伤感染的监测与处理

(一)一般监测

1.创面感染的肉眼监测

正常烧伤创面分泌物为淡黄色血浆样、没有异味或有轻微血腥味。一旦创面分泌物的颜色、气味和量发生变化则表明可能发生了创面感染。不同的细菌感染会产生不同的变化。金黄色葡萄球菌感染为黏稠的淡黄色分泌物;溶血性链球菌感染为稀薄的浅咖啡色分泌物;铜绿假单胞菌感染为黏稠并有甜腥气味的绿色或黄绿色分泌物;厌氧菌感染可以嗅到粪臭味;大肠埃希菌感染分泌物黏稠混浊;革兰阴性杆菌感染创面常出现暗灰或黑色的坏死斑。还可从以下几方面观察。

(1)创面加深或创面延迟愈合,多由于细菌侵犯深层血管而导致组织缺血坏死,使创面加深,创面延迟愈合。

(2)焦痂潮解、脱落,表示有局部感染的发生。

(3)痂皮或焦痂创面上出现灰白斑点,多表明真菌感染。斑点向创面迅速发展,融合成片状的绒毛状物,表面色泽逐渐明显,呈淡绿色、淡黄色、灰白色或褐色,数天后创面上出现一层薄粉状物。

(4)痂皮下出现脓液或脓肿。金黄色葡萄球菌感染时痂皮下可发生脓肿,若痂皮下脓肿为绿色有甜腥气味的脓液时多为铜绿假单胞菌感染。

(5)肉芽组织水肿、红肿或坏死。金黄色葡萄球菌或真菌的感染都会使肉芽组织坏死。而铜绿假单胞菌感染肉芽创面上可使其再度坏死。

(6)创面周围出现红肿、出血点或坏死斑。溶血性链球菌感染创面边缘多会出现明显的炎症反应。

2.创面感染的实验室检查

(1)血常规变化:烧伤后通常白细胞会反应性升高,而重症感染时白细胞反而下降。因为存在特殊人群,如老年人,白细胞反应不敏感,所以血常规变化仅供参考。

(2)创面分泌物细菌培养及药敏测定:这是最可靠的诊断感染的办法。

(3)活体组织检查:切除创面下或其周围正常组织,做细菌培养和病理切片,是检查深部组织感染的最好办法。但烧伤创面感染通常是多灶性感染,所以此法有一定的局限性。

3.败血症的监测

由于烧伤创面存在大量变性与坏死组织,细菌定植常常不可避免,当细菌局限于创面渗出液或坏死组织时,对全身的影响较小,但如果侵入到邻近活组织并达到一定菌量时,则会出现全身症状。早期败血症的菌种与当时创面的菌种有时不尽相同,都为肠道常驻菌种。因此肠源性感染也是引起败血症的途径之一。大面积烧伤患者由于长时间静脉输血输液,静脉炎时有发现,化脓性血栓性静脉炎也常是全身性感染的病灶。Ⅲ度烧伤致肌肉坏死、环状焦痂致进行性肌肉缺血坏死、电烧伤致深部肌肉坏死、烧伤合并有挤压伤、血管栓塞继发肌肉坏死等各种原因所致肌肉坏死都很容易诱发感染,甚至会发生气性坏疽威胁患者的生命。吸入性损伤导致不同程度的呼吸道充血、水肿及气管内黏膜坏死脱落会使呼吸道发生感染,成为感染源,而易引起败血症。输液、输血污染,气管切开后呼吸道管理不当所致感染,留置导尿管引起逆行感染,喂食、呕吐引起误吸所致的呼吸道感染等都不可忽视。败血症的临床症状如下。

(1)感染中毒症状:大多起病急,先畏寒或寒战,继而高热,热型不定;体弱者、重症营养不良者和小婴儿可无发热,甚至体温可低于正常。烦躁不安或精神萎靡,严重者颜面青灰或苍白,神志不清。四肢末梢厥冷,心率加快,呼吸急促,血压下降,婴幼儿还会出现黄疸。

(2)皮肤损伤:部分患者可见皮肤损伤,常见表现有瘀点、瘀斑、荨麻疹样皮疹、猩红热样皮疹。皮疹常出现于四肢、躯干皮肤或口腔黏膜等处。脑膜炎双球菌败血症可出现大小不等的瘀点或瘀斑;猩红热样皮疹常出现于链球菌、金黄色葡萄球菌败血症。

(3)胃肠道症状:常为腹痛、腹泻呕吐,甚至呕血、便血;严重的患者会出现中毒性肠麻痹或脱水、酸中毒。肠麻痹是败血症已到晚期的标志。

(4)其他症状:重症患儿通常伴有心力衰竭、心肌炎、嗜睡、意识模糊、昏迷、少尿或无尿等实质器官受损症状。革兰阴性菌败血症常并发休克和DIC。金黄色葡萄球菌败血症常有多处迁徙性病灶;脓液、脑脊液、胸腔积液、腹水等可直接涂片,而后镜检找细菌。

4.败血症的实验室检查

(1)血常规检查:白细胞数大多明显增高,可高达$(10\sim30)\times10^9/L$,中性粒细胞百分比增高,可在80%以上,出现明显核左移及细胞内中毒颗粒。少数革兰阴性菌败血症及机体免疫功能低下者白细胞总数可正常或稍低,可下降至$5.0\times10^9/L$以下。

(2)中性粒细胞四唑氮蓝(NBT)试验:此试验仅在细菌感染时呈现阳性,高达20%以上(正常在8%以下),有助于病毒感染与细菌感染的鉴别。

(3)中性粒细胞功能检查:严重感染时,中性粒细胞的趋化功能、吞噬功能和杀菌功能均受不同程度的抑制。

(4)血培养:细菌血培养阳性是败血症的诊断依据,但不能依赖于血培养。因为患者在应用较多抗生素后可能难以获得阳性结果;血循环中菌量过少,或是耐药菌株,需培养较长时间,患者处于败血症晚期才培养出阳性结果。

(二)其他监测

1.精神状况

高反应型患者表现为高度兴奋、幻视、幻觉、谵妄,严重时出现狂躁。低反应型患者为抑制状态,表现为少语、嗜睡、甚至昏迷。

2.体温

体温表现高热或体温下降,严重烧伤患者由于超高代谢,体温通常维持在 37～38.5 ℃,若体温高达 39 ℃或降至 36 ℃以下就应注意是否有感染发生。

3.心率和脉搏

心率和脉搏表现为加速,可达 150 次/分以上,若病危期脉搏缓慢,则提示预后不良。

4.呼吸

呼吸的变化是一个重要特征,表现为呼吸浅快或鼻翼翕动等呼吸困难症状。

5.血压

血压下降一般为脓毒性休克,说明病情危重,但一部分患者血压无明显变化。

(三)烧伤感染的处理

1.清洁创面

烧伤的主要死亡原因是全身感染,而创面感染是造成烧伤感染的主要问题。如何防治创面感染的发生是提高烧伤治愈率的关键。治疗原则是应尽快清除创面分泌物、脓痂及坏死组织,减轻感染,促进脱痂,培养肉芽创面。创面分泌物较多的话可用湿敷,即将浸有抗生素的湿纱布4～8 层贴敷于创面,和创面大小要一致,然后外敷油纱布再加干纱布包扎。根据分泌物和坏死组织的量,1～2 次/天。对于难于控制的严重铜绿假单胞菌感染创面,或创面发现有严重真菌感染时,可用暴露疗法,促使创面干燥,减少细菌的繁殖。对于四肢的感染创面,可用局部浸浴疗法,此法对于手、足部位烧伤尤为适合。用消毒的盆、水桶便可,无须特殊设备。其他部位的感染创面清洁用浸浴疗法具有一定的局限性,临床很少用。

2.创面外用药

适当的局部应用中西药抗菌药液,尽早封闭创面。铜绿假单胞菌感染时,可外用 1% 的磺胺嘧啶银霜,磺胺嘧啶银可与细菌的 DNA 结合而起到抑制细菌生长繁殖的作用,此类革兰阴性菌感染,还可以用同类药物磺胺米隆,它具有吸收快、不容易产生耐药菌株的特点;真菌感染时,可外涂聚维酮碘或碘酊;一般的化脓菌(金黄色葡萄球菌、白色葡萄球菌、大肠埃希菌等)感染,可用呋喃西啉、氯己定、苯扎溴铵、含氯石灰硼酸溶液等,或黄连、四季青、虎杖、大黄等,制成药液纱布湿敷或浸洗。其他常用外用药还包括诺氟沙星银、磺胺嘧啶锌、硝酸银、灰黄霉素及它们的衍生物或混合制剂。一般情况下,还是应尽量避免抗生素外用,以防产生耐药菌株。

3.及时消除感染源

这是防治败血症的关键。常见的感染灶有感染的创面、化脓性血栓性静脉炎、肺炎、胃肠道炎症、各种置管引发的感染等。

4.合理应用抗生素

对于大面积深度的烧伤,创面大、病程长,一般需长期使用抗生素。应根据致病菌种、全身反应、敏感情况和肝肾功能等及时调整用药,病情稳定后及时减药或停药。

5.保护性隔离

接触隔离是重中之重,接触创面的敷料等物品要严格消毒,医务人员注意严格无菌操作。注意污物处理,限制人员流动等,定时通风,保持环境干燥,尽量减少感染机会。

6.全身支持疗法

全身支持疗法是烧伤感染的防治基础。烧伤后代谢亢进,能量消耗增加,热量需要量自然相应增加,若热量补给不足,短期内患者即会出现营养不良。烧伤面积>50%的患者每天需热量约14.7 kJ,消耗蛋白110 g以上。全身支持疗法主要是用静脉营养,维持正常代谢的同时增加患者的营养,以增加机体的抵抗力和创面愈合力。但若营养素补充过多,对身体亦有危害。过多的糖会转化成脂肪在肝脏沉积,大剂量葡萄糖还抑制肺表面活性物质的形成,其代谢产生CO_2又会加重呼吸道的负担;过多的蛋白质可加重肝脏、肾脏的负担;过多脂肪可引起腹泻、肝大、胆汁淤积、凝血障碍及前列腺素代谢紊乱等,而降低机体抵抗力。同时注意防止水、电解质及酸碱平衡紊乱,提高机体免疫力。

四、重症烧伤患者的护理

(一)心理护理

大面积烧伤患者常常会无法面对自己的病情,需要较长时间的认知和适应,尤其是颜面部与身体暴露部位的烧伤,患者思想压力大,时常灰心绝望,针对患者不同时期心理的特点,给予及时的解释与安慰,使患者树立战胜疾病的信心。医务人员应在积极抢救患者的同时,及时做好患者的心理护理。要经常开导患者,与他谈心,分散其注意力,缓解患者对疼痛的敏感,以纠正患者的不良情绪。患者进入康复期后,医务人员要和家属一同做好细致的解释劝导工作,使患者接受现实,敢于面对。同时可以讲述一些恢复好的典型病例,让患者看到希望,树立信心,积极配合治疗。

烧伤患者早期心理通常处于强烈的应激状态,烧伤后精神紧张等心理应激反应会造成一系列生理改变,护士要注意进行有效的监测、评估和控制。急性期过后患者可能出现严重心理问题,大致有以下几种。

1.创伤后应激障碍(post-traumatic stress disorder,PTSD)

PTSD是对亲身经历或目击的导致(或可能导致)自己或他人死亡(或严重身体伤害)的事件或创伤的强烈反应,是一种延迟或延长的焦虑性反应,常以梦境、持续的高警觉性、回避、情感麻木、反复回想、重新体验、对创伤性经历选择性遗忘及对未来灰心丧气为主要症状表现。少数患者会有人格改变。PTSD起病多在烧伤后几日或烧伤数月后,症状可持续数月,甚至数年,而严重影响患者的精神生活质量和重新投入生活及工作的能力。PTSD常导致患者自控能力降低,有的患者会产生愤怒及罪恶感,可出现自伤行为、暴怒、暴力攻击他人的行为或社会退缩行为等。

2.焦虑

焦虑是一种没有客观原因的内心不安或无根据的恐惧情绪,伴有显著的自主神经症状、肌肉紧张及运动性不安。焦虑的产生与性别、年龄、经济状况等有关;一般女性高于男性,中青年高于老年人,自费患者高于公费患者。头面部及手部的烧伤涉及患者自我形象改变和五官及手部相关重要功能损伤,焦虑发生率及程度相对较高;烧伤面积大、烧伤深度严重会加大患者心理压力,焦虑发生率及程度也较高。

3.抑郁

烧伤的剧烈刺激及治疗过程中各种痛苦体验对患者心理是一种很严重的应激,患者常表现为抑郁、恐惧、绝望。毁容和功能丧失是导致患者抑郁的原因之一;有些患者面对医疗费用的压力,会为自己成为家庭的负担而不安,这是患者产生抑郁的另一重要原因。

4.悲观和孤寂

患者长期住院,特别是大面积烧伤的患者病程长,患者长期与亲友分离,且躯体受限不能参加各种社会活动,便容易感到被生活抛弃的孤寂或郁闷。再加上容貌形象改变,会使烧伤患者脱离正常生活,并且失去应有的社会地位和作用,悲观和孤寂感便会顺势滋生。

5.愤怒

因工伤或肇事所致烧伤,患者易愤怒,后悔懊恼,抱怨命运不公,甚至会将愤怒情绪向医护人员或亲属发泄,或对医院制度、治疗等表示不满,抵触医务人员对其进行的医疗护理活动,以平衡其内心的不快。

此外,大面积烧伤、头面部烧伤、肢体或五官功能损毁、形象改变的患者还较容易出现自杀倾向、思维迟缓或奔逸、谵妄等精神心理障碍。主观否定自己的身体,不愿意察看损伤的部位或照镜子,头脑中总萦绕着身体及功能改变或丧失的事情。必须运用有效的护理措施帮助患者过渡,护士可从如下几点调整患者的心理问题。

(1)鼓励其表达自己的感受,尤其是与审视自我的方式有关的感受。

(2)鼓励其询问与治疗、治疗进展及预后等有关的问题。

(3)告知其亲人对生理和情绪变化有所准备,在家庭适应中给予支持。

(4)鼓励他的朋友和亲人多来探望,让他了解自己在亲朋心目中的重要性。

(5)尽量为其提供机会,多与有共同经历的人在一起。

(6)对于身体部位或身体功能丧失的患者。①评估这种丧失对患者本人及患者家属的意义;②预计本人对于这种丧失作出的可能反应;③观察他对这种丧失的反应,鼓励他与亲人相互交流各自的感觉。④倾听并尊重患者诉说他们的感觉和悲伤;⑤鼓励局部观察、局部抚摸;⑥开发其能力和资源,使丧失尽量得以代偿。

(二)烧伤创面的护理

1.包扎创面的护理

(1)创面经清创处理后,先敷几层药液纱布,其上再覆盖2~3 cm吸水性强的纱垫,包扎范围大于创面边缘,而后用绷带由远至近均匀加压包扎,不宜过紧,注意尽量暴露指(趾)末端,以观察血液循环,注意有无发凉、麻木、青紫、肿胀等情况。

(2)四肢、关节等部位包扎固定时应保持功能位,防止挛缩。注意指(趾)间应用油质敷料隔开,防止形成指(趾)粘连畸形。

(3)勤翻身并经常改变受压部位,以防创面长期受压延迟愈合。经常查看敷料松紧程度,有无渗出,如有渗出应及时更换,因为敷料浸湿易引起感染。烧伤早期创面渗液较多,包扎敷料应相对厚些,待渗出少时,敷料再相对薄些。

(4)勤察看包扎部位有无红肿、发热、异味,肢端有无麻木、发绀、发凉等,如发现异常,应立即打开敷料,寻找原因。

(5)包扎后,肢体应抬高减轻局部肿胀,或以免水肿。

2.暴露创面的护理

(1)病室应温暖、干燥、清洁舒适,室温28~32 ℃,湿度18%~28%,注意保暖。

(2)定时翻身,一般每2小时1次,尽量减少创面受压时间。若出现痂下感染,立即去痂引流。每天查看痂壳,保持其干燥、完整。接触创面处的床单、纱布、纱垫均应无菌,进行护理活动接触创面时应戴无菌手套。

（3）局部可使用电热吹风或烤灯，温度为 35～40 ℃。

（4）经常变换体位使创面充分暴露。为使腋窝会阴处创面暴露，患者体位应尽量呈"大"字形。做好会阴护理，严防大小便污染创面。

（5）创面在关节部位，应避免过度活动，防止结痂破裂出血而易引起感染。注意无菌操作，保持创面周围正常皮肤清洁。

3.创面外用药使用后的护理

（1）注意患者疼痛情况及创面有无皮疹出现，如有，应观察是否为药物过敏所致，立即停止该药，对症处理。

（2）监测白细胞计数和肝、肾功能情况。

（3）使用磺胺米隆时，为尽早发现代谢性酸中毒，应监测动脉血气分析。

4.术后创面的护理

（1）敷料应保持清洁干燥。观察敷料外有无渗血或渗血范围有无扩大，及时报告医师，立即拆开敷料检查创面，给予止血措施。

（2）肢体植皮区的护理：四肢植皮后，不能在手术肢体扎止血带，以免皮下血肿而使植皮失败。肢体应抬高，注意观察末梢血液灌注情况；头、面、颈、胸部植皮包扎后，应注意保持呼吸道通畅；下腹部植皮后，应注意观察并询问患者排尿情况，防止患者因疼痛不敢排尿而引起尿潴留，必要时留置导尿管；术后 3 天，打开敷料，注意无菌操作，检查植皮情况，同时更换敷料，若发现问题及时处理；翻身时应使患者手术区域固定，以免因患者移动导致皮片移位，造成植皮失败；臀部、会阴部、双股部植皮手术后，应留置导尿管并保持通畅，以免尿湿敷料，引发感染，导致植皮失败。

（三）特殊部位烧伤的护理

1.吸入性损伤

（1）予以吸氧，注意雾化湿化。通过雾化可以进行气道内药物治疗，以解痉、缓解水肿、防治感染、促进痰液排出等。湿化可以防止气管、支气管黏膜干燥受损，并有利于增强纤毛活动力，防止痰液干涸结痂，对预防肺不张和减轻肺部感染意义重大。

（2）头、面、颈部水肿的患者，应抬高床头，减轻水肿，同时可酌情去枕，保持呼吸道通畅。为避免枕后及耳郭等烧伤部位长期受压，可枕于有孔环形海绵或环形充气小橡胶圈。

（3）严密观察呼吸情况，备好气管插管或气管切开包等用物于床旁。若有呼吸道梗阻情况，及时行气管插管或气管切开。气管切开术适应证为：声门以上严重水肿且伴有面、颈部环形焦痂的患者；严重支气管黏液漏的患者；合并有 ARDS 需机械通气的患者；合并严重脑外伤或脑水肿的患者；气管插管留置24 小时以上的患者。气管切开术后，便于药物滴入，且方便纤维支气管镜检查（这是诊断吸入性损伤及判断其严重程度的主要手段）及机械通气，同时也增加了气道及肺的感染机会，所以要注意正规操作，并加强术后护理，以避免感染。

（4）鼓励患者深呼吸并自主咳痰。掌握正确的吸痰技术，按需吸痰，及时清除口、鼻腔和气道分泌物。动作轻柔，以防呼吸道损伤。

（5）焦痂切开减压术：有颈、胸腹环形焦痂者，可使胸廓及膈肌运动范围受限，而影响呼吸或加重呼吸困难。因此，应及时行焦痂切开减压术，对改善呼吸功能、预防脑部缺氧有重要意义。

2.会阴部烧伤护理

（1）保持会阴部创面的清洁干燥。因创面不便于包扎，容易被大小便污染，所以要彻底暴露创面或加用烤灯等,促进创面干燥结痂。每次便后会阴部应用 0.9％氯化钠溶液或 1％苯扎溴铵冲洗干净,然后用纱布拭干。一般临床上,会阴部烧伤患者都会留置导尿管,应做好尿管护理。

(2)保持患者双腿外展位,有利于保持创面干燥,避免感染。有外生殖器烧伤时,女性患者注意分开阴唇,且保持清洁,防止粘连及愈合后阴道闭锁。男性患者烧伤早期阴茎及阴囊水肿明显,可用 50％硫酸镁每天湿敷,并用纱布将阴茎与阴囊隔开,防止粘连畸形。伴有臀部烧伤时,注意预防臀沟两侧的皮肤粘连愈合。

(3)若为小儿会阴部烧伤,其自制力差,多动,较难很好地给予配合,而使创面极易摩擦受损,可将患儿固定在人字架上。若同时伴有臀部烧伤,应间隔 4 小时翻身 1 次。

(4)由于中国人对性的敏感、含蓄,通常不愿在公共场合谈及性的话题,更别说将自己的会阴部暴露人前。住院期间,除婴幼患儿以外,几乎所有患者都对此部位非常敏感。在其治疗期间,因医师查房、护士护理、亲友探视等活动,使得患者的隐私部位经常被谈论、暴露,加之患者对性及生育功能的担心,如果工作过程中言行不当,极易引起不必要的麻烦,甚至容易因隐私问题引起医疗纠纷。所以,在整个护理过程中,语言及形体语言一定要适当有度,护士必须尽可能含蓄地与患者交流,特别是对异性患者,不要因职业原因而采取很直接的术语,避免引起尴尬或误会,引发患者抵触情绪。以"感觉怎么样"等双方都明白的语言询问交流,含蓄且带有关切之意。会阴部烧伤后会因肿胀等原因使其外观异于正常,患者会对周围一切都很敏感,护士应多以微笑示意,避免因面部表情等形体语言使患者心理紧张敏感。

(四)健康教育

烧伤患者的康复治疗和功能锻炼至关重要,可促进机体恢复,减少或避免并发症,有效防止瘢痕挛缩、关节功能丧失。早期锻炼一般于烧伤后 48 小时病情稳定时便可开始。对于植皮术后的患者应暂停运动,一周后恢复运动。有肌腱和关节裸露的部位应制动,以免造成进行性损伤。要明确锻炼进度和要求,主动和被动运动相结合的同时以主动运动为主。烧伤患者开始进行功能锻炼时会伴有不同程度的疼痛,所以运动量要适当,循序渐进,肢体关节的活动范围要由小到大、缓慢进行,被动运动时手法要柔和,避免强制性运动,可以请专业康复治疗师进行。要使患者清楚地认识到功能锻炼的作用和重要性,以取得他们主动配合,使功能训练得以顺利进行。利用有效的沟通和指导教育,帮助患者获取必需的知识,做好出院后的自我护理,避免并发症。

(唐　静)

第四节　超高热危象

危象不是一个独立的疾病,它是指某一疾病在病程进展过程中所表现的一组急性综合征。多数危象的发生是由于某些诱发因素对基础疾病所导致的原有内环境急剧变化,并对生命重要器官特别是大脑功能构成严重的威胁。抢救不及时,死亡率和致残率均较高。但若能够及时发现治疗,护理措施得当,危象是可以得到有效控制的。

体温超过 41 ℃称为高热。超高热危象是指高热同时伴有抽搐、昏迷、休克、出血等,多有体温调节中枢功能障碍。超高热可使肌肉细胞快速代谢,引起肌肉僵硬、代谢性酸中毒及心脑血管系统等的损害,严重者可导致患者死亡。

一、病因

(一)感染性发热

任何病原体(各种病毒、细菌、真菌、寄生虫、支原体、螺旋体、立克次体等)引起的全身各系统器官的感染。

(二)非感染性发热

凡是病原体以外的各种物质引起的发热均属于非感染性发热。常见病因如下。

1.体温调节中枢功能异常

体温调节中枢受到损害,使体温调定点上移,造成发热。常见于中暑、安眠药中毒、脑外伤、脑出血等。

2.变态反应与过敏性疾病

变态反应时形成抗原抗体复合物,激活白细胞释放内源性致热源而引起发热,如血清病、输液反应、药物热及某些恶性肿瘤等。

3.内分泌与代谢疾病

如甲亢、硬皮病等。

二、临床表现

(一)体温升高

患者体温达到或超过 41 ℃,出现呼吸急促、烦躁、抽搐、休克、昏迷等症状。

(二)发热的特点

许多发热疾病具有特殊热型,根据不同热型,可提示某些疾病的诊断,如稽留热常见于伤寒、大叶性肺炎;弛张热常见于败血症、严重化脓性感染等。

(三)伴随症状

发热可伴有皮疹、寒战、淋巴结或肝脾大等表现。

三、实验室及其他检查

有针对性地进行血常规、尿常规、便常规、脑脊液等常规检查,病原体显微镜检查,细菌学检查,血清学检查,血沉、免疫学检查、X 线、超声、CT 检查等。

四、治疗要点

(一)治疗原则

迅速降温,有效防治并发症,加强支持治疗,对因治疗。

(二)治疗措施

1.降温

迅速而有效地将体温降至 38.5 ℃是治疗超高热危象的关键。

(1)物理降温的常用方法。①冰水擦浴:对高热、烦躁、四肢末梢灼热者可用;②温水擦浴:对寒战、四肢末梢厥冷的患者,用 32～35 ℃温水擦浴,以免寒冷刺激而加重血管收缩;③乙醇擦浴:30％～50％乙醇擦拭。④冰敷:用冰帽、冰袋置于前额及腋窝、腹股沟、腘窝等处。

物理降温的注意事项:①擦浴方法是自上而下,由耳后、颈部开始,直至患者皮肤微红,体温降至38.5 ℃左右;②不宜在短时间内将体温降得过低,以防引起虚脱;③伴皮肤感染或有出血倾向者,不宜皮肤擦浴;④降温效果不佳者可适当配合药物降温等措施。

(2)药物降温的常用药物。①复方氨基比林 2 mL 或柴胡注射液 2 mL 肌内注射;②阿司匹林、对乙酰氨基酚,地塞米松等;③对高热伴惊厥的患者,可用人工冬眠药物(哌替啶 100 mg、异丙嗪 50 mg、氯丙嗪 50 mg)全量或半量静脉滴注。

药物降温的注意事项:降温药物可以减少产热和利于散热,故用药时要防止患者虚脱。及时补充水分,冬眠药物可引起血压下降,使用前应补足血容量、纠正休克,注意血压的变化。

2.病因治疗

(1)对于各种细菌感染性疾病,除对症处理外,应早期使用广谱抗生素,如有病原体培养结果及药敏试验,可针对感染细菌应用敏感的抗生素。

(2)非感染性发热,一般病情复杂,应根据患者的原发病进行有针对性的处理。

五、护理措施

(一)一般护理

保持室温在 22~25 ℃,迅速采取有效的物理降温方式,高热惊厥的患者,置于保护床内,防止坠床或碰伤,备舌钳或牙垫防止舌咬伤。建立静脉通路,保持呼吸道通畅。

(二)严密观察病情

注意观察患者生命体征、神志、末梢循环和出入量的变化,特别应注意体温的变化及伴随的症状,每4小时测一次体温,降至 39 ℃以下后,每日测体温 4 次,直至体温恢复正常。观察降温治疗的效果。避免降温速度过快,防止患者出现虚脱现象。

(三)加强基础护理

(1)患者卧床休息,保持室内空气新鲜,避免着凉。

(2)降温过程中出汗较多的患者,要及时更换衣裤被褥,保持皮肤清洁舒适。卧床的患者,要定时翻身,防止压疮。

(3)给予高热量、半流质饮食,鼓励患者多进食、多饮水、每天液体入量达 3 000 mL;保持大便通畅。

(4)加强口腔和呼吸道护理,防止感染及黏膜溃破;协助患者排痰;咳嗽无力或昏迷无咳嗽反射者,可气管切开,保持呼吸道通畅。

(唐 静)

第五节 垂 体 危 象

一、概述

垂体危象即垂体功能减退性危象,是在垂体功能减退基础上,各种应激如感染、手术、创伤、寒冷、腹泻、呕吐、失水、饥饿,各种镇静剂、安眠剂、降血糖药物等可诱发垂体危象。根据临床表现分为高热型(体温>40 ℃)、低温型(体温≤30 ℃)、低血糖型、循环衰竭型、水中毒型及混合型。

二、病情观察与评估

（1）监测生命体征，观察有无体温升高或降低，有无心率加快、脉细速、血压下降、低血糖等表现。

（2）观察患者有无意识淡漠、神志模糊、谵妄、抽搐、昏迷等表现。

（3）观察神经系统体征及瞳孔大小、对光反射的变化。

（4）观察有无心率加快、出冷汗、乏力等低血糖表现。

三、护理措施

(一)卧位
卧床休息，昏迷患者头偏向一侧。

(二)氧疗
遵医嘱吸氧，严重低氧血症和/或休克患者常给予气管插管呼吸机辅助通气，遵循气管插管护理常规。

(三)纠正低血糖
遵医嘱予 50％葡萄糖 40～60 mL 快速静脉推注，每小时监测血糖，维持血糖在 6～10 mmol/L。

(四)纠正休克
建立静脉双通道，快速补液及遵医嘱应用升压药物等抗休克治疗措施。

(五)体温监测与护理
低温与甲状腺功能减退有关，遵医嘱给予小剂量甲状腺激素，并注意监测心率，同时采取保暖措施。高热者(体温＞40 ℃)采用冰帽及大动脉处冰敷。

(六)药物护理
（1）禁用或慎用吗啡等麻醉剂、镇静剂、催眠药、降糖药，以免诱发昏迷。

（2）使用糖皮质激素者观察有无上腹部饱胀、频繁呃逆，血压下降、黑便等消化道出血的不良反应。

（3）使用血管活性药物、高糖、钾、钠等，观察血管有无红、肿、疼痛等静脉炎的表现。注意血管的选择，防止药物外渗，最好使用中心静脉输注药物。

(七)饮食护理
昏迷者留置胃管，鼻饲流质饮食。患者清醒能进食后，给予富含高热量、高蛋白、高维生素、易消化的食物，少量多餐。

四、健康指导

（1）教会患者自测心率、心律、体温，识别垂体危象的征兆，如有感染、发热、腹泻、呕吐、外伤、头痛等情况，立即就医。

（2）告知家属若发现患者有精神异常行为如兴奋、多语、情绪不稳、烦躁等及时就医。

（3）告知患者避免过度劳累、外伤、寒冷等诱发因素。

（4）告知患者不可自行减药或停药，定期门诊复诊。

（张　爽）

第四章

血液透析护理

第一节 血液透析血管通路护理

一、经典临时性血管通路

经典临时性血管通路包括直接动脉穿刺、临时性的中心静脉留置导管(包括股静脉、颈内静脉、锁骨下静脉)。

临时性血管通路的适应证:①急性肾损伤患者需要紧急血液透析。②终末期肾脏病患者内瘘未成熟或未建立血管通路前出现各种危及生命的并发症,如高血钾症、急性左心衰、严重酸中毒等,需紧急血液透析。③动静脉内瘘失功能、血栓形成、流量不足、感染等。④其他疾病需行血液净化治疗,如血液灌流、免疫吸附、CRRT、血浆置换等。⑤腹膜透析患者出现紧急并发症,需血液透析治疗。

(一)直接动脉穿刺

临床常选择桡动脉、足背动脉、肱动脉。

1.穿刺技术

(1)穿刺前可先局部用利多卡因皮下少量注射,以减轻疼痛、减少血管收缩。

(2)充分暴露血管,摸清血管走向。

(3)动脉穿刺针可选用较细的、有侧孔的针(常规穿刺针为 16 号,动脉穿刺时可选用 14 号,以减少血管损伤)先进针于皮下,摸到明显搏动后再沿血管壁进入血管。

(4)见有冲击力的回血和搏动,固定针翼。

2.护理要点

(1)穿刺时尽量做到一针见血,如穿刺不成功、反复穿刺容易引起血肿。

(2)刚开始血液透析时血流量欠佳,大多因为血管痉挛所致,只要穿刺到位,血流量会逐渐改善。

(3)透析结束注意压迫,防止血肿和出血。穿刺点应先指压 30 分钟,然后用纱球压迫 30 分钟,再用弹力绷带包扎 2～4 小时。

(4)宣教和自我护理:注意观察局部穿刺点有无出血、血肿,如有出血即刻采用指压法;出现血肿当天冷敷,次日开始热敷或用多磺酸黏多糖乳膏按摩;局部保持清洁,防止感染;穿刺侧肢体不建议提重物、负重;建议穿刺部位 6～12 小时进行无菌包扎,不宜包扎过紧,注意肢体温度改变;穿刺前建议用温水清洗穿刺部位。

通过直接动脉穿刺进行血液透析是有争议的。绝大多数学者不主张选用动脉穿刺,特别是桡动脉和肱动脉是动静脉内瘘手术首选的血管,反复穿刺造成动脉血管狭窄,影响内瘘的成功及血液流量,会对手术产生影响。

(二)颈内静脉留置导管

对于熟练掌握置管技术的操作者,颈内静脉是首选的途径。

1.患者准备

(1)术前介绍置管的重要性,以取得配合。

(2)身体状况许可条件下,先洗头、清洁皮肤。

(3)体位:患者取仰卧位,头部略转向左侧(一般选右侧穿刺),肩下可放置一块软垫,使头后仰。

2.穿刺技术

以胸锁乳突肌的胸骨头、锁骨头和锁骨构成的三角形顶点为穿刺点,触到颈内动脉搏动后,向内推开颈内动脉,在局麻下用针头探测到静脉血后,再用连接 5 mL 注射器的 16 号套管针,对着同侧乳头方向与皮肤呈 45°向后稍向外缓慢进针,边进针边抽回血。刺入静脉后见回血,固定好穿刺针,嘱患者不要深吸气或咳嗽,卸下针筒,快速放入导引钢丝,退出穿刺针,用扩张管扩张皮下隧道后置入颈内静脉留置导管,抽出钢丝。见回血通畅时分别注入肝素生理盐水(临床上常用生理盐水 500 mL＋肝素 20 mg),夹闭管道。此时颈内静脉内的压力是负压,应注意不要将夹子打开,防止空气进入体内。当患者出现容量负荷过多时,静脉压力升高,血液会回流。缝针固定留置导管,覆盖无菌纱布。

3.优缺点

(1)优点:操作较锁骨下静脉置管容易,狭窄发生率低,可留置 3～4 周,血流量较好。

(2)缺点:头颈部运动可受限,往往影响患者美观。

(三)股静脉留置导管

股静脉留置导管是最简单、安全的方法,但是容易出现贴壁现象,导致血流量欠佳和感染,适合于卧床患者。

1.患者准备

(1)术前介绍置管的重要性,以取得配合。

(2)清洁局部皮肤,并备皮。

(3)体位:患者取仰卧位,膝关节弯曲,大腿外旋、外展,穿刺侧臀部垫高,充分显露股三角。

(4)注意隐私部位的保护。

2.穿刺技术

以髂前上棘与耻骨结节连线的中、内 1/3 交界点下方 2 cm 处、股动脉内侧 0.5～1.0 cm 为穿刺点。左手压迫股动脉,局麻后用穿刺针探测到静脉血后再用连接 5 mL 注射器的 16 号套管针与皮肤呈 30°～40°刺入,针尖向内向后,朝心脏方向,以免穿入股动脉或穿破股静脉。穿刺时右手针筒可呈负压状,见到强有力的回血后卸下针筒,快速放入导引钢丝,退出穿刺针,用扩张管扩张皮下隧道后置入股静脉留置导管,抽出钢丝。见回血通畅时注入肝素生理盐水,夹闭管道。

缝针固定留置导管,覆盖无菌纱布。

3.优缺点

(1)优点:操作容易,方法简便,尤其是心力衰竭患者呼吸困难不能平卧时,应首选股静脉。

(2)缺点:由于解剖位置的原因,较颈内静脉容易感染,血流量较差,血栓发生率较高;同时,股静脉置管会给患者行动带来不便。

(四)锁骨下静脉留置导管

锁骨下静脉留置导管操作难度和风险较大,易出现血、气胸等并发症。

1.患者准备

(1)术前介绍置管的重要性,以取得配合。

(2)身体状况许可条件下,先洗头、清洁皮肤。

(3)体位:患者平卧于30°～40°倾斜台面,肩胛间垫高,头偏向对侧,穿刺侧上肢外展45°、后伸30°,以向后牵拉锁骨。

2.穿刺技术

以锁骨中、内1/3交界处、锁骨下方1 cm为穿刺点。在局麻下进针,与胸骨纵轴呈45°、胸壁呈25°,指向胸锁关节,针尖不可过度向上向后,以免伤及胸膜。穿刺方法同颈内静脉置管。

3.优缺点

(1)优点:不影响患者行动及美观,可留置3～4周,血流量较好。

(2)缺点:置管技术要求较高,易发生血、气胸并发症,血栓和狭窄发生率也较高。

二、带涤纶套深静脉留置导管

经典临时性中心静脉留置导管简便、易于掌握,但保留时间短、并发症多。而一些需长期透析的患者因曾实施多次动静脉内瘘术或人造血管搭桥术,无法再用动静脉内瘘作为血管通路。因此,具有涤纶套的双腔留置导管就应运而生,临床上也称永久性(或半永久性)留置导管。

带涤纶套深静脉留置导管的适应证:①动静脉内瘘尚未成熟而需立即血液透析的患者。②一小部分生命期有限的尿毒症患者。③无法建立动静脉瘘管且不能进行肾移植的患者。④有严重动脉血管病的患者。⑤低血压而不能维持透析时血流量的患者。⑥心功能不全不能耐受动静脉内瘘的患者。

(一)材料特性

外源性材料进入血液可导致血小板黏附、聚集于导管表面,形成纤维蛋白鞘和凝血块,从而激活体内凝血机制。其中,导管的材料和硬度是两个重要因素。目前认为,最佳的导管材料是聚氨酯,尤其以聚矽氧烷生物材料较好。目前最常用的是带涤纶毡套的双腔导管,也有使用两根单腔导管进行透析的。近年来,临床上又出现了几种改良的导管,如抗生素(药物)外涂层和肝素外涂层的导管,可以减少导管感染概率和预防导管外纤维蛋白鞘的形成。

(二)体位

患者取仰卧位,颈部置于正中位。

(三)穿刺技术

置管可以在手术室或放射介入室进行。以右胸锁乳突肌内缘环状软骨水平、颈内动脉搏动最显著之右侧旁开0.8 cm处作为穿刺点。常规消毒铺巾后,局麻穿刺处及皮下隧道处,穿刺针与皮肤呈30°～45°,针头朝向同侧乳头方向,探及静脉后将导丝从穿刺针芯送入,固定导丝,在导丝出口处做一个 1.5 cm 长的皮肤切口;然后在同侧锁骨下 3～4 cm 做长约 1 cm 的皮肤切口,用隧道针在切口间做一皮下隧道,把双腔管从锁骨下隧道口放入,从另一隧道口拉出,管壁涤纶套距出口 2 cm,扩张器从导丝处放入,扩张后把双腔管套在导丝外置入颈内静脉,边送边撤去双腔管外硬质层,拔出导丝。抽吸通畅,注入管腔相同容积的肝素封管液,肝素帽封管,缝合皮下隧道口(上口),无菌敷料覆盖,10 天左右拆除缝线。

(四)特点

(1)手术相对简单,一般术后即可使用,不需成熟期。

(2)每次血液透析时不需静脉穿刺,减少了患者的痛苦。

(3)不影响血流动力学特性,心脏功能较差的患者适用。

(4)与临时置管相比较,留置时间长,而且涤纶套与皮下组织黏合,降低了感染发生可能,并使导管固定合理,减少了因牵拉等外界因素造成的导管移位和滑脱。

三、深静脉留置导管护理流程

(一)换药

1.物品准备

一次性无菌换药包(内含一次性换药碗、无菌棉球、无菌纱布、一次性镊子等)、无菌手套、无菌贴膜、消毒液、胶布。

2.患者准备

患者平卧,头偏向一侧,暴露导管穿刺部位皮肤。建议患者戴口罩。

3.工作人员准备

洗手、戴口罩、帽子。

4.核对

患者姓名、性别、年龄、透析号、床号、透析时间、治疗模式。

5.换药过程

(1)取下覆盖导管出口处的敷料和导管口的纱布。

(2)评估导管出口处有无红肿,局部有无渗血、渗液现象,导管周围皮肤有无破溃,导管有无脱出及破损情况。

(3)快速洗手液洗手。

(4)打开无菌换药包,倒入消毒液,戴无菌手套。

(5)以导管入口处为中心,用消毒剂由内向外进行皮肤消毒,消毒范围直径＞10 cm。清除导管入口处血垢,正反各两遍。

(6)导管消毒:用消毒剂消毒导管的软管部分及动静脉外露部分,同时要彻底清除导管表面血迹及污迹,切忌反复涂擦。

(7)在导管入口处覆盖 2～3 块无菌纱布或贴膜,并给予妥善固定。

(二)上机

1.物品准备

一次性无菌上机包(内含一次性换药碗、无菌棉球、无菌纱布、一次性镊子等)、无菌手套、消毒液、无菌治疗盘(无菌注射器、抗凝剂)。

2.工作人员准备

洗手,戴口罩、帽子。

3.上机护理操作

(1)无菌治疗巾铺于穿刺处。

(2)分离动脉端的肝素帽(注意:动脉夹子必须在关闭状态),用消毒棉球消毒导管横截面和导管螺纹口,连接无菌注射器,抽出导管内的封管液及可能形成的血凝块(2～3 mL);注意纱布,观察是否有血凝块;导管口套上注射器。

(3)分离静脉端的肝素帽(注意:静脉夹子必须在关闭状态),用消毒棉球消毒导管横截面和导管螺纹口,连接无菌注射器,抽出导管内的封管液及可能形成的血凝块(2～3 mL);注意纱布,观察是否有血凝块;导管口套上注射器。

(4)在静脉端注入抗凝剂(遵医嘱)。

(5)取下动脉端的注射器,连接动脉血路管,打开夹子。

(6)调整血液流量≤100 mL/min,开泵,引血。

(7)引血至静脉壶,停泵,夹闭静脉端管路,连接于静脉端(注意排出空气),打开夹子。

(8)开泵,调整治疗参数。

(9)留置导管连接处用无菌纱布或治疗巾包裹,妥善固定。

(三)下机

留置导管下机护理操作可采用一人边回血边封管的方法;也可两人协作,一人回血,一人封管。

1.物品准备

一次性无菌下机包(内含一次性换药碗、无菌棉球、无菌纱布、一次性镊子等)、无菌手套、消毒液、无菌治疗盘(含 20 mL 生理盐水的注射器 2 支、肝素封管液 2 支)、肝素帽 2 个、500 mL 生理盐水。

2.工作人员准备

洗手,戴口罩、帽子。

3.下机护理操作

(1)评估患者生命体征及治疗参数是否完成。选择回血状态,血液流量≤100 mL/min,动脉端连接生理盐水,将管路内血液缓慢回输入患者体内。

(2)戴无菌手套,用消毒棉球消毒动脉端导管横截面和螺纹口,用脉冲式方法在动脉端侧注入 20 mL 生理盐水(注射器留于导管),夹闭动脉端夹子。

(3)回血完毕,停泵,夹闭管路静脉端与导管夹子后断离,消毒静脉端导管横截面和导管螺纹口,用脉冲式方法在静脉端侧注入 20 mL 生理盐水(注射器留于导管),夹闭静脉端夹子。

(4)在导管动、静脉端侧注入导管相应容量的肝素(肝素浓度视患者的凝血功能而定),夹闭夹子,连接无菌肝素帽。

(5)导管口用无菌敷料包裹妥善固定。

(四)并发症及护理

常见并发症有导管感染、血流不畅、出血。

1.导管感染

(1)常见原因:①深静脉留置导管感染分为导管出口部感染、隧道感染和血液扩散性感染或导管相关性菌血症。②感染的局部危险因素包括患者皮肤完整性受损和个人卫生习惯差、使用不透气敷料、伤口出汗、鼻腔及皮肤葡萄球菌定植等;感染的全身危险因素包括导管使用和管理不当。③感染的其他因素包括出口周围渗血、血液流量不畅或处理血液流量不畅过程中导管的反复开放及导管留置时间过长、创伤性重建手术(如取栓)等。另外,导管留置部位不同,感染发生率也不同,如股静脉置管较锁骨下静脉及颈内静脉置管感染发生率高。

(2)临床表现。①导管出口部位感染:导管出口处或周围皮肤红、肿、热,并有脓性分泌物。②隧道感染:皮下隧道肿胀,轻轻按压出口处可见脓性分泌物。③血液扩散性感染:血透开始15分钟~1小时,出现畏寒、发热。

(3)护理评估:①透析前、透析中和透析后观察患者体温变化,注意有否发冷、发热、寒战等症状。②观察穿刺伤口、隧道出口处有否红、肿或渗出物。③评估患者的自我护理及卫生习惯。

(4)干预:①常规消毒导管周围皮肤,更换无菌敷料,一般用消毒剂由内向外消毒,直径>10 cm,并清除局部的血垢,覆盖透气性较好的伤口敷料,妥善固定。②换药过程中应观察穿刺部位有无早期感染迹象,若导管不完全滑脱或感染,应拔除而不应推入;管腔不能暴露于空气中,操作中取下肝素帽应立即接上注射器。③告知患者应养成良好的卫生习惯,注意鼻腔护理,勤换内衣,伤口敷料保持清洁干燥。建议操作时患者戴口罩或头侧向一边。④工作人员规范洗手可使感染率下降,导管护理时应遵循无菌操作原则。

(5)护理:①轻微的出口感染不合并菌血症和/或隧道感染时,局部定时消毒、更换敷料,予局部抗生素治疗或口服抗生素,一般炎症即可消退。②隧道感染时临床上必须使用有效抗生素2~3周,严重者要拔管,在其他部位重新置管或新隧道换管。③血液扩散性感染时应予以拔管,并留取外周血标本和导管血标本进行细菌培养和药物敏感试验。可先予经验性抗生素静脉治疗,血培养阳性者根据药物敏感试验结果选用抗生素,抗生素治疗至少3周。

2.导管血流不畅

(1)常见原因:留置导管使用时间过长;患者高凝状态;抗凝剂用量不足;导管扭曲、移位;导管周围纤维蛋白鞘形成;静脉狭窄;血栓形成等。

(2)临床表现:血液透析开始抽吸不畅,血液透析过程中血液流量不畅或下降。

(3)护理评估:①血液透析过程不能达到理想的血液流速。②抽吸导管过程中,导管有"吸力",出现不畅。③推注通畅,回抽有阻力。

(4)预防和护理:①每次血液透析后准确的肝素封管可以最大限度地降低血栓形成。②变换体位或变换导管位置,可改善血液流量。③抽吸过程中出现血液流量不畅,切忌强行向导管内推注液体,以免血凝块脱落而引起栓塞。④血栓形成或纤维蛋白鞘形成时可采用尿激酶溶栓法。方法为生理盐水3~5 mL＋尿激酶5万~15万U,利用"负压吸引方法"缓慢注入留置导管,保留15~20分钟,回抽出被溶解的纤维蛋白或血凝块。若一次无效,可重复进行(注意:尿激酶溶栓法应在医师指导下进行,患者无高血压、无出血倾向方可使用),如反复溶栓无效,可使用生理盐水100 mL＋尿激酶25万U,导管内维持滴注7天,每天4~6小时。如溶栓仍无效,则予拔管。⑤当出现抽吸不畅时,建议血液透析结束时应用尿激酶加肝素封管。

3.导管出血

(1)常见原因和临床表现:①穿刺经过不顺利,血管因反复穿刺导致损伤,穿刺处局部出现血肿。②尿毒症患者由于造血功能障碍,红细胞和血小板计数大多低于正常,加之血液透析过程中应用抗凝剂等,留置导管伤口处出现渗血、皮下瘀血及血肿。③留置导管时间太长,造成出血和渗血。

(2)护理评估:①上机前进行换药时,观察导管局部有无出血倾向,如瘀斑、血肿、渗血、出血。②了解患者有否贫血、凝血功能障碍。③评估患者对留置导管自我护理的认知度。④透析前后检查导管的位置、伤口,并做好宣教。

(3)预防和护理:①穿刺过程如误穿动脉或反复穿刺,应充分按压,防止穿刺点出血;沿皮肤血管穿刺点进行有效按压,再用冰袋冷敷;如需立即透析,应减少或避免使用抗凝剂。②严重贫血及红细胞和血小板较低的患者,血液透析过程中少用或慎用抗凝剂,视病情可采用小剂量或无抗凝剂透析。③妥善固定导管,告知患者注意留置导管的自我护理,减少穿刺部位的活动,减少牵拉,预防导管的滑出。④每次透析应严格检查患者的导管固定、导管位置、导管出口的皮肤等,及时发现问题并解决。⑤穿刺部位出现血肿时,先指压、冷敷,待无继续出血时,再行血液透析,并严格观察抗凝剂使用后的出血并发症。⑥对长期留置导管的患者应加强观察和护理,防止导管滑脱,引起出血。⑦局部血肿较大难以压迫或症状严重者,可平卧后拔管止血,并严密观察。

(4)自我护理及宣教:①留置导管期间养成良好的个人卫生习惯,保持局部干燥、清洁。如需淋浴,一定要将留置导管及皮肤出口处用伤口敷料密封,以免淋湿后感染,如穿刺处出现红、肿、热、痛症状,应立即就诊,以防感染扩散。②除股静脉留置导管不宜过多起床活动外,其余活动均不受限制,但也不宜剧烈活动,以防留置导管滑脱;同时还要提醒患者,尽量穿对襟上衣,以免脱衣服时将留置导管拔出。一旦滑脱,应压迫止血并立即就诊。③血液透析患者的深静脉留置导管,一般不宜做他用,如抽血、输液等。

(赵顺芝)

第二节　血液透析监控与护理

患者在接受血液透析治疗时,由于各种因素会导致发生与透析相关的一系列并发症。血液透析护士在患者接受治疗前、治疗中、治疗结束后加强护理并严密监控是降低血液透析急性并发症发生率、保证治疗安全性和治疗效果的重要手段。

一、患者入室教育

患者在接受血液透析前,建议血液透析护士对患者进行一次入室教育,内容包括以下几条。

(1)让患者了解为什么要进行血液透析,了解血液透析对延长患者生命和提高生活质量的意义。重要的是,让患者理解并接受血液透析将是一种终身的替代治疗。

(2)介绍血液透析在国内外的进展情况,建议带患者和家属参观血液透析室,提高患者对治疗的信心。

(3)了解患者的心理问题,进行辅导和心理安抚。

(4)指导患者掌握自我保护和自我护理的技能。

(5)签署医疗风险知情同意书和治疗同意书。

(6)介绍血液透析的环境和规章制度:挂号、付费、入室流程及透析作息制度、透析室消毒隔离制度,并介绍护士长、主治医师等工作人员。

（7）进行全套生化（肾功能、电解质）检查，并了解患者的肝功能及乙型肝炎病毒（HBV）、丙型肝炎病毒（HCV）、人类免疫缺陷病毒（HIV）、梅毒（RPR）等感染情况。

（8）填写患者信息：姓名、性别、年龄、婚姻状况、原发病、家庭角色、家庭地址、联系方法（必须有2个家庭主要成员）、医疗费用支付情况等。做好实名制登记，患者需提供身份证。

二、患者透析前准备及评估

透析前对患者进行评估是预防和降低血液透析并发症的重要环节，内容如下。

（1）了解患者病史（原发病、治疗方法、治疗时间），透析间期自觉症状及饮食情况，查看患者之前的透析记录。

（2）测量血压、脉搏，有感染、发热及中心静脉留置导管者必须测量体温。

（3）称体重，了解患者干体重和体重增长情况，同时结合临床症状与尿量，评估患者水负荷状况，为患者超滤量的设定提供依据。

（4）抗凝：抗凝应个体化并经常进行回顾性分析，可根据患者凝血机制、有无出血倾向、结束回血后透析器残血量等诸多因素，遵医嘱采用抗凝方法和抗凝剂量。

（5）血液通道评估：检查动静脉内瘘有无感染、肿胀和皮疹，吻合口是否扪及搏动和震颤，以确定血液通道是否畅通，做好内瘘穿刺前的准备；检查中心静脉导管的固定、穿刺出口处有否血肿及感染等情况。

（6）对于维持性透析患者，要进行心理、营养状况、居家自我照顾能力以及治疗依从性的评估，以便对患者实施个体化护理方案，提高治疗的顺应性；对糖尿病或老年患者应采取针对性的护理措施；对危重患者，应详细了解病情，在及时正确执行医嘱之外，应进行重病患者的风险评估，并积极做好相应的风险防范准备，如备齐各种抢救用品及药物等。

（7）透析前治疗参数的设定。①透析时间：诱导期透析患者，每次透析时间为2～3小时；维持性血液透析患者每周透析3次，每次透析时间为4～4.5小时。②目标脱水量的设定：根据患者水潴留情况和干体重，结合临床症状，按医嘱设定，并可采用超滤曲线进行脱水，有助于改善患者对水分超滤的耐受性。若透析机有血容量监测（BVM）装置，可借助其确定超滤量。同时，也可应用钠曲线帮助达到超滤目标，降低高血压或低血压的发生率，但应注意钠超负荷的风险。③肝素追加剂量：常规透析患者全身肝素化后，按医嘱设定每小时追加剂量，若应用低分子肝素或无抗凝剂透析则关闭抗凝泵。④血液流量的设定（开始透析后）：血液流量值（以 mL/min 为单位）一般取患者体重（以 kg 为单位）的4倍，在此基础上可根据患者的年龄和心血管状况予以增减。

以上各项参数在治疗过程中均可根据患者治疗状况予以调整。

三、首次血液透析护理

首次血液透析的患者需要经过诱导透析。诱导透析是指终末期肾衰竭患者从非透析治疗向维持性透析过渡的一段适应性的透析过程。诱导血液透析的目的是最大限度地减少透析中渗透压梯度对血流动力学的影响和毒素的异常分布，防止发生失衡综合征，如恶心、呕吐、头痛、血增高、肌肉痉挛等症状。因此，首次血液透析通常采用低效透析，使血液尿素氮下降不超过30%，增加透析频率，使机体内环境有一个平衡适应过程。

(一)诱导血液透析前评估

(1)确认已签署透析医疗风险知情同意书,已做肝炎病毒标志物、HIV 和 RPR 检查,并根据检验结果确定患者透析区域。

(2)评估患者病情,如原发病、生化检查等;评估患者对自己疾病的认知度;询问患者的饮食情况,观察有无水肿、意识和精神状况异常等其他并发症,根据患者病情制定诱导透析的护理方案。

(二)诱导透析监护

除常规内容之外,诱导期内的透析监护还应包括以下内容。

(1)使用小面积、低效率透析器,尿素氮清除率(KOA)不超过 400。

(2)原则上超滤量不超过 2.0 L,如患者有严重的水钠潴留或心力衰竭可选用单纯超滤法。

(3)血液流量 150～200 mL/min,必要时降低透析液流量。体表面积较大者或体重较重者,可适当增加血液流量。

(4)首次透析时间一般为 2 小时,通常第 2 次为 3 小时,第 3 次为 4 小时。如第 2 天或第 3 天患者透析前尿素浓度仍旧很高,同样需要缩短时间。通过几次短而频的诱导,逐渐延长透析时间,过渡至规律性透析。

(5)最初几次透析中,患者容易出现失衡症状,因此应密切注意患者透析中有无恶心、呕吐、头痛、血压增高等症状,出现上述症状时应及时处理,必要时根据医嘱终止透析。

(6)首次血液透析选用抗凝方法和剂量应谨慎,防止出血,观察抗凝效果。血液透析过程中注意静脉压、跨膜压(TMP)、血液颜色变化,注意动静脉空气捕集器有无凝血块以及凝血指标的变化。透析结束时观察透析器以及血液循环管路的残血量,判断抗凝效果。

(7)健康教育:终末期肾衰竭患者通过诱导期的透析后,最终将进入维持性血液透析。由于终末期肾脏病带给他们压力,透析治疗又打破了他们原有的生活规律,给他们的工作也带来了很大的影响,由此导致患者普遍存在复杂的生理、心理和社会问题。因此,在患者最初几次的透析中,血液透析护士要通过与患者沟通,了解他们的需要,向患者解释血液透析治疗相关的问题;进行血管通路自我护理和饮食营养的指导等,帮助患者调整饮食结构,制定食谱,告知限制水分、钠、钾、磷摄入的重要性,防止急慢性心血管并发症的发生。指导患者认识肾脏替代治疗不是单一的治疗,需要多方面的治疗相结合才能达到最佳效果。通过交流,进一步促进护患双方的信任,建立良好的护患关系,使患者得到有效的"康复"护理。

四、血液透析治疗过程中的监控与护理

血液透析治疗过程中的监控与护理包括对患者治疗过程的监护和对机器设备的监控与处理。

(一)患者治疗过程的监控和护理

1.建立体外循环

患者体外循环建立后,护士在离开该患者前应确定:动静脉穿刺针以及体外循环血液管路已妥善固定;机器已处于透析状态;患者舒适度佳;抗凝泵已启动;各项参数正确设定;悬挂 500 mL 生理盐水,连接于体外循环血液管路以备急用。

2.严密观察病情变化

严密监测生命体征和意识变化,每小时测量并记录一次血压和脉搏。对容量负荷过多、心血

管功能不稳定、老年体弱、首次透析、重症患者,应加强生命体征的监测和巡视,危重患者可应用心电监护仪连续监护。

3.预防急性并发症

加强对生命体征的监测,重视患者主诉及透析机运转时各参数的变化,对预防和早期治疗急性并发症有着重要意义。

4.抗凝

既要保证抗凝效果,又要防止出现出血并发症。根据患者的病情采用低分子肝素、小剂量低分子肝素、常规肝素、小剂量肝素、无肝素等方法。

5.观察出血倾向

出血现象包括:患者抗凝后的消化道便血、呕血;黏膜、牙龈出血;血尿;高血压患者脑出血;女性月经增多;穿刺伤口渗血、血肿;循环管路破裂、透析器漏血、穿刺针脱落等。若发现患者有出血倾向,应及时向医师汇报,视情况减少肝素用量,或在结束时应用鱼精蛋白中和肝素,必要时终止透析。对于出血或手术后患者,可根据医嘱酌情采用低分子肝素或无抗凝剂透析。依从性差的患者治疗时应严加看护,使用约束带制动,以防躁动引起穿刺针脱离血管导致出血。

(二)透析机的监控和处理

观察透析机的运转情况。任何偏离正常治疗参数的状况均会导致机器发出报警,如血流量、动脉压、静脉压、跨膜压、电导度、漏血等。若发生报警,先消音,然后查明报警原因,排除问题后再按回车键确认,继续透析。查明报警原因至关重要,例如当静脉穿刺针脱离血管时,静脉压出现超下限警报,若操作者在没有查明报警原因的情况下,将机器的回车键按了两下(按第一下为警报消音,按第二下为确认消除警报),此时透析机静脉压监测软件将会按照静脉压力的在线信息重新设置上下限报警范围,以使机器继续运转,若未及时发现穿刺针滑脱、出血状况,将会导致大出血而危及生命的严重后果。

常见血液透析机报警的原因及处理措施见表 4-1。

表 4-1 常见血液透析机报警原因及处理措施

报警	原因	处理
静脉高压报警	穿刺针位置不妥或针头刺破静脉血管,导致皮下血肿	移动或调整穿刺针位置,重新选择血管进行穿刺
	静脉狭窄	避开狭窄区域,重新穿刺
	透析器或体外循环血液管路血栓形成	更换透析器和体外循环血液管路,重新评估抗凝
静脉低压报警	静脉传感器保护期空气通透性下降,原因有传感器膜破裂或液体、血液堵塞	更换传感器保护罩
	针头脱出静脉穿刺处	观察出血量并按照出血量多少行相应紧急处理;重新穿刺,建立通道;对症处理
	血液流量不佳	分析流量不佳的原因,予以纠正
动脉低压报警	穿刺针针头位置不妥	移动或调整针头
	血管狭窄	避开狭窄区域
	动脉管路被夹毕	打开夹子
	血液流量差	寻找原因,调整流量

报警	原因	处理
空气报警	低血容量	确保患者体重不低于干体重
	查找空气或小气泡进入体外循环血管管路中原因：泵前输液支未夹毕、循环管路连接处有破损、机器透析液排气装置故障	增加静脉壶液面高度
		如果发现循环管路中出现气泡，应脱机，寻找原因，直至起泡清除，再恢复循环
		怀疑患者可能是空气栓塞，使患者保持头低脚高左侧体位，给予氧气吸入，并通知急救
漏血报警	血流量过快产生湍流	降低血液流速纸质湍流停止
	透析器破膜至血液漏出或透析液中的空气致假报警	监测透析液流出口是否有血液，确认漏血，更换透析器后继续透析
电导度报警	透析液浓度错误	纠正错误
	浓缩液吸管扭曲	
	浓缩液罐空	
	机器电导度范围错误	监测点导读，及时复查透析液生化
TMP 高报警	超滤过高、过快	降低超滤率
	抗凝剂应用不足	评估抗凝效果
	血液黏稠度过高	

五、血液透析结束后患者的评估与护理

（1）评估患者透析后的体重是否达到干体重，可根据患者在透析中的反应及血压状况进行评估，并可针对患者对脱水量的耐受情况，于下次透析中酌情调整处方。若透析后体重与实际超滤量不符，原因有体重计算错误、透析过程中额外丢失液体、透析过程中静脉补液、患者饮食摄入过多、机器超滤误差等。

（2）对伴有感染和中心静脉留置导管的患者，必须测量体温。

（3）透析当天 4 小时内禁忌肌内注射或创伤性的检查和手术。透析中有出血倾向者，可遵医嘱应用鱼精蛋白中和肝素。

（4）透析中发生低血压、高血压、抽搐等不适反应的患者，透析结束后应待血压稳定、不适症状改善才可由家属陪护回家，住院患者须由相关人员护送回病房。危重患者的透析情况、用药情况、病情变化情况应与相关病房工作人员详细交班。

（5）患者起床测体重时要注意安全，防止跌倒。血压偏低或身材高大的患者，要防止直立性低血压的发生。

（6）应用弹力绷带压迫动静脉内瘘穿刺点进行止血的患者，包扎后应触摸内瘘有震颤和搏动，避免过紧而使内瘘闭塞。10～30 分钟后，检查动、静脉穿刺部位无出血或渗血后，方可松开绷带。血压偏低者慎用弹力绷带压迫动静脉内瘘。

六、夜间长时血液透析

夜间长时透析（nocturnal hemo dialysis，NHD）是指利用患者夜间睡眠时间行透析治疗。

(一)夜间长时血液透析的优势

1.提高透析患者的生活质量

同传统的间歇性血液透析相比,该治疗方式能够改善患者高血压、左心室肥大、贫血、营养等问题,进而降低了急、慢性并发症,提高了患者生存率及生活质量。根据6年多的经验及临床结果,夜间长时透析6个月后,患者在生理功能、生理职能、活力和社会功能等方面均有较大改善。

2.有效降低患者心血管并发症

夜间长时透析可有效改善血压状况。进入夜间长时透析3～6个月的患者,透析前后血压维持在较理想状态,透析中高血压及低血压发生率显著减少。

3.改善贫血

导致患者贫血难以纠正的一个主要原因是透析不充分,夜间长时透析患者每周透析3次,每次7～8小时,透析充分性较好,患者血液中促使红细胞增生的表达基因增多,贫血改善明显。

4.对钙、磷和尿素的清除增加

越来越多的文献显示,高血磷可增加终末期肾脏病患者的心血管疾病发生率和病死率,常规血液透析清除磷不理想,而降低血磷取决于透析时间,每次7～8小时的夜间透析可明显降低血磷,降低病死率。进入夜间长时透析6个月后,患者血磷、甲状旁腺素、血钙、低密度脂蛋白、尿素下降率等都有较大改善。

5.提高经济效益,降低医疗费用

据统计,夜间长时透析患者年平均住院次数明显减少,住院费用显著降低,用药费用与传统间歇性透析患者相比差距明显。

6.保持患者健康的心态

患者在晚上10点以后透析,一边透析一边进入梦乡,白天不耽误上班,做到了职业"康复",改善了患者的心境,提升了患者对治疗的依从性。

(二)夜间长时血液透析的护理

1.患者准入评估

进入夜间透析的患者,需由主治医师或护士长进行全面评估。

评估内容:自愿参加夜间透析;一般情况良好,体表面积较大;有自主活动能力;长期透析但伴有贫血、钙磷代谢控制不佳;透析不充分。

2.透析方案

每周3次,每次7～8小时。运用高通量透析器,血流量为180～220 mL/min,透析液流量为300 mL/min,个体化抗凝。

3.环境方面

舒适、安静、整洁、光线柔和,给患者创造在家中睡眠的感觉。

4.制定安全管理制度及工作流程

(1)完善制度:①治疗开始的时间、陪客制度和患者转运制度等。②规范夜间工作流程,注重环节管理。③定期召开安全分析会,对容易发生护理缺陷和差错的工作环节进行分析,修订夜间工作制度和工作流程,保证治疗的安全性和可靠性。

(2)加强透析中对患者的巡视工作:透析时血液都在体外循环,稍有不慎便会带来不良后果。①在透析过程中护士应严密巡视,监测生命体征,监测循环管路、机器等,及时帮助患者解决夜间可能出现的问题。②观察患者有无急性并发症,积极处理机器报警。③完成患者其他治疗,保证透析安全。

（3）做好透析后患者的管理工作：①防止发生跌倒等意外，做好患者的安全转运。②透析后及时测量患者的血压，做好安全评估，嘱咐患者卧床休息 10 分钟后再起床。

（4）加强沟通和交流：个别患者对夜间长时透析会产生不适应、不信任，有疑虑。只要患者选择了夜间透析，我们就应该积极鼓励、支持他们的决定，让其对自己的选择充满信心。对于有些因为习惯改变而出现入睡困难或失眠的患者，需要传授一些对抗失眠的方法，如教会患者放松、听音乐；告知患者不必太紧张；寻找失眠的原因，改善睡眠质量。如果患者确实不适合夜间透析，应该及时与医师、患者及其家属进行沟通，寻找更适合患者的透析方式。

（赵顺芝）

第三节　维持性血液透析用药指导与护理

透析疗法是慢性肾衰竭的一种替代疗法，它不能完全代替肾脏的功能。维持性血液透析患者在漫长的透析之路中，需要一个综合、全面的治疗，包括一定的药物治疗，只有这样才能提高患者的生存率，提升患者的生活质量，降低和减少透析并发症。本节介绍维持性血液透析患者药物应用的指导和护理。

一、降血压药

（一）用药指导

1.钙通道阻滞剂（CCB）

根据分子结构的不同，分为二氢吡啶类和非二氢吡啶类；根据药物作用时间，可分为长效和短效制剂。目前临床上以长效二氢吡啶类最为常用，以氨氯地平为代表。优点是降压起效快，效果强，个体差异小，除心力衰竭外较少有治疗禁忌证；缺点是可能会引起心率增快、面色潮红、头痛和下肢水肿等。

2.血管紧张素转换酶抑制药（ACEI）

短效的有卡托普利，长效的有福辛普利、贝那普利、依那普利等。起效较快，逐渐增强，3～4 周达最大作用，对糖尿病患者及心血管等靶器官损害者尤为合适；不良反应是刺激性干咳和血管性水肿，用于肾衰竭患者时应注意发生高血钾的可能。

3.血管紧张素Ⅱ受体阻滞剂（ARB）

降压作用起效缓慢、持久、平稳，6～8 周才达最大作用，持续时间达 24 小时以上，不良反应很少，常作为 ACEI 发生不良反应后的替换药，具有自身独特的优点。

4.β受体阻滞剂

起效较迅速，较适用于心率较快或合并心绞痛的患者，主要不良反应为心动过缓和传导阻滞，突然停药可能导致撤药综合征，还有可能掩盖糖尿病患者的低血糖症状。急性心力衰竭和支气管哮喘等禁用。

尿毒症患者 90％以上均有不同程度的高血压，且绝大多数都需联合用药、长期口服药，较常用的联合方案是 CCB＋ACEI/ARB＋β受体阻滞剂，并酌情增减剂量，不要随意停止治疗或改变治疗方案。控制血压对降低尿毒症患者心脑血管疾病病死率具有重要作用。常用降压药物见表 4-2。

表 4-2 尿毒症患者常用降压药物

药物分类	名称	剂量	用法
CCB	硝苯地平	5～10 mg	3 次/天
	非洛地平	5～10 mg	1 次/天
	氨氯地平	5～10 mg	1 次/天
ACEI	卡托普利	12.5～50 mg	2～3 次/天
	贝那普利	10～20 mg	1 次/天
	赖诺普利	10～20 mg	1 次/天
	福辛普利	10～20 mg	1 次/天
	培哚普利	4～8 mg	1 次/天
ARB	氯沙坦	50～100 mg	1 次/天
β受体阻滞剂	美托洛尔	25～50 mg	2 次/天

(二)用药护理

(1)高血压发病率较高,是脑卒中、冠心病的主要危险因素。因此,防治高血压是预防心血管疾病的关键。常规降压药物治疗能有效降压,但如果不坚持用药或用药不规范,血压控制效果欠佳。

(2)降压治疗宜缓慢、平稳、持续,以防止诱发心绞痛、心肌梗死、脑血管意外等;根据医嘱选择和调整合适的降压药物,可先用一种药物,开始时小剂量,逐渐加大剂量;尽量选用保护靶器官的长效降压药物。

(3)用药前,讲解药物治疗的重要性以及需使用的药物名称、用法、使用时间、可能出现的不良反应,解除患者的顾虑和恐惧。

(4)用药时,老年患者因记忆力较差,应指导其按时、正规用药,及时测量血压,判断药物效果及不良反应。当患者出现头晕、头痛、面色潮红、心悸、出汗、恶心、呕吐、血压较大波动等不良反应时,应及时就医。

(5)尽量选择在血压高峰前服用降压药物,注意监测血压,掌握服药规律。

(6)向患者宣教,提醒用药后应预防直立性低血压,避免跌倒和受伤。

(7)教会患者自测血压,注意在同一时间、使用同一血压计测量血压。

(8)透析时易发生低血压的患者,透析前降压药需减量或停用一次。

(9)透析时服用降压药者,透析结束后,嘱患者缓慢起床活动,以防止发生直立性低血压。有眩晕、恶心、四肢无力感时,应立即平卧,增加脑部血供。

二、抗贫血药

(一)用药指导

1.促红细胞生成素

起始每周用量 80～100 U/kg,分 2～3 次皮下注射,不良反应是高血压。

(1)重组人红细胞生成素注射液:每支 1 万 U。皮下注射,每次 1 万 U,1 次/周。少数患者可能有血压升高。

(2)重组人红细胞生成素-β注射液:每支 2 000 U。皮下注射,每次 4 000 U,2 次/周。

(3)重组人促生素注射液:每支 3 000 U。皮下注射,每次 3 000 U,2 次/周。

同等剂量的促红细胞生成素,静脉注射后的半衰期仅 4～5 小时,皮下注射后的半衰期长达 22 小时。皮下注射后 4 天,药物浓度仍保持在高浓度,因此皮下注射效果优于静脉注射。

2.铁剂

(1)维铁缓释片:口服,饭后 30 分钟口服,1 片/次,1 次/天,整片吞服,不得咬碎。服药期间不要喝浓茶,勿食用鞣酸过多的食物;与维生素 C 同服可增加该药吸收。

(2)琥珀酸亚铁片:每片 0.1 g。口服,1～2 片/次,3 次/天,饭后立即服用,可减轻胃肠道局部刺激。

(3)右旋糖酐铁注射液(科莫非):每支 100 mg。静脉注射或静脉点滴,每次 100 mg,2 次/周。可发生变态反应。给予首次剂量时,先缓慢静脉注射或静脉点滴 25 mg,至少 15 分钟,如无不良反应发生,可将剩余剂量在 30 分钟内注射完。

3.其他

(1)脱氧核苷酸钠片:每片 20 mg。口服,2 片/次,3 次/天。有促进细胞生长、增强细胞活力、改变机体代谢的作用。用药期间应经常检查白细胞计数。

(2)鲨肝醇片:每片 20 mg。口服,2 片/次,3 次/天。用于各种原因引起的粒细胞计数减少。

(3)利可君片(利血生):每片 20 mg。口服,2 片/次,3 次/天。用于各种原因引起的白细胞、血小板减少症。

(4)叶酸片:每片 5 mg。口服,2 片/次,3 次/天。肾性贫血辅助用药。大量服用后,尿呈黄色。

(二)用药护理

(1)促红细胞生成素,皮下注射效果优于静脉注射。

(2)剂量分散效果更好,如"5 000 U,每周 2 次"优于"10 000 U,每周 1 次"。

(3)透析后注射促红细胞生成素,注意按压注射部位,防止出血。

(4)剂量准确,使用 1 mL 注射器抽取药液。

(5)仔细倾听患者主诉,特别是有无头痛等不适。

(6)用药期间监测血压,定期查血红蛋白和肝功能。

(7)促红细胞生成素于 2～8 ℃冰箱内冷藏、避光。

三、钙磷代谢相关药物

(一)用药指导

1.骨化三醇胶丸

每粒 0.25 μg。口服,1 粒/天。应根据患者血钙水平制定每天最佳剂量。

2.阿法骨化醇胶丸(阿法 D_3)

每粒 0.25 μg。口服,2 粒/天。长期大剂量服用可能出现恶心、头昏、皮疹、便秘等,停药后恢复正常。

3.葡萄糖酸钙片

每片 0.5 g。口服,2 片/次,3 次/天。大量饮用含酒精和咖啡因的饮料、大量吸烟,均会抑制口服钙剂的吸收；大量进食含纤维素的食物，能抑制钙的吸收；活性维生素 D 能增加钙经肠道的吸收。

4.碳酸钙片

每片 0.5 g。口服，2 片/次，3 次/天。

（二）用药护理

（1）磷结合剂宜在吃饭时服用，与饭菜一起咬碎吞下，在肠道内充分形成磷酸盐，减少钙的吸收，降磷效果好。

（2）骨化三醇胶丸应在睡前空腹服，以减少肠道磷的吸收。

（3）补充血钙时，给药时间应在两餐之间。

（4）用药期间定期检测血磷、血钙、甲状旁腺素（PTH）。

四、维生素

（一）维生素 C

每片 0.1 g。口服，2 片/次，3 次/天。不宜长期服用。

（二）维生素 E

每片 10 mg。口服，2 片/次，3 次/天。不宜长期服用。大量维生素 E 可致血清胆固醇及血清三酰甘油浓度升高。

五、其他

（一）左卡尼汀注射液

每支 1 g。用于防治慢性肾衰竭患者因血液透析所致的左卡尼汀缺乏；改善心肌的氧化代谢和能量代谢，加强心肌收缩力，改善心脏功能，减少心律失常的发生；改善低血压；提高骨骼肌内肉碱的含量，使肌肉脂肪酸氧化得到改善，从而使透析中肌肉痉挛的发生率明显减少。

左卡尼汀 1 g＋20 mL 生理盐水，缓慢静脉注射 2～3 分钟。不良反应主要为一过性的恶心和呕吐，停药可缓解。

（二）鲑鱼降钙素注射液

每支 50 U。每天或隔天一次，皮下、肌内或静脉注射。用于治疗老年骨质疏松症、绝经后骨质疏松症、骨转移癌致高钙血症。用药期间监测血钙，观察有无食欲缺乏、恶心、双手与颜面潮红等不良反应。

（赵顺芝）

第四节　血液透析常见急性并发症护理

在血液透析过程中或血液透析结束时发生的与透析相关的并发症称为急性并发症。

一、低血压

血液透析中的低血压是指平均动脉压比透析前下降 4.0 kPa（30 mmHg）以上或收缩压降至

12.0 kPa(90 mmHg)以下。它是血液透析患者常见的并发症之一,发生率为25%～50%。

(一)护理评估

(1)评估早期低血压症状:打哈欠、腹痛、便意、腰背酸痛、出汗、心率加快等。

(2)评估透析液温度、电解质、渗透压、超滤量或超滤率、干体重等。

(3)了解透析中患者是否进食、透析前是否应用短效降压药、患者是否存在严重贫血等。

(4)加强高危患者的基础疾病和生命体征的评估和观察,如老年患者及糖尿病、心功能不全患者等。

(二)预防

(1)注意水分和钠离子的摄入,透析间期体重增加控制在3%～5%。对体重增长过多的患者可适当延长透析时间,防止透析过程中超滤过多、过快,以减少低血压的发生。

(2)对易发生低血压的患者,建议采用调钠透析、钠曲线透析、序贯透析或血容量监测,并适当调低透析液温度,这样可有效防止低血压的发生。

(3)识别打哈欠、便意、腹痛、腰背酸痛等低血压的先兆症状,观察脉压的变化。如发现患者有低血压先兆症状,应先测血压,如血压下降可先快速补充生理盐水。

(4)对年老体弱、糖尿病、低蛋白血症、贫血、心包炎、心律失常等血液透析患者,可应用心电监护,随时观察血压变化。透析时改变常规治疗方法,应用容量监测。对血浆蛋白浓度低的患者,应鼓励患者多进食优质动物性蛋白质。透析过程应控制饮食。

(5)及时评估和调整患者的干体重。

(6)血液透析过程应加强观察和护理,防止失血、破膜、溶血和凝血等并发症的发生。

(7)经常、及时给患者进行健康教育,如饮食控制的重要性、低血压的先兆表现、低血压的自我救治以及低血压的自我护理和防范。

(8)有些患者低血压时无明显症状,直到血压降到很低水平时才出现症状,所以透析过程必须严密监测血压。监测血压的时间,应根据患者的个体情况(如老年或儿童、糖尿病患者、体重增长过多的患者、心血管功能及生命体征不稳定患者等)而定。

(三)护理措施

低血压是血液透析过程中最常见的并发症之一,应密切观察,特别是对老年、反应迟钝及病情危重的患者要加强观察,发现低血压应立即治疗和抢救。

(1)给予患者平卧位或适当抬高患者下肢,减慢血液流速,降低超滤率,严重时快速输入生理盐水,待血压恢复正常后,再继续透析。

(2)如患者出现神志不清、呕吐,应立即给予平卧位,头侧向一边,防止窒息。

(3)密切观察血压,根据血压情况增减超滤量。如输入500 mL或更多生理盐水仍不能缓解者,应遵医嘱终止透析,并根据病因给予处理。

(4)如低血压症状明显,患者出现意识不清、烦躁不安时,应先补充生理盐水,再测量血压。如低血压未得到控制,可继续补充生理盐水,给高流量吸氧。如未出现血压下降,仅有肌肉痉挛,可减慢血流量,提高透析液 Na^+ 浓度,减少超滤量或使用高渗药物如50%葡萄糖、10%氯化钠或20%甘露醇。

(5)大多数低血压是由于超滤过多、过快引起的,补充水分后可很快得到纠正。如补充液体后血压仍旧不能恢复,应考虑心脏疾病或其他原因。

(6)患者血压稳定后,在密切观察血压的同时,应重新评估超滤总量。

(7)对透析中出现低血压的患者,要寻找产生低血压的原因并做好宣教。

(8)透析过程出现低血压的患者,应待病情稳定后方能离开医院。注意防止直立性低血压发生。

(9)向患者及家属做好宣教:控制水分、自我护理和安全防范。

(10)注意观察内瘘是否通畅。

二、失衡综合征

失衡综合征是指血液透析中或透析结束后数小时所发生的暂时性以中枢神经系统症状为主的全身症候群,伴有脑电图特征性的改变。它的发生率为 3.4%～20%。

(一)护理评估

(1)对刚开始接受血液透析的患者,特别是血肌酐、尿素水平比较高的患者,应严密监测患者血压变化,注意有无头疼、恶心、呕吐等症状。

(2)对出现神志改变、癫痫发作、反应迟钝者,应加强护理和监测,并及时抢救。

(3)维持性血液透析患者因故中断或减少血液透析,应警惕失衡综合征的发生。

(二)护理措施

失衡综合征是可以预防的,充分合理的诱导透析是减少失衡综合征的主要措施。

(1)建立培训制度,早期进行宣教干预,如对于氮质血症期的患者,要告知早期血液透析的重要性。

(2)首次透析时应使用低效透析器,透析器的面积不宜过大,采用低血流量、短时透析的方法,透析时间<3 小时,同时可根据患者水肿程度、血肌酐和尿素氮生化指标,于次日或隔天透析,逐步过渡到规律性透析。

(3)超滤量不超过 2.0 L。

(4)血液流量<150 mL/min,也可适当降低透析液流量。

(5)密切观察患者血压、神志等症状,防止出现失平衡。出现严重失平衡时,除了做好相应治疗外,必要时终止透析。

(6)症状严重者可提高透析液钠浓度至 140～148 mmol/L。透析过程中静脉点滴高渗糖、高渗钠或 20%甘露醇,是防止发生失衡综合征的有效方法。

(7)对已经发生失衡综合征患者,轻者可缩短透析时间,给予高渗性液体;重者给予吸氧;严重者终止透析治疗,根据患者情况采用必要的抢救措施。

(8)对首次透析、高血压、剧烈头痛的患者,应加强心理上的疏导,避免紧张情绪。如出现呕吐,应立即将头偏向一侧,以防呕吐物进入气管导致窒息。

(9)对于肌肉痉挛、躁动及出现精神异常者,应加强安全防护措施,使用床护栏或约束带,以防止意外。

(10)严密观察患者的生命体征、精神及意识状态。

(11)加强患者宣教和饮食营养管理,指导患者早期、规律、定期、充分血液透析是降低透析并发症的关键。

三、肌肉痉挛

血液透析过程中,大约有 90%的患者出现过肌肉痉挛,大多发生于透析后期。发生肌肉痉挛是提前终止透析的一个重要原因。

(一)护理评估

(1)评估发生肌肉痉挛的诱因。

(2)评估肌肉痉挛部位及肌肉的强硬度。

(3)评估透析液浓度、透析液温度和患者体重增长情况。

(二)预防

(1)对患者进行宣教,控制透析间期的水分增长,体重增加控制在3%～5%。

(2)对反复发生肌肉痉挛的患者应考虑重新评估干体重,并可通过适当提高透析液钠浓度、改变治疗模式(如序贯透析或血液滤过)等,有效预防或降低肌肉痉挛的发生。

(三)护理措施

(1)发生肌肉痉挛时,首先降低超滤速度,减慢血液流速,必要时暂停超滤。

(2)对痉挛处进行按摩,对需要站立才能舒缓疼痛的患者,必须注意患者安全。

(3)因温度过低引起的痉挛,可适当提高透析液温度,但必须确认患者不存在肌肉低灌注。

(4)根据医嘱输入生理盐水或10%氯化钠或10%葡萄糖酸钙等。

(5)使用高钠透析或钠曲线透析可减少低血压的发生,缓解肌肉痉挛症状。

(6)根据发生肌肉痉挛的原因,对患者进行宣教。

四、空气栓塞

血液透析中,空气进入体内引起血管栓塞称为空气栓塞。在当前血液净化设备和技术比较完善的状况下,空气栓塞较少发生。一旦发生空气栓塞常可危及患者生命,应紧急抢救。

(一)护理评估

(1)体外循环血液管路气泡捕获器是否置入空气监测装置。

(2)血液透析结束时全程应用生理盐水回血。

(3)确认体外循环血液管路没有气泡时,才能连接患者。

(4)确认透析器和体外循环血液管路无破损等。

(5)血液透析中心(室)对患者出现空气栓塞的紧急处理预案和抢救物品的准备是否妥当。

(二)预防

空气栓塞是威胁患者生命的严重并发症之一,应以预防为重。护士在各项操作时都应做到仔细认真,必须按照操作规范进行严格核对和检查,以杜绝血液透析时发生空气栓塞。

(1)严禁使用空气监测故障及透析液脱气装置故障的机器。

(2)上机前严格检查透析器和体外循环血液管路有否破损,预冲过程中再次检查破损和漏气。有血路密闭自检的机器,应按流程进行血路密闭自检。

(3)连接患者时,再次检查穿刺针、透析器和体外循环血液管路之间的连接,注意端口间和连接处是否锁住;上机前必须夹闭血路管各分支。

(4)动、静脉壶液面分别调节于壶的3/4处,避免液面过低。

(5)血泵前快速补液时,护士必须守候在旁,补液完毕后及时夹闭血路管输液分支和输液器。

(6)血液透析过程中若发现体外循环血液管路内有气泡,应立即寻找原因,避免空气进入体内。空气若已进入气泡捕获器,机器将会发出警报,并终止血泵运转,同时捕获器下的静脉管路被自动夹闭,操作者切忌将静脉管路从管夹中捡出,否则空气会因压力顺管路进入体内。

（7）若空气已经通过气泡捕获器，可将动、静脉夹闭，将体外循环血液脱机循环，使管路内的气泡循环至动脉壶排气，确认整个体外循环血液管路中没有空气后，再连接患者继续血液透析。

（8）回血操作时必须思想集中，忌用空气回血，应用生理盐水回血，不可违规先打开空气监测阀。血液灌流治疗必须使用空气回血时，必须由两名护士操作，泵速不得超过 100 mL/min；血液进入静脉壶后必须关泵，依靠重力将血液缓慢地回入患者体内，并及时夹闭管夹。

（9）护士在取下中心静脉留置导管的肝素帽或注射器前，确认导管管夹为夹闭状态。

（10）一旦发生空气栓塞，应立即通知医师并按照急救流程进行应急处理。

（三）护理措施

（1）发现空气栓塞后，立即停血泵，夹闭静脉穿刺针，通知医师。

（2）抬高下肢，使患者处于头低足高、左侧卧位，使空气进入右心房顶端并积存在此，而不进入肺动脉和肺。轻拍患者背部，鼓励患者咳嗽，将空气从肺动脉的入口处排出。

（3）高流量吸氧（有条件者给予纯氧）或面罩吸氧。

（4）当进入右心房空气量较多时，影响到心脏排血，应考虑行右心房穿刺抽气。

（5）必要时应用激素、呼吸兴奋剂等。

（6）发生空气栓塞时禁忌心脏按压，避免空气进入肺血管床和左心房。

（7）病情严重者送高压氧舱。

五、电解质紊乱

血液透析过程出现严重的电解质紊乱，往往会危及患者的生命。

（一）护理评估

（1）评估透析液型号、浓度、批号、标识等。

（2）评估透析机电导度的默认值和允许范围。

（3）评估水处理系统的质量。

（4）对"开始透析后不久患者即出现不良反应"应予足够重视，评估患者的主诉和不适症状，及时寻找原因，及时留取血液标本和透析液标本送检。

（二）预防

（1）不同型号的透析液必须有明确、醒目的标识；A、B 液应有明确标识；透析液吸管置入 A、B 液浓缩液桶前必须核对。

（2）透析液配制必须两人核对，并记录；剩余透析液合并时必须两人核对。

（3）新的血液透析机安装和调试后，必须进行生化检测。在血液透析开始后不久（30～60 分钟）即出现不明原因的恶心、头痛、头晕、烦躁等症状时，应尽快进行透析液生化检测。

（4）定期对血液透析机进行维护保养，对监控系统进行检测、校对与定标，以保证血液透析机电导度显示值与实际值的偏差在可接受的范围内。调整浓缩液混合比例泵后，必须进行透析液生化检测后方可进行血液透析。长时间不用的备用机，使用前需消毒和重新检测透析液电解质。

（5）保证透析用水的质量，水处理装置必须按要求定人、定时进行处理和维护，按质控要求定时对水质进行余氯、水质硬度、重金属、细菌等各项指标的检测。

（6）水处理装置日常运行状况由专人负责监管和督查，记录要有监管和督查者双人签名。

（三）护理措施

（1）疑有电解质紊乱时，应立即停止该机的血液透析。寻找原因，安慰患者，降低患者恐惧心理。

（2）留取患者血液标本，立即送检电解质（血清钾、钠、氯、钙和镁），并检测血红蛋白、网织红细胞计数、乳酸脱氢酶等溶血指标。留取透析液标本并送检（血清钾、钠、钙、镁及 pH）。

（3）疑有透析机故障时，必须立即更换透析机；疑有透析液浓度错误时，必须立即更换正常透析液；如发现水处理存在质量问题时，必须停止所有血液透析，严重时应用腹膜透析或 CRRT 过渡，以纠正电解质紊乱。

（4）肉眼观察到患者血液已有溶血时，透析器内和体外循环血液管路中的血液不得回输患者体内。

（5）症状严重时给予吸氧、平卧，低钠时输入高渗盐水，输入新鲜血等。必要时应用皮质激素。

（6）严重溶血时出现高钾血症，应积极组织力量进行抢救和处理。进行有效准确的血液透析治疗，必要时行 CRRT 治疗。在恢复透析 2～3 小时后必须复查患者血液生化，直到患者电解质正常、无心力衰竭、无肺水肿，方可终止透析。

（7）评估、分析事发原因，寻找薄弱环节，完善预防制度。

六、体外循环装置渗血、漏血

体外循环装置渗血、漏血常见于：穿刺点渗血；动、静脉穿刺针脱离血管；体外循环装置连接端口出血；透析器破膜；血路管及透析器外壳破裂等。除了透析器破膜和动、静脉穿刺针脱离血管导致机器报警之外，其他状况的渗、漏血难以被透析机及时监测到，可能滞后报警或不报警，这是血液透析监护装置不尽完善之处。为了弥补这一盲点，需要护士具有高度的责任心，在护理过程中严密观察，才能有效防止体外循环渗血、漏血的发生。因此，预防渗血、漏血的发生，重要的是操作者必须严格执行操作规程和核对制度，加强巡视和病情观察。

（一）穿刺针脱离血管导致出血

1.护理评估

（1）连接患者前再次检查和确认，确保体外循环装置安全可靠。

（2）血液透析过程中加强观察和护理，及时发现和解决问题。

（3）对可能引起体外循环装置漏血的患者，如老年、意识不清、不能配合伴有烦躁者，加强巡视观察和护理，加强沟通或约束，以防穿刺针脱落导致出血等并发症。

2.预防

（1）血液透析过程中，严格巡视和观察穿刺部位是否有出血、渗血等情况。

（2）穿刺时刺入血管的穿刺针应不少于钢针的 4/5。妥善固定穿刺针及血路管，加强观察和宣教，取得患者配合。

（3）告诫患者透析中内瘘穿刺侧手臂不能随意活动，变换体位时请护士协助。

（4）对于意识不清或躁动者，应用约束带将穿刺部位固定并严密观察。

（5）透析过程中穿刺部位不应被棉被包裹。

3.护理措施

（1）发现穿刺点渗血，寻找原因并即刻处理，如压迫、调整针刺位置、调整固定方法等，做好记录。

（2）穿刺针、血路管、透析器端口衔接不严密而引起漏血时，尽快将血路管、透析器端口重新连接并锁紧。各端口连接锁扣时注意不能用力过大,防止锁扣破裂出血。

(3)静脉穿刺针脱离血管会引起机器静脉低限报警,应先消音,仔细检查报警原因,排除问题后再按回车键继续透析;若不查明状况即予以消除警报,机器的静脉压监测软件将会按照静脉压力的在线信号重新设置上下限报警范围,使机器继续运转,将导致患者继续失血:①若静脉穿刺针脱离血管,患者出血量较多或已发生出血性休克,应尽快将体外循环的血液回输给患者,以补充血容量,立即通知医师。②必要时根据医嘱、患者失血情况予以输血、输液、吸氧等对症处理。③血容量补足后可继续血液透析。④做好患者安抚工作,分析原因,进一步完善预防措施。

(4)动脉穿刺针脱离血管将导致患者血液从动脉穿刺点快速渗出,同时空气会被吸入动脉管内,此时机器动、静脉压监测器亦会发出低限警报:①如动脉穿刺针脱离血管,快速压迫动脉穿刺点,消毒后重新做动脉穿刺。若空气已进入透析器,则将空气排出。若发现与处理及时,无需特殊用药处理。②根据患者血压、失血量及时予以输血、输液、吸氧等对症处理。③血容量补足后可继续血液透析。④做好患者安抚工作,分析原因,进一步完善预防措施。

(二)体外循环装置出血

1.护理评估

(1)使用的血路管、透析器应是证照齐全的合格产品。

(2)在引血前应确认装置连接准确。

(3)及时判断出血位置、出血量,评估患者病情。

(4)及时处理和汇报。

2.预防

(1)体外循环装置各端口连接严密。

(2)有血路密闭自检功能的机器,必须进行血路密闭自检。

(3)患者上机后应再次检查血路管、透析器连接端口是否严密,侧支是否夹闭。

(4)复用透析器必须进行破膜测试。

(5)危重患者做好安全防范。

3.护理措施

(1)血路管或透析器外壳破裂时,应及时更换血路管或透析器。

(2)若透析器外壳破裂,造成患者失血较多时,立即将体外循环血液全部回输患者体内或补充血容量。观察患者血压、神志,做好配血、输血、吸氧等。

(3)透析器破裂更换:①预冲新透析器。②关闭血泵,关闭透析液。将透析器破裂端向上,夹闭透析器破裂端穿刺针或导管,取下透析器破裂端连接的血路管,利用重力或压力将透析器内血液缓慢回输患者体内。严格注意无菌操作,防范空气栓塞。③取下破裂透析器,连接新透析器,打开夹子,缓慢开启血液泵和透析液,继续血液透析(注:若按常规回血或输液,血液将会从透析器破口处漏出,增加患者出血量)。

(4)穿刺针保留在原位,根据医嘱进行对症处理。分析原因,完善防范措施。

七、破膜漏血

血液透析机一般采用光电传感器或红外线测量透析液中有无血液有形成分存在。在规定的最大透析液流量下,当每分钟漏血＞0.5 mL 时,漏血报警器发出声光报警,同时自动关闭血泵,并阻止透析液进入透析器。

(一)护理评估

(1)从透析器静脉端出口监测透析液,鉴别真假漏血。

(2)寻找漏血原因,如静脉回路受阻、透析器跨膜压过高、抗凝不当等。

(3)排除假漏血。

(二)预防

(1)使用前加强检查,注意透析器的运输和储存,运输过程应表明"小心轻放",湿膜透析器储存温度不得低于 4 ℃。临床使用时,如透析器不慎跌地或撞击,应先做破膜测试后再使用。

(2)透析器复用时严格按照规定的复用程序操作;建议复用机清洗消毒;冲洗透析器时,要注意透析管路不要扭曲,接头不能堵塞,水压控制在 0.096~0.145 MPa(1.0~1.5 kg/cm²)。

(3)透析器与次氯酸钠等消毒剂在高浓度和长时间接触后对透析膜有损害,易导致破膜。因此,在消毒透析器时消毒剂浓度应按标准配制,不能随意提高浓度。

(4)在血液透析过程中或复用透析器时,避免造成血液侧或透析液侧压力过高的各种可能原因。

(5)复用透析器应做破膜测试;复用透析器储存柜温度为 4~10 ℃,不可低于 4 ℃。

(6)透析机必须定时维护,若漏血监护装置发生故障,应及时修复,排除故障后方可使用。

(三)护理措施

(1)使用前加强检查。

(2)当发生漏血时,做如下处理:①血泵停止运转,透析液呈旁路。②恢复血泵运转,将血流量减至 150 mL/min(血泵运转可保持正压)。③当确认为漏血时,将透析液接头从透析器上返回机器冲洗桥,排尽膜外透析液,防止透析液从破膜处反渗至膜内污染血液。④立即进行回血(同时进行新透析器的预冲准备),回血后更换透析器,继续透析。⑤有报道称,当透析器破膜面积较大时,应弃去透析器内血液。

(3)恢复患者原治疗参数,但中途回血所用生理盐水量应计算于超滤量内。

(4)可根据医嘱,决定是否应用抗生素。

(5)安慰患者,缓解患者紧张情绪。

(6)当机器出现假漏血报警或真漏血不报警时,请工程师检查机器状况。

八、凝血

透析器凝血后可以使透析膜的通透性下降而影响透析效果,严重时可堵塞透析管路造成无法继续透析,导致透析患者的血液大量丢失。

(一)凝血分级指标

0 级:抗凝好,没有或少有几条纤维凝血。

1 级:少有部分凝血或少有几条纤维凝血。

2 级:透析器明显凝血或半数以上纤维凝血。

3 级:严重凝血,必须及时更换透析器及管路。

(二)护理评估

(1)操作者肉眼观察或用生理盐水冲洗后观察,可见血液颜色变深、透析器发现条纹、透析器动静脉端出现血凝块、传感器被血液充满。

(2)体外循环的压力改变:透析器阻塞,引起泵前压力上升,静脉压力下降;静脉壶或静脉穿刺针阻塞,泵前压和静脉压上升;凝血广泛,所有压力均升高。

(三)预防

(1)规范预冲透析器是防止透析器凝血的关键措施之一。

(2)在患者没有出血的状态下,合理规范应用抗凝剂(除非患者病情需要应用无肝素和小剂量肝素治疗)。

(3)维持生命体征的平稳,血液流量能够维持在200~300 mL/min;注意血管通路的准确选择,防止再循环;防止超滤过多、过快,导致血液浓缩。

(4)严密观察血流量、静脉压、跨膜压变化,观察有无血液分层;观察血液、滤器颜色,静脉壶是否变硬,及时发现凝血征兆。

(5)无抗凝、小剂量抗凝或患者有高凝史者,血液透析过程中要保证足够的血液流量;透析过程应间歇(15~30分钟)用生理盐水冲洗透析器及血路管,注意观察血路管及透析器颜色、静脉压力变化等。

(6)建议高凝患者血液透析过程不在体外循环中输血液制品或脂肪制剂,减少促凝因素。

(7)透析器的复用应严格按照质控要求进行,充分氧化残存纤维蛋白,如果透析器残血不能完全清除干净,则应丢弃。

(四)更换透析器护理流程

(1)减慢或停止血泵,向患者做简单说明和心理安慰。

(2)预冲新的透析器。

(3)停止血泵,透析液呈旁路。卸下透析液连接端,夹闭动脉管路,利用压力将透析器内残余血回输患者体内。夹闭静脉端管路,连接循环管路和透析器,打开各端夹子,重新启动血液循环。

(4)根据医嘱确定是否加强抗凝,恢复或重新设置治疗参数。

(5)观察患者对更换透析器的反应,及时做好相应护理记录。

九、溶血

血液透析过程中发生溶血的事件比较少见,但一旦发生溶血,后果严重,危及患者生命。

(一)护理评估

(1)患者的主诉和不适症状,有相关体征和症状时立即通知医师。

(2)透析液型号、浓度;透析机电导度、温度。

(3)水处理系统的质量状况。

(4)血液透析过程有否输血等。

(5)循环血液管路的血液颜色。

(二)预防

(1)严格查对透析液型号。

(2)定期对血液透析机进行维护和检测。透析机出现浓度故障时,维修后必须检测电解质;新的透析机在使用前必须测定电解质2次以上;闲置透析机再使用前,应进行消毒后测定透析液电解质;患者在血液透析过程中出现发热等症状时应及时测试透析液温度;定期对血泵进行矫正和检测。

(3)加强对水处理系统的管理,定期对水质进行检测,定期更换活性炭。

(4)严格重复使用制度,复用透析器时上机前充分预冲并检测消毒剂残余量。

(5)严格执行查对制度,杜绝异型输血的发生。

(三)护理措施

(1)一旦发现溶血,必须立即关闭血泵、夹住体外循环血液管路,并终止透析;通知医师,寻找原因。

(2)留取患者血液标本,立即送检电解质(血清钾、钠、氯、钙和镁),并检测血红蛋白含量、网织红细胞计数、乳酸脱氢酶等溶血指标;留取透析液标本送检(钾、钠、钙、镁及 pH)。

(3)如确诊溶血,丢弃透析器及体外循环血液管路中的血液。

(4)给予患者吸氧、平卧、心理安慰,严密观察患者生命体征。

(5)当出现严重高钾血症或伴有低钠血症时,必须重新建立体外循环,进行有效血液透析,纠正电解质紊乱;当水处理系统发生故障且不能很快修复时,患者出现严重电解质紊乱,需以 CRRT 过渡,及时挽救患者生命。

(6)及时处理相关并发症如低血压、脑水肿、高血钾等,及时纠正贫血,必要时输注新鲜血液。

(7)评估、分析事发原因,寻找薄弱环节,完善预防制度。

十、发热

血液透析中的发热是指在透析过程中或结束后出现发热,原因有热源反应、各种感染、输血反应、高温透析及原因不明的发热等。

(一)护理评估

(1)血液透析治疗之前应了解患者透析间期是否有发热现象,是否存在感染、感冒、咳嗽等,并测量体温。

(2)评估留置导管患者局部伤口是否清洁、干燥,导管出口处是否存在渗血、渗液、红肿等现象,透析间期和透析前后是否有发冷、寒战等。

(3)检查体外循环血液管路、透析器、采血器、生理盐水等消毒有效期,注意外包装无破损等。

(4)合理评估血液透析过程中无菌操作技术是否存在缺陷等。

(5)评估水处理系统的维护质量和检测方法。

(二)预防

(1)严格遵守无菌技术操作规程,杜绝因违反操作规程而发生的感染,并随时观察、及时处理。

(2)对疑似感染或深静脉留置导管患者上机前必须先测量体温。如发现患者已有发热,应由医师确认原因给予治疗后再行血液透析。

(3)一旦发热,应立即查找原因,如为器械污染或疑似污染,应立即更换。

(4)加强水处理系统的管理和监测。

(三)护理措施

(1)做好心理护理,缓解患者紧张焦虑情绪。

(2)密切观察患者体温、脉搏、呼吸、血压等生命体征的变化,根据医嘱采用物理或药物等降温方法。

(3)遵医嘱对体温>39 ℃者给予物理降温、降低透析液温度或药物治疗,服用退热剂后应密切注意血压变化,防止血压下降。降温后 30 分钟需复测体温并详细记录。

(4)对畏寒、寒战的患者应注意保暖,并注意穿刺部位的安全、固定,防止针头滑脱。

(5)患者出现恶心、呕吐时,应让其头偏向一侧,避免呕吐物进入气道引起窒息。

(6)高热患者由于发热和出汗,超滤量设定不宜过多,必要时加以调整。

(7)为了维持一定的血药浓度,发热患者的抗生素应根据药代动力学原理给予合理应用,大多数药物应在血液透析结束后使用,确保疗效。

(8)血液透析结束后再次测量体温。

(9)做好高热护理的宣教和指导,嘱患者发生特殊情况及时就医。

十一、高血压和高血压危象

血液透析过程中出现的高血压往往发生于血液透析过程中或透析结束后,表现:①平均动脉压较透析前增高≥2.0 kPa(15 mmHg)。②超滤后 2～3 小时,血压升高。③血液透析结束前30～60 分钟,出现血压增高。

(一)护理评估

(1)监测血压,透析过程中,当患者动脉压较透析前增高≥2.0 kPa(15 mmHg)时,应加强观察和护理。

(2)再次检测和确认透析液温度、电导度、超滤量、钠曲线、干体重等。

(3)患者出现头晕、与平时不同的头痛、恶心、呕吐、活动不灵、肢体无力、肢体麻木或突然感到一侧面部或手脚麻木等时,要注意因为高血压引起的脑卒中。

(二)预防

血液透析过程中避免出现高血压,预防工作很重要。

(1)全面评估患者病情和生活环境,根据患者实际情况进行积极的宣传教育。戒烟、戒酒,控制钠盐,每天摄入 4～5 g;透析间期体重增加控制在 3%～5%;维持合理的运动和良好的生活习惯。

(2)嘱患者按时血液透析。

(3)按照医嘱及时合理应用药物,有条件者每天早、中、晚各测量血压一次。

(4)利用血液透析治疗的先进模式,如调钠透析、钠曲线透析、序贯透析或血容量监测等程序,防止和减少高血压的发生率。

(5)加强对高血压患者的监测和护理,防止高血压危象及脑卒中。

(三)护理措施

高血压是血液透析过程中最常见的并发症之一,应密切观察并积极处理。

(1)血液透析过程中患者血压有上升趋势时,应加强观察和护理。

(2)进行心理疏导,缓解患者紧张情绪。

(3)根据患者血压,应用透析程序如调钠、序贯、容量监测等,合理超滤和达到干体重。

(4)根据医嘱及时应用降压药物,并注意药物的应用规则,如浓度、滴速、避光等。

(5)血液透析过程中出现高血压,进行治疗后应再测血压,待患者血压平稳后才可离开。

(6)出现高血压并发脑卒中时,注意下列护理:①患者绝对卧床,保持安静,控制情绪;对神志不清的患者注意安全护理;病情严重时及时通知家属并进行沟通。②危重患者减少搬动,给予吸氧、心电监护,必要时脑部用冰帽冷敷。③根据医嘱及时给予治疗,应用降压药物时应严格注意血压变化和药物滴速,防止血压波动;注意血管通路的保护,防止通路滑脱或出血;患者出现剧烈头痛、呕吐等神经系统改变时,应立即头侧向一边,及时清除呕吐物,保持气道通畅,必要时停止血液透析;停止血液透析前根据医嘱应用肝素拮抗剂,防止抗凝剂造成出血。

据报道,加强健康教育,限制水钠、调整透析处方、控制干体重增长、合理应用降压药是减少血液透析过程中发生高血压的主要方法。

十二、心力衰竭

血液透析过程出现心力衰竭较为少见,但是不少患者因为疾病因素加上情绪激动、烦躁、紧张、高血压等,在透析过程中或尚未透析时出现心力衰竭。

(一)护理评估

(1)透析前严格查体,评估患者的体重增长、血压情况及心功能状况。

(2)评估患者的情绪和心理状况,消除其抑郁、紧张情绪。

(3)评估患者血管通路的流量,对高位或严重扩张的动静脉内瘘进行监测和护理观察。

(4)对贫血及严重营养不良者进行干预。

(二)预防及护理

(1)患者取坐位或半卧位,两腿下垂,以减少回心血量。对诱发原因进行及时了解,稳定患者情绪,防止坠床和导管脱落。

(2)高流量吸氧,必要时给予 20%～30%乙醇湿化吸氧。

(3)立即给予单纯超滤,排出体内多余的水分。

(4)血流量控制在 150～200 mL/min,以免增加心脏负担。

(5)根据医嘱给予强心和血管扩张药。

(6)向患者做好解释工作,减轻患者的恐惧和焦虑情绪,减轻心脏负担,降低心肌的耗氧量。

(7)充分血液透析,严格控制水分,对有营养不良和低蛋白血症的患者应鼓励其摄入高蛋白质饮食。

十三、恶心、呕吐

恶心为上腹部不适、紧迫欲吐的感觉,呕吐是胃或部分小肠内容物通过食管逆流经口腔排出体外的现象。恶心常为呕吐的前期表现,常伴有面色苍白、出汗、流涎、血压下降等,但也可只有恶心没有呕吐,或只有呕吐没有恶心。在血液透析急性并发症中,恶心、呕吐较为常见,发生率为10%～15%。

(一)护理评估

(1)透析前严格查体,了解个体透析前已有的症状与体征,并初步评估导致此症状与体征的原因。

(2)透析前严格执行透析机的自检程序,确保各项透析安全界限在正常范围,各程序均在正常透析状态。

(3)每天检查水处理系统的总氯、余氯、水质硬度;每月检测内毒素一次;每年检测重金属一次;保持水质良好。

(4)详细了解患者的饮食与精神状态,加强沟通与宣教。

(5)加强患者透析中的监测、观察,及时发现呕吐先兆,对症处理,减轻患者痛苦。

(二)预防

恶心、呕吐不是一个独立的并发症,由很多因素所致,应密切观察。特别是刚进入透析治疗阶段的患者、老年患者、反应迟钝及病情危重的患者更应加强观察,及时干预、治疗以预防相关并发症。

(1)严格处理透析用水及透析液,严密监测,保证透析用水的纯度。水质各项指标均在正常范围,杜绝透析液连接错误。

(2)严格控制超滤量和超滤率,根据恶心、呕吐的原因,采取干预措施:控制患者透析间期的体重增长,防止因超滤过多、过快导致低血压而出现恶心、呕吐症状;透析前减少降压药、胰岛素用量,防止透析中出现低血压、低血糖;定期评估干体重。

(3)加强健康教育,特别是个体化、针对性的健康教育,帮助患者适应透析生活。

(4)严格按照操作规程进行规范化操作,可有效减少各类并发症的发生。

(三)护理措施

(1)患者出现恶心、呕吐时,立即停止超滤,减慢血液流速,头偏向一侧,及时清理呕吐物,避免呕吐物进入气管引起窒息。

(2)如果患者血压低、大汗,应监测血压、血糖等情况,根据患者的病情补充生理盐水或高渗糖、高渗钠等。

(3)按压合谷穴可缓解恶心、呕吐症状。

(4)严格观察患者,注意呕吐的量、性状、气味、呕吐方式及特征,及时报告医师,采取相应措施。注意根据呕吐量减少超滤量,必要时及时下机。

十四、心律失常

维持性血液透析(MHD)患者由于存在心脏结构和功能的改变以及内环境的异常,心律失常是常见的并发症。Rubin 等报告透析患者心律失常发生率为 50%,是维持性血液透析患者发生猝死的重要原因之一。

(一)护理评估

(1)透析过程中定时观察患者的症状,一旦发现有心律失常,立即行心电监护和心电图检查,确定心律失常类型,并记录发生的时间。

(2)早期认识心律失常的伴随症状,如胸闷、心悸、胸痛、头昏、头痛、恶心、呕吐、出汗等。

(3)了解透析患者有无心脏疾病、有无严重贫血、是否服用洋地黄类药物等。

(4)了解患者相关检查结果,如电解质、酸碱平衡情况等。

(5)加强对高危患者的基础疾病和生命体征的密切观察,如老年患者、儿童、初次透析及心功能不全患者等。

(二)预防

(1)老年人、超滤脱水量大、严重贫血、既往有心肌缺血病史者,易在透析中发生心律失常,且多发生在透析后 2～5 小时,以室性期前收缩最多见。

(2)宣教患者控制透析间期体重增长,避免超滤脱水过多、过快,以免血管再充盈速率低于超滤率,血容量快速下降,使原有的心肌缺血进一步加重。必要时增加透析次数或采用序贯透析法。

(3)透析过程中应严密监测患者的临床表现,如出现心悸、胸闷、心前区疼痛、头晕、出汗、躁动等症状时应考虑低血压可能,及时停止超滤,减慢血流速度,迅速补充血容量,使用抗心律失常药物或回血终止透析。

（4）及时纠正患者的营养不良和贫血,提高其免疫力及生命质量,增强患者对透析的耐受性。

（5）对透析中出现心律失常的患者,透前需了解患者电解质、酸碱平衡、心电图等检查结果;应用碳酸氢盐透析液及生物相容性好的透析膜,透析开始时预防性吸氧,超滤速度适当,可减少心律失常的发生;根据患者心脏功能合理调整透析中血流量,反复发生心律失常者改用腹膜透析。

对透析中出现的心律失常要积极寻找原因,消除诱因,必要时采用药物治疗。只有这样,才能有效降低心律失常的发生,提高透析患者的生活质量。

（三）护理措施

（1）加强心理护理,缓解患者的紧张情绪。

（2）加强生命体征的观察,倾听患者的主诉,一旦发现脉律不齐、脉搏无力、脉率增快、血压下降,应减慢血流量,降低超滤率或暂停超滤,给予吸氧,通知医师及时处理。

（3）密切观察胸闷、气促等症状有无好转或恶化,观察神志、生命体征、心率和心律变化,尤其是中后期心率、心律、血压的观察尤为重要,症状加重时应终止治疗。

（4）对老年、儿童、初次透析患者及心功能不佳者、动脉硬化性冠心病患者,应注意控制血流量和超滤量,给予吸氧,减轻心脏负担。

（5）做好患者宣教,指导患者做好自我护理。

（赵顺芝）

第五章

心内科护理

第一节 先天性心脏病

先天性心脏病简称先心病,是胎儿时期心脏血管发育异常而致的畸形,是小儿时期最常见的心脏病。根据左右心腔或大血管间有无直接分流和临床有无青紫,可将先心病分为三大类:①左向右分流型(潜伏青紫型),常见有室间隔缺损、房间隔缺损、动脉导管未闭。②右向左分流型(青紫型),常见有法洛四联症和大动脉错位。③无分流型(无青紫型),常见有主动脉缩窄和肺动脉狭窄。

小儿先天性心脏病中最常见的是室间隔缺损、房间隔缺损、动脉导管未闭、肺动脉狭窄、法洛四联症和大动脉错位。

一、临床特点

(一)室间隔缺损

室间隔缺损(VSD)为小儿最常见的先天性心脏病,缺损可单独存在,亦可为其他畸形的一部分。按缺损部位可分为室上嵴上方、室上嵴下方、三尖瓣后方、室间隔肌部四种类型。临床症状与缺损大小及肺血管阻力有关。大型 VSD(缺损 1～3 cm 者)可继发肺动脉高压,当肺动脉压超过主动脉压时,造成右向左分流而产生发绀,称为艾森曼格综合征。

1.症状

小型室间隔缺损可无症状;中型室间隔缺损易患呼吸道感染,或在剧烈运动时发生呼吸急促,生长发育多为正常,偶有心力衰竭;大型室间隔缺损在婴幼儿时期由于缺损较大,左向右分流量多超过肺循环量的 50%,使体循环内血量显著减少,而肺循环内明显充血,可于生后 1～3 个月即发生充血性心力衰竭,平时反复呼吸道感染、肺炎、哭声嘶哑、喂养困难、乏力和多汗等,并有生长发育迟缓。

2.体征

心前区隆起;胸骨左缘 3～4 肋间可闻及 3～4 级全收缩期杂音,在心前区广泛传导;肺动脉第二心音显著增强或亢进。

3.辅助检查

(1)X射线检查:肺充血,心脏左室或左右室大;肺动脉段突出,主动脉结缩小。

(2)心电图:小型室间隔缺损,心电图多数正常;中等大小室间隔缺损示左心室增大或左右心室增大;大型室间隔缺损或有肺动脉高压时,心电图示左右心室增大。

(3)超声心动图:室间隔回声中断征象,左右心室增大。

(二)房间隔缺损

房间隔缺损(ASD)按病理解剖分为继发孔(第二孔)缺损和原发孔(第一孔)缺损,以继发孔缺损为多见。继发孔缺损是较常见的先天性心脏病之一,以女性较多见,缺损位于房间隔中部卵圆窝处,血流动力学特点为右心室舒张期负荷过重。原发孔缺损位于房间隔下端,是心内膜垫发育障碍未能与第一房间隔融合,常合并二尖瓣裂缺。

1.症状

在初生后及婴儿期大多无症状,偶有暂时性青紫。年龄稍大,症状渐渐明显,患儿发育迟缓,体格瘦小,易反复呼吸道感染,活动耐力减低,有劳累后气促、咳嗽等症状。左胸部常隆起,一般无青紫或杵状指(趾)。

2.体征

胸骨左缘第2~3肋间闻及柔和的喷射性收缩期杂音,肺动脉瓣区第二心音可增强或亢进、固定分裂。

3.辅助检查

(1)X射线检查:右心房、右心室扩大,主动脉结缩小,肺动脉段突出,肺血管纹理增多,肺门舞蹈。

(2)心电图:电轴右偏,完全性或不完全性右束支传导阻滞,右心房、右心室增大;原发孔ASD常见电轴左偏及心室肥大。

(3)超声心动图:右心房右心室增大,右心室流出道增宽,室间隔与左心室后壁呈同向运动。二维切面可显示房间隔缺损的位置及大小。

(三)动脉导管未闭

动脉导管未闭(PDA)是临床较常见的先天性心脏病,女性多于男性。开放的动脉导管位于肺总动脉分叉与主动脉之间,有管型、漏斗型和窗型,以漏斗型为多见。

1.症状

导管较细时,临床无症状。导管较粗时临床表现为反复呼吸道感染、肺炎,发育迟缓,早期即可发生心力衰竭。重症病例常有呼吸急促、心悸。临床无青紫,但若合并肺动脉高压,即出现青紫。

2.体征

胸骨左缘第2肋间可闻及粗糙、响亮、机器样的连续性杂音,向心前区、颈部及左肩部传导,肺动脉第二音亢进。脉压增宽,出现股动脉枪击音、毛细血管搏动和水冲脉。

3.辅助检查

(1)X射线检查:分流量小者,心影正常;分流量大者,多见左心房、左心室增大,主动脉结增宽,可有漏斗征,肺动脉段突出,肺血增多,重症病例左右心室均肥大。

(2)心电图:左心房、左心室增大或双心室肥大。

(3)超声心动图:左心房、左心室大,肺动脉与降主动脉之间有交通。

(四)法洛四联症

法洛四联症(TOF)是临床上最常见的发绀型先天性心脏病,病变包括肺动脉狭窄、室间隔缺损、主动脉骑跨及右心室肥大,其中肺动脉狭窄程度是决定病情严重程度的主要因素。主动脉骑跨及室间隔缺损存在使体循环血液中混有静脉血,临床上出现发绀与缺氧,并代偿性引起红细胞增多现象。

1.症状

发绀是主要症状,它出现的时间早、晚和程度与肺动脉狭窄程度有关,多见于毛细血管丰富的浅表部位,如唇、指(趾)甲床、球结膜等。患儿活动后有气促、易疲劳、蹲踞等;并常有缺氧发作,表现为呼吸加快、加深,烦躁不安,发绀加重,持续数分钟至数小时,严重者可表现为神志不清,惊厥或偏瘫,死亡。发作多在清晨、哭闹、吸乳或用力后诱发,发绀严重者常有鼻出血和咯血。

2.体征

生长发育落后,全身发绀,眼结膜充血,杵状指(趾);多有行走不远自动蹲踞姿势或膝胸位。胸骨左缘第 2～4 肋间闻及粗糙收缩期杂音;肺动脉第二心音减弱。

3.辅助检查

(1)X 射线检查:心影呈靴形,上纵隔增宽,肺动脉段凹陷,心尖上翘,肺纹理减少,右心房、右心室肥厚。

(2)心电图:电轴右偏,右心房、右心室肥大。

(3)超声心动图:显示主动脉骑跨及室间隔缺损,右心室流出道、肺动脉狭窄,右心室内径增大,左心室内径缩小。

(4)血常规:血红细胞增多,一般在 $5.0×10^{12}～9.0×10^{12}$,血红蛋白 170～200 g/L,红细胞容积60%～80%。当有相对性贫血时,血红蛋白低于 150 g/L。

二、护理评估

(一)健康史

了解母亲妊娠史,在孕期最初 3 个月内有无病毒感染、放射线接触和服用过影响胎儿发育的药物,孕母是否有代谢性疾病。患儿出生有无缺氧、心脏杂音,出生后各阶段的生长发育状况。是否有下列常见表现:喂养困难,哭声嘶哑,易气促、咳嗽,青紫,蹲踞现象,突发性晕厥。

(二)症状、体征

评估患儿的一般情况,生长发育是否正常,皮肤发绀程度,有无气急、缺氧、杵状指(趾),有无哭声嘶哑,有无蹲踞现象,胸廓有无畸形。听诊心脏杂音位置、性质、程度,尤其要注意肺动脉第二心音的变化。评估有无肺部啰音及心力衰竭的表现。

(三)社会、心理状况

评估家长对疾病的认知程度和对治疗的信心。

(四)辅助检查

了解并分析 X 射线、心电图、超声心动图、血液等检查结果。较复杂的畸形者还应了解心导管检查和心血管造影的结果。

三、常见护理问题

(一)活动无耐力

活动无耐力与氧的供需失调有关。

(二)有感染的危险

有感染的危险与机体免疫力低下有关。

(三)营养失调

低于机体需要量,与缺氧使胃肠功能障碍、喂养困难有关。

(四)焦虑

焦虑与疾病严重,花费大,预后难以估计有关。

(五)合作性问题

脑血栓、脑脓肿、心力衰竭、感染性心内膜炎、晕厥。

四、护理措施

(1)休息:制订适合患儿活动的生活制度,轻症或无症状者与正常儿童一样生活,但要避免剧烈活动;有症状患儿应限制活动,避免情绪激动和剧烈哭闹;重症患儿应卧床休息,给予妥善的生活照顾。

(2)饮食护理:给予高蛋白、高热量、高维生素饮食,适当限制食盐摄入,并给予适量的蔬菜类粗纤维食品,以保证大便通畅。重症患儿喂养困难,应有耐心,少量多餐,以免导致呛咳、气促、呼吸困难等,必要时从静脉补充营养。

(3)预防感染:病室空气清新,穿着衣服冷热要适中,防止受凉,应避免与感染性疾病患儿接触。

(4)注意心率、心律、呼吸、血压变化,必要时使用监护仪监测。

(5)防止法洛四联症:患儿因哭闹、进食、活动、排便等引起缺氧发作,一旦发生可立即置于胸膝卧位,吸氧,遵医嘱应用普萘洛尔、吗啡和纠正酸中毒。

(6)青紫型先天性心脏病患儿由于血液黏稠度高,暑天、发热、吐泻时体液量减少,加重血液浓缩,易形成血栓,有造成重要器官栓塞的危险,因此应注意多饮水,必要时静脉输液。

(7)合并贫血者可加重缺氧,导致心力衰竭,须及时纠正。

(8)合并心力衰竭者按心力衰竭护理。

(9)做好心理护理关心患儿,建立良好护患关系,充分理解家长及患儿对检查、治疗、预后的期望心理,介绍疾病的有关知识、诊疗计划、检查过程、病室环境,消除恐惧心理。

(10)健康教育:①向家长讲述疾病的相关护理知识和各种检查的必要性,以取得配合。②指导患儿及家长掌握活动种类和强度。③告知家长如何观察病情变化,一旦发现异常(婴儿哭声无力,呕吐,不肯进食,手脚发软,皮肤出现花纹,较大患儿自诉头晕等),应立即呼叫。④向患儿及家长讲述重要药物如地高辛的作用及注意事项。

五、出院指导

(1)饮食宜高营养、易消化,少量多餐。人工喂养儿用柔软的奶头孔稍大的奶嘴,每次喂奶时间不宜过长。

（2）休息：根据耐受力确立适宜的活动，以不出现乏力、气短为度，重者应卧床休息。

（3）避免感染：居室空气新鲜，经常通风，不去公共场所、人群集中的地方。注意气候变化及时添减衣服，预防感冒。按时预防接种。

（4）发热、出汗时要给足水分，呕吐、腹泻时应到医院就诊补液，以免血液黏稠而发生脑血栓。

（5）保证休息，避免哭闹，减少外界刺激以预防晕厥的发生。当患儿在吃奶、哭闹或活动后出现气急、青紫加重或年长儿诉头痛、头晕时，应立即将患儿取胸膝卧位并送医院。

（王黎明）

第二节　原发性高血压

原发性高血压是以血压升高为主要临床表现但原因不明的综合征，通常简称为高血压。高血压是导致充血性心力衰竭、卒中、冠心病、肾衰竭、夹层动脉瘤的发病率和病死率升高的主要危险性因素之一，严重影响人们的健康和生活质量，是最常见的疾病，防治高血压非常必要。

一、血压分类和定义

目前，我国采用国际上统一的血压分类和标准，将18岁以上成人的血压按不同水平分类（表5-1），高血压定义为收缩压≥18.7 kPa(140 mmHg)和/或舒张压≥12.0 kPa(90 mmHg)，根据血压升高水平，又进一步将高血压分为1、2、3级。

表 5-1　血压的定义和分类(WHO/ISH,1999 年)

类别	收缩压(mmHg)		舒张压(mmHg)
理想血压	<120	和	<80
正常血压	<130	和	<85
正常高值	130～139	或	85～89
高血压			
1级(轻度)	140～159	或	90～99
亚组：临界高血压	140～149	或	90～94
2级(中毒)	160～179	或	100～109
3级(重度)	≥180	或	≥110
单纯收缩期高血压	≥140	和	<90
亚组：临界收缩期高血压	140～149	和	<90

注：当患者的收缩压和舒张压分属不同分类时，应当用较高的分类。

二、病因

（一）遗传

高血压具有明显的家族性，父母均为高血压者其子女患高血压的概率明显高于父母均无高血压者的概率。约 60% 高血压患者可询问到有高血压家族史。

(二)饮食

膳食中钠盐摄入量与人群血压水平和高血压病患病率呈正相关。摄盐越多,血压水平和患病率越高,钾摄入量与血压呈负相关,限制钠补充钾可使高血压患者血压降低。钾的降压作用可能是通过促进排钠而减少细胞外液容量。有研究表明膳食中钙不足可使血压升高。大量研究显示高蛋白质摄入、饮食中饱和脂肪酸或饱和脂肪酸/不饱和脂肪酸比值较高、饮酒量过多都属于升压因素。

(三)精神

城市脑力劳动者高血压患病率超过体力劳动者,从事精神紧张度高的职业者发生高血压的可能性较大,长期生活在噪声环境中听力敏感性减退者患高血压也较多。高血压患者经休息后往往症状和血压可获得一定改善。

(四)肥胖

超重或肥胖是血压升高的重要危险因素。一般采用体重指数(BMI),即体重(kg)/身高(m)^2(以 20~24 为正常范围)。血压与 BMI 呈显著正相关。肥胖的类型与高血压发生关系密切,向心性肥胖者容易发生高血压,表现为腰围往往大于臀围。

(五)其他

服避孕药妇女容易出现血压升高。一般在终止服用避孕药后 3~6 个月血压常恢复正常。阻塞性睡眠呼吸暂停综合征(OSAS)是指睡眠期间反复发作性呼吸暂停。OSAS 常伴有重度打鼾,患此病的患者常有高血压。

三、发病机制

原发性高血压的发病机制至今还没有一个完整统一的认识。目前认为高血压的发病机制集中在以下几个方面。

(一)交感神经系统活性亢进

已知反复的精神刺激与过度紧张可以引起高血压。长期处于应激状态如从事驾驶员、飞行员、等职业者高血压患病率明显增高。当大脑皮质兴奋与抑制过程失调时,交感神经和副交感神经之间的平衡失调,交感神经兴奋性增加,其末梢释放去甲肾上腺素、肾上腺素、多巴胺、血管升压素等儿茶酚胺类物质增多,从而引起阻力小动脉收缩增强,使血压升高。

(二)肾素-血管紧张素-醛固酮系统(RAAS)激活经典的 RAAS

肾小球旁细胞分泌的肾素,激活从肝脏产生的血管紧张素原转化为血管紧张素Ⅰ,然后再经肺循环中的血管紧张素转换酶(ACE)的作用转化为血管紧张素Ⅱ。血管紧张素Ⅱ作用于血管紧张素Ⅱ受体,有如下作用:①直接使小动脉平滑肌收缩,外周阻力增加;②刺激肾上腺皮质球状带,使醛固酮分泌增加,致使肾小管远端集合管的钠重吸收加强,导致水、钠潴留;③交感神经冲动发放增加使去甲肾上腺素分泌增加。以上作用均可使血压升高。近年来发现血管壁、心脏、脑、肾脏及肾上腺中也有 RAAS 的各种组成成分。局部 RAAS 各成分对心脏、血管平滑肌的作用,可能在高血压发生和发展中有更大影响,占有十分重要的地位。

(三)其他

细胞膜离子转运异常可使血管收缩反应性增强和平滑肌细胞增生与肥大,血管阻力增高;肾脏潴留过量摄入的钠盐,使体液容量增大,机体为避免心排血量增高使组织过度灌注,全身阻力小动脉收缩增强,导致外周血管阻力增高;胰岛素抵抗所致的高胰岛素血症可使电解质代谢发生障碍,还使血管对体内升压物质反应性增强,血液中儿茶酚胺水平增加,血管张力增高,从而使血压升高。

四、病理生理和病理解剖

高血压病的早期表现为全身细小动脉的间歇性痉挛,仅有主动脉壁轻度增厚,全身细小动脉和脏器无明显的器质性改变,患者多无明显症状。如病变持续,可导致许多脏器受累,最重要的是心、脑、肾组织的病变。

(一)心脏

心脏主要表现为左心室肥厚和扩大,病变晚期可导致心力衰竭。这种由高血压引起的心脏病称为高血压性心脏病。长期高血压还可引起冠状动脉粥样硬化。

(二)脑

由于脑细小动脉的长期硬化和痉挛,使动脉壁缺血、缺氧而通透性增高,容易形成微小动脉瘤,当血压突然升高时,微小动脉瘤破裂,从而发生脑出血。高血压可促使脑动脉发生粥样硬化,导致脑血栓形成。

(三)肾脏

细小动脉硬化引起的缺血使肾小球缺血、变性、坏死,继而纤维化及玻璃样变,并累及相应的肾小管,使之萎缩、消失,间质出现纤维化。因残存的肾单位越来越少,最终导致肾衰竭。

五、临床表现

(一)症状

大多数患者早期症状不明显,常见症状有头痛、头晕、耳鸣、眼花、乏力、心悸,还有的表现为失眠、健忘、注意力不集中、情绪易波动或发怒等。经常在体检或其他疾病就医检查时发现血压升高。血压升高常与情绪激动、精神紧张、体力活动有关,休息或去除诱因血压可下降。

(二)体征

血压受昼夜、气候、情绪、环境等因素影响波动较大。一般清晨起床活动后血压迅速升高,夜间血压较低;冬季血压较高,夏季血压较低;情绪不稳定时血压高;在医院或诊所血压明显增高,在家或医院外的环境中血压低。体检时可听到主动脉瓣区第二心音亢进、收缩期杂音,长期高血压时有心尖冲动明显增强,搏动范围扩大以及心尖冲动左移体征,提示左心室增大。

(三)恶性或急进性高血压

表现为患者发病急骤,舒张压多持续在 17.3～18.7 kPa(130～140 mmHg)或更高。常有头痛、视力模糊或失明,视网膜可发生出血、渗出及视盘水肿,肾脏损害突出,持续蛋白尿、血尿及管型尿;病情进展迅速,如不及时治疗,易出现严重的脑、心、肾损害,发生脑血管意外、心力衰竭和尿毒症,最后多因尿毒症而死亡,但也可死于脑血管意外或心力衰竭。

六、并发症

(一)高血压危象

在情绪激动、精神紧张、过度劳累、寒冷等诱因作用下,小动脉发生强烈痉挛,血压突然急剧升高,收缩压可达 34.7 kPa(260 mmHg)、舒张压可达 16.0 kPa(120 mmHg)以上,影响重要脏器血液供应而出现危急症状,在高血压的早、中、晚期均可发生。患者出现头痛、恶心、呕吐、烦躁、心悸、出汗、视力模糊等征象,伴有椎-基底动脉、视网膜动脉、冠状动脉等累及的缺血表现。

(二)高血压脑病

高血压脑病发生在重症高血压患者,是指血压突然或短期内明显升高,由于过高的血压干扰了脑血管的自身调节机制,脑组织血流灌注过多造成脑水肿。出现中枢神经功能障碍征象。临床表现为弥漫性严重头痛、呕吐、烦躁、意识模糊、精神错乱、局灶性或全身抽搐,甚至昏迷。

(三)主动脉夹层

主动脉夹层指主动脉腔内的血液通过内膜的破口进入主动脉壁中层而形成的血肿,夹层分离突然发生时多数患者突感胸部疼痛,向胸前及背部放射,随夹层涉及范围而可以延至腹部、下肢及颈部。疼痛剧烈难以忍受,起病后即达高峰,呈刀割或撕裂样。突发剧烈的胸痛常误诊为急性心肌梗死。高血压是导致本病的重要因素。患者因剧痛而有休克外貌、焦虑不安、大汗淋漓、面色苍白、心率加速,从而使血压增高。

(四)其他

其他并发症可并发急性左心衰竭、急性冠脉综合征、脑出血、脑血栓形成、腔隙性脑梗死、慢性肾衰竭等。

七、辅助检查

(一)测量血压

定期测量血压是早期诊断高血压和评估严重程度的主要方法,采用经验证合格的水银柱或电子血压计,测量安静休息坐位时上臂肱动脉处血压,必要时还应测量平卧位和站立位血压。但须在未服用降压药物情况下的不同时间测量 3 次血压,才能确诊。对偶有血压超出正常值者,需定期重复测量后确诊。通常在医疗单位或家中随机测血压的方式不能可靠地反映血压的波动和在休息、日常活动状态下的情况。近年来,24 小时动态血压监测已逐渐应用于临床及高血压的防治工作上。一般监测的时间为 24 小时,测压时间间隔为 15～30 分钟,可较为客观和敏感地反映患者的实际血压水平,可了解血压的昼夜变化节律性和变异性,估计靶器官损害与预后,比随机测血压更为准确。动态血压监测的参考标准正常值为:24 小时低于 17.3/10.7 kPa(130/80 mmHg),白天低于 18.0/11.3 kPa(135/85 mmHg),夜间低于 16.7/10.0 kPa(125/75 mmHg)。正常血压波动夜间 2～3 时处于血压最低,清晨迅速上升,上午 6～10 时和下午 4～8 时出现两个高峰,尔后缓慢下降。高血压患者的动态血压曲线也类似,但波动幅度较正常血压时大。

(二)体格检查

除常规检查外还有身高,体重,双上肢血压,颈动脉及上下肢动脉搏动情况,颈、腹部血管有无杂音,腹主动脉搏动,肾增大,眼底等的情况。

(三)尿液检查

通过肉眼观察尿的颜色、透明度、有无血尿;测比重、pH、糖和蛋白含量,并作镜下检验。尿比重降低(<1.010)提示肾小管浓缩功能障碍。正常尿液 pH 为 5～7,原发性醛固酮增多症尿呈酸性。

(四)血生化检查

空腹血糖、血钾、肌酐、尿素氮、尿酸、胆固醇、甘油三酯、低密度脂蛋白、高密度脂蛋白等。

(五)超声心动图

超声心动图能更为可靠地诊断左心室肥厚,测定计算所得的左心室重量指数(LVMI),是一项反映左心室肥厚及其程度的较为准确的指标,与病理解剖的相关性和符合率好。超声心动图还可评价高血压患者的心功能,包括左心室射血分数、收缩功能、舒张功能。

(六)眼底检查

眼底检查可见血管迂曲,颜色苍白,反光增强,动脉变细,视网膜渗出、出血、视盘水肿等。眼底改变可反映高血压的严重程度,分为4级:Ⅰ级,动脉出现轻度硬化、狭窄、痉挛、变细;Ⅱ级,视网膜动脉中度硬化、狭窄,出现动脉交叉压迫,静脉阻塞;Ⅲ级,动脉中度以上狭窄伴局部收缩,视网膜有棉絮状渗出、出血和水肿;Ⅳ级,出血或渗出物伴视盘水肿。高血压眼底改变与病情的严重程度和预后密切相关。

(七)胸透或胸片、心电图

胸透或胸片、心电图对诊断高血压及评估预后都有帮助。

八、治疗

(一)目的

治疗目的是通过降压治疗使高血压患者的血压达标,以期最大限度地降低心脑血管发病和死亡的总危险。

(二)降压目标值

一般高血压人群降压目标值$<18.7/12.0$ kPa(140/90 mmHg);高血压高危患者(糖尿病及肾病)降压目标值$<17.3/10.7$ kPa(130/80 mmHg);老年收缩期性高血压的降压目标值:收缩压$18.7\sim20.0$ kPa($140\sim150$ mmHg),舒张压<12.0 kPa(90 mmHg)但不低于$8.7\sim9.3$ kPa($65\sim70$ mmHg),舒张压降得过低可能抵消收缩压下降得到的好处。

(三)非药物治疗

非药物治疗主要是改善生活方式,改善生活方式对降低血压和心脑血管危险的作用已得到广泛认可,所有患者都应采用,这些措施包括以下几点。

1.戒烟

吸烟所致的危害是使高血压并发症如心肌梗死、脑卒中和猝死的危险性显著增加,加重脂质代谢紊乱,降低胰岛素敏感性,降低内皮细胞依赖性血管扩张效应,并降低或抵消降压治疗的疗效。戒烟对心脑血管的良好益处,任何年龄组均可显示。

2.减轻体重

超重10%以上的高血压患者体重减少5 kg,血压便有明显降低,体重减轻亦可增加降压药物疗效,对改善糖尿病、胰岛素抵抗、高脂血症和左心室肥厚等均有益。

3.减少过多的乙醇摄入

戒酒和减少饮酒可使血压显著降低,适量饮酒仍有明显加压反应者应戒酒。

4.适当运动

适当运动有利于改善胰岛素抵抗和减轻体重,提高心血管调节能力,稳定血压水平。较好的运动方式是低或中等强度的运动,可根据年龄及身体状况选择,中老年高血压患者可选择步行、慢跑、上楼梯、骑车等,一般每周$3\sim5$次,每次$30\sim60$分钟。运动强度可采用心率监测法,运动时心率不应超过最大心率(180或170次/分)的$60\%\sim85\%$。

5.减少钠盐的摄入量、补充钙和钾盐

膳食中大部分钠盐来自烹调用盐和各种腌制品,所以应减少烹调用盐及腌制品的食用,每人每天食盐量摄入应少于 2.4 g(相当于氯化钠 6 g)。通过食用含钾丰富的水果(如香蕉、橘子)和蔬菜(如油菜、香菇、大枣等),增加钾的摄入。喝牛奶补充钙的摄入。

6.多食含维生素丰富的食物

多吃水果和蔬菜,减少食物中饱和脂肪酸的含量和脂肪总量。

7.减轻精神压力,保持心理平衡

长期精神压力和情绪忧郁是降压治疗效果欠佳的重要原因,亦可导致高血压。应对患者作耐心的劝导和心理疏导,鼓励其参加社交活动、户外活动等。

(四)降压药物治疗对象

高血压 2 级或以上患者[≥21.3/13.3 kPa(160/100 mmHg)];高血压合并糖尿病、心、脑、肾靶器官损害患者;血压持续升高 6 个月以上,改善生活方式后血压仍未获得有效控制者。从心血管危险分层的角度,高危和极高危患者应立即开始使用降压药物强化治疗。中危和低危患者则先继续监测血压和其他危险因素,之后再根据血压状况决定是否开始药物治疗。

(五)降压药物治疗

1.降压药物分类

现有的降压药种类很多,目前常用降压药物可归纳为以下几大类(表 5-2):利尿剂、β受体阻滞剂、钙通道阻滞剂、血管紧张素转换酶抑制剂和血管紧张素Ⅱ受体阻滞剂、α受体阻滞剂。

表 5-2　常用降压药物名称、剂量及用法

药物种类	药名	剂量	用法(每天)
利尿剂	氢氯噻嗪	12.5～25 mg	1～3 次
	呋塞米	20 mg	1～2 次
	螺内酯	20 mg	1～3 次
β受体阻滞剂	美托洛尔	12.5～50 mg	2 次
	阿替洛尔	12.5～25 mg	1～2 次
钙通道阻滞剂	硝苯地平控释片	30 mg	1 次
	地尔硫草缓释片	90～180 mg	1 次
血管紧张素转换酶抑制剂	卡托普利	25～50 mg	2～3 次
	依那普利	5～10 mg	1～2 次
血管紧张素Ⅱ受体阻滞剂	缬沙坦	80～160 mg	1 次
	伊贝沙坦	150 mg	1 次
α受体阻滞剂	哌唑嗪	0.5～3 mg	2～3 次
	特拉唑嗪	1～8 mg	1 次

2.联合用药

临床实际使用降压药时,患者的心血管危险因素状况、并发症、靶器官损害、降压疗效、药物费用以及不良反应等,都可能影响降压药的具体选择。任何药物在长期治疗中均难以完全避免其不良反应,联合用药可使不同的药物互相取长补短,有可能减轻或抵消某些不良反应。联合用药可减少单一药物剂量,提高患者的耐受性和依从性。现在认为,2 级高血压[≥21.3/13.3 kPa

(160/100 mmHg)]患者在开始时就可以采用两种降压药物联合治疗,有利于血压在相对较短的时间内达到目标值。比较合理的两种降压药联合治疗方案是利尿药与β受体阻滞剂;利尿药与ACEI或血管紧张素受体拮抗剂(ARB);二氢吡啶类钙通道阻滞剂与β受体阻滞剂;钙通道阻滞剂与 ACEI 或 ARB,α 阻滞剂和 β 阻滞剂。必要时也可用其他组合,包括中枢作用药如 α₂ 受体激动剂、咪哒唑啉受体调节剂,以及 ACEI 与 ARB;国内研制了多种复方制剂,如复方降压片、降压 0 号等,以当时常用的利舍平、双肼屈嗪、氢氯噻嗪为主要成分,因其有一定降压效果,服药方便且价格低廉而广泛使用。

(六)高血压急症的治疗

高血压急症是指短时期内血压重度升高,收缩压>26.7 kPa(200 mmHg)和/或舒张压>17.3 kPa(130 mmHg),伴有重要器官组织如大动脉、心脏、脑、肾脏、眼底的严重功能障碍或不可逆性损害。需要做紧急处理。

1.迅速降压

(1)硝普钠:同时直接扩张动脉和静脉,降低前、后负荷。开始时以 50 mg/500 mL 浓度每分钟 10～25 μg 速率静脉滴注,即刻发挥降压作用。使用硝普钠必须密切观察血压,避光静脉滴注,根据血压水平仔细调节滴注速度,硝普钠可用于各种高血压急症。一般使用不超过 7 天,长期或大剂量使用应注意可能发生氰化物中毒。

(2)硝酸甘油:选择性扩张冠状动脉与大动脉和扩张静脉。开始时以每分钟 5～10 μg 速度静脉点滴,然后根据血压情况增加滴注速度至每分钟 20～50 μg。降压起效快,停药后作用消失亦快。硝酸甘油主要用于急性冠脉综合征或急性心力衰竭时的高血压急症。不良反应有头痛、心动过速、面部潮红等。

(3)地尔硫草:非二氢吡啶类钙通道阻滞剂,降压同时具有控制快速性室上性心律失常和改善冠状动脉血流量作用。配制成 50～60 mg/500 mL 浓度,以每小时 5～15 mg 速度静脉点滴,根据血压变化调整静脉输液速度。地尔硫草主要用于急性冠脉综合征、高血压危象。不良作用有面部潮红、头痛等。

(4)酚妥拉明:配制成 10～30 mg/500 mL 浓度缓慢静脉滴注,主要用于嗜铬细胞瘤高血压危象。

(5)其他药物:对血压显著增高,但症状不严重者,可舌下含用硝苯地平 10 mg,或口服卡托普利 12.5～25.0 mg,哌唑嗪 1～2 mg 等。降压不宜过快、过低。血压控制后,需口服降压药物,或继续注射降压药物以维持疗效。

2.制止抽搐

可用地西泮 10～20 mg 静脉注射,苯巴比妥 0.1～0.2 g 肌内注射。亦可予 25%硫酸镁溶液 10 mL 深部肌内注射,或以 5%葡萄糖溶液 20 mL 稀释后缓慢静脉注射。

3.脱水、排钠、降低颅内压

(1)呋塞米 20～40 mg 或依他尼酸钠 25～50 mg,加入 50%葡萄糖溶液 20～40 mL 中,静脉注射。

(2)20%甘露醇或 25%山梨醇静脉快速滴注,半小时内滴完。

4.其他并发症的治疗

对主动脉夹层分离,应采取积极的降压治疗,诊断确定后,宜施行外科手术治疗。

九、护理

(一)一般护理

1.休息

早期高血压患者可参加工作,但不要过度疲劳,坚持适当的锻炼,如骑自行车、跑步、做体操及打太极拳等。要有充足的睡眠,保持心情舒畅,避免精神紧张和情绪激动,消除恐惧、焦虑、悲观等不良情绪。晚期血压持续增高,伴有心、肾、脑病时应卧床休息。关心体贴患者,使其精神愉快,鼓励患者树立战胜疾病的信心。

2.饮食

饮食方面应给低盐、低脂肪、低热量饮食,以减轻体重。因为摄入总热量太大超过消耗量,多余的热量转化为脂肪,身体就会发胖,体重增加,提高血液循环的要求,必定提高血压。鼓励患者多食水果、蔬菜,戒烟,控制饮酒、咖啡、浓茶等刺激性饮料。少吃胆固醇含量多的食物,对服用排钾利尿剂的患者应注意补充含钾高的食物如蘑菇、香蕉、橘子等。肥胖者应限制热能摄入,控制体重在理想范围之内。

3.病房环境

病房环境应整洁、安静、舒适、安全。

(二)对症护理及病情观察护理

1.剧烈头痛

当出现剧烈头痛伴恶心、呕吐,常系血压突然升高、高血压脑病,应立即让患者卧床休息,并测量血压及脉搏、心率、心律,积极协助医师采取降压措施。

2.呼吸困难、发绀

呼吸困难、发绀是高血压引起的左心衰竭所致,应立即给予舒适的半卧位,及时给予氧气吸入。按医嘱应用洋地黄治疗。

3.心悸

严密观察脉搏、心率、心律变化并做记录。安静休息,严禁下床,并安慰患者消除紧张情绪。

4.水肿

晚期高血压伴心肾衰竭时可出现水肿。护理中注意严格记录出入量,限制钠盐和水分摄入。严格卧床休息,注意皮肤护理,严防压疮发生。

5.昏迷、瘫痪

昏迷、瘫痪是晚期高血压引起脑血管意外所引起。应注意安全护理,防止患者坠床、窒息、肢体烫伤等。

6.病情观察护理

对血压持续增高的患者,应每天测量血压2～3次,并做好记录,必要时测立、坐、卧位血压,掌握血压变化规律。如血压波动过大,要警惕脑出血的发生。如在血压急剧增高的同时,出现头痛、视物模糊、恶心、呕吐、抽搐等症状,应考虑高血压脑病的发生。如出现端坐呼吸、喘憋、发绀、咳粉红色泡沫痰等,应考虑急性左心衰竭的发生。出现上述各种表现时均应立即送医院进行紧急救治。另外,在变换体位时也应动作缓慢,以免发生意外。有些降压药可引起水、钠潴留,因此,需每天测体重,准确记录出入量,观察水肿情况,注意保持出入量的平衡。

(三)用药观察与护理

1.用药原则

终身用药,缓慢降压,从小剂量开始逐步增加剂量,即使血压降至理想水平后,也应服用维持量,老年患者服药期间改变体位要缓慢,以免发生意外,合理联合用药。

2.药物不良反应观察

使用噻嗪类和袢利尿剂时应注意血钾、血钠的变化;用β受体阻滞剂应注意其抑制心肌收缩力、心动过缓、房室传导时间延长、支气管痉挛、低血糖、血脂升高的不良反应;钙通道阻滞剂硝苯地平的不良反应有头痛、面红、下肢水肿、心动过速;血管紧张素转换酶抑制剂可有头晕、乏力、咳嗽、肾功能损害等不良反应。

(四)心理护理

患者多表现有易激动、焦虑及抑郁等心理特点,而精神紧张、情绪激动、不良刺激等因素均与高血压密切相关。因此,对待患者应耐心、亲切、和蔼、周到。根据患者特点,有针对性地进行心理疏导。同时,让患者了解控制血压的重要性,帮助患者训练自我控制的能力,参与自身治疗护理方案的制定和实施,指导患者坚持长期的饮食、药物、运动治疗,将血压控制在接近正常的水平,以减少对靶器官的进一步损害,定期复查。

十、出院指导

(一)饮食调节指导

强调高血压患者要以低盐、低脂肪、低热量、低胆固醇饮食为宜;少吃或不吃含饱和脂肪的动物脂肪,多食含维生素的食物,多摄入富含钾、钙的食物,食盐量应控制在 $3\sim5$ g/d,严重高血压病患者的食盐量控制在 $1\sim2$ g/d。饮食要定量、均衡、不暴饮暴食;同时适当地减轻体重,有利于降压。戒烟和控制酒量。

(二)休息和锻炼指导

高血压患者的休息和活动应根据患者的体质、病情适当调节,病重体弱者,应以休息为主。随着病情好转,血压稳定,每天适当从事一些工作、学习、劳动将有益身心健康;还可以增加一些适宜的体能锻炼,如散步、慢跑、打太极拳、体操等有氧活动。患者应在运动前了解自己的身体状况,以此来决定自己的运动种类、强度、频度和持续时间。注意规律生活,保证充足的休息和睡眠,对于睡眠差、易醒、早醒者,可在睡前饮热牛奶 200 mL,或用 $40\sim50$ ℃温水泡足 30 分钟,或选择自己喜爱的放松精神情绪的音乐协助入睡。总之,要注意劳逸结合,养成良好的生活习惯。

(三)心理健康指导

高血压病的发病机制是除躯体因素外,心理因素占主导地位,强烈的焦虑、紧张、愤怒以及压抑常为高血压病的诱发因素,因此教会患者自我调节和自我控制能力是关键。护士要鼓励患者保持豁达、开朗愉快的心境和稳定的情绪,培养广泛的爱好和兴趣。同时指导家属为患者创造良好的生活氛围,避免引起患者情绪紧张、激动和悲哀等不良刺激。

(四)血压监测指导

建议患者自行购买血压计,随时监测血压。指导患者和家属正确测量血压的方法,监测血压、做好记录,复诊时对医师加减药物剂量会有很好的参考依据。

(五)用药指导

由于高血压是一种慢性病,需要长期的、终身的服药治疗,而这种治疗要患者自己或家属配合进行,所以患者及家属要了解服用的药物种类及用药剂量、用药方法、药物的不良反应、服用药物的最佳时间,以便发挥药物的最佳效果和减少不良反应。出现不良反应,要及时报告主诊医师,以便调整药物及采取必要的处理措施。切不可血压降下来就停药,血压上升又服药,血压反复波动,对健康极为不利。由于这类患者大多是年纪较大,容易遗忘服药,可建议患者在家中醒目之处做标记,以起到提示作用。对血压显著增高多年的患者,血压不宜下降过快,因为患者往往不能适应,并可导致心、脑、肾血液的供应不足而引起脑血管意外,如使用可引起明显直立性低血压药物时,应向患者说明平卧起立或坐位起立时,动作要缓慢,以免血压突然下降,出现晕厥而发生意外。

(六)按时就医

服完药出现血压升高或过低;血压波动大;出现眼花、头晕、恶心呕吐、视物不清、偏瘫、失语、意识障碍、呼吸困难、肢体乏力等情况时立即到医院就医。如病情危重,可求助 120 急救中心。

(王黎明)

第三节　恶性心律失常

恶性心律失常是指在短时间内引起血流动力学障碍,导致患者晕厥甚至猝死的心律失常。主要指危及生命的室性心律失常,如危险性室性期前收缩(多源性室性期前收缩、成对室性期前收缩、伴有 R-on-T 现象的期前收缩);持续室性心动过速(室速);尖端扭转型室性心动过速;心室扑动(室扑)与心室颤动(室颤);严重室内传导阻滞或完全性房室传导阻滞等。它是根据心律失常的程度及性质分类的一类严重心律失常,也是一类需要紧急处理的心律失常。

一、期前收缩

根据异位起搏点部位的不同,期前收缩可分为房性、房室交界区性和室性期前收缩。期前收缩起源于一个异位起搏点,称为单源性,起源于多个异位起搏点,称为多源性。

临床上将偶尔出现期前收缩称偶发性期前收缩,但期前收缩>5 个/分称频发性期前收缩。如每一个窦性搏动后出现一个期前收缩,称为二联律;每两个窦性搏动后出现一个期前收缩,称为三联律;每一个窦性搏动后出现两个期前收缩,称为成对期前收缩。

(一)病因及发病机制

1.病因

各种器质性心脏病如冠心病、心肌炎、心肌病、风湿性心脏病、二尖瓣脱垂等可引起期前收缩。电解质紊乱、应用某些药物亦可引起期前收缩。另外,健康人在过度劳累、情绪激动、大量吸烟饮酒、饮浓茶、进食咖啡因等时可发生期前收缩。

2.发病机制

心律失常有多种不同机制,如返折、异常自律性、后除极触发激动等,主要心律失常的电生理机制主要包括冲动形成异常、冲动传导异常以及两者并存。

(1)冲动形成异常。①常自律性状态:窦房结、结间束、冠状窦口周围、房室结的远端和希氏束-浦肯野系统的心肌细胞均有自律性。自主神经系统兴奋性改变或心肌传导系统的内在病变,均可导致原有正常自律性的心肌细胞发放不适当的冲动,如窦性心律失常、逸搏心律。②异常自律性状态:正常情况下心房、心室肌细胞是无自律性的快反应细胞,由于病变使膜电位降低,当膜电位达$-50\sim-60$ mV 时,使其出现异常自律性,而原本有自律性的快反应细胞(浦肯野纤维)的自律性也增高,异常自律性从而引起心律失常,如房性或室性快速心律失常。③后除极触发激动:当局部儿茶酚胺浓度增高、低血钾、高血钙、洋地黄中毒及心肌缺血再灌注时,心房、心室与希氏束—浦肯野组织在动作电位后可产生除极活动,被称为后除极。若后除极的振幅增高并抵达阈值,便可引起反复激动,可导致持续性快速性心律失常。

(2)冲动传导异常。折返是所有快速性心律失常最常见的发病机制,传导异常是产生折返的基本条件。传导异常包括:①心脏两个或多个部位的传导性与应激性各不相同,相互连接形成一个有效的折返环路;②折返环的两支应激性不同,形成单向传导阻滞;③另一通道传导缓慢,使原先发生阻滞的通道有足够时间恢复兴奋性;④原先阻滞的通道再次激动,从而完成一次折返激动。冲动在环内反复循环,从而产生持续而快速的心律失常。

(二)临床表现

偶发期前收缩大多无症状,可有心悸或感到 1 次心跳加重或有心跳暂停感。频发期前收缩使心排血量降低,引起乏力、头晕、胸闷等。

脉搏检查可有脉搏不齐,有时期前收缩本身的脉搏减弱。听诊呈心律不齐,期前收缩的第一心音常增强,第二心音相对减弱甚至消失。

(三)辅助检查

1.房性期前收缩

特点:①P 波提前发生,其形态与窦性 P 波稍有差异,提前发生的 P 波 P-R 间期>0.12 秒;②提前的 P 波后继以形态正常的 QRS 波;③期收缩后常可见一不完全性代偿间歇。

2.房室交界性期前收缩

特点:①提前出现的 QRS-T 波群,该 QRS-T 波形态与正常窦性激动的 QRS-T 波群基本相同;②P 波为逆行型(在标准Ⅱ、Ⅲ与 aVF 导联中倒置),可出现在 QRS 波群之前(P-R 间期<0.12 秒),或出现在 QRS 波群之后(R-P 间期<0.20 秒),偶尔可埋没于 QRS 波群之内;③期前收缩后多见有一完全性代偿间歇。

3.室性期前收缩

特点:①提前出现的 QRS-T 波群,其前无 P 波;②提前出现的 QRS 波群宽大畸形,时限通常大于0.12 秒。③T 波与 QRS 波群主波方向相反;④期前收缩后可见一完全性代偿间歇。

4.室性期前收缩的类型

间位性室性期前收缩,即室性期前收缩恰巧插入两个窦性搏动之间;二联律指每个窦性搏动后跟随一个室性期前收缩,三联律指每两个窦性搏动后跟随一个室性期前收缩,如此类推;连续发生两个室性期前收缩称为成对室性期前收缩;同一导联内室性期前收缩形态不同者称多形或多源性室性期前收缩。

(四)诊断

1.病因与诱因

期前收缩可发生于正常人,但是心脏神经症与器质性心脏病患者更易发生。情绪激动、精神紧张、疲劳、消化不良、过度吸烟、饮酒或者喝浓茶都可引发;冠心病、心肌炎、晚期二尖瓣病变、甲亢性心脏病等常易发生期前收缩。洋地黄、奎尼丁,拟交感神经类药物、氯仿、环丙烷麻醉药等毒性作用,缺钾以及心脏手术或者心导管检查均可引起。

2.临床表现特点

期前收缩可无症状,亦可有心悸或心搏骤停感。频发的期前收缩可导致乏力头晕等,原有心脏病者可诱发或者加重心绞痛或心力衰竭。听诊可发现心律不齐,期前收缩后有较长的代偿间歇。期前收缩的第一心音多增强,第二心音多减弱或消失。期前收缩呈二或三联律时,可听到每两次或三次心搏后有长间歇。期前收缩插入2次正规心搏间,可表现为3次心搏连续。脉搏触诊可发现间歇脉。

3.辅助检查

依据心电图的特点。

(五)治疗

1.病因治疗

积极治疗病因,消除诱因。如改善心肌供血,控制炎症,纠正电解质紊乱,防止情绪紧张和过度疲劳。

2.对症治疗

偶发期前收缩无重要临床意义,不需特殊治疗,亦可用小量镇静药或β受体阻滞剂;对症状明显、呈联律的期前收缩需应用抗心律失常药物治疗,如频发房性、交界区性期前收缩常选用维拉帕米、β受体阻滞剂等;室性期前收缩常选用利多卡因、胺碘酮等;洋地黄中毒引起的室性期前收缩应立即停用洋地黄,并给予钾盐和苯妥英钠治疗。

二、室性心动过速

室性心动过速(ventricular tachycardia,VT)简称室速,是指起源于希氏束分叉以下部位、自发、连续3个和3个以上、频率>100次/分的室性心动过速。如果是心脏程序刺激诱发时,指连续6个和6个以上的心室搏动。常见于器质性心脏病,如冠心病、急性心肌梗死或急性缺血、各种心肌病等。也见于心肌炎、风心病、二尖瓣脱垂、主动脉瓣狭窄、先天性心脏病中伴有肺动脉高压和右心室发育不良者。亦可由严重电解质紊乱、药物中毒,或心脏手术引起。

一次室速发作的持续时间超过30秒,或不到30秒即引起血流动力学的紊乱,必须紧急处理者,为持续性室速。若发作不足30秒即自动终止,则为非持续性室速。

(一)临床表现

(1)轻者可无自觉症状或仅有心悸、胸闷、乏力、头晕、出汗等轻微的不适感。

(2)器质性心脏病并发室速,特别伴发频率较快者常出现血流动力学紊乱,出现心慌、胸闷、气促、低血压、休克、眩晕和昏厥,也可出现急性心力衰竭、急性肺水肿、呼吸困难、心绞痛,心肌梗死和脑供血不足,甚至发展为心室扑动/心室颤动、阿-斯综合征而猝死。

(3)心率130~200次/分,节律整齐或轻微不齐,第一心音强弱不等,颈静脉搏动与第一心音不一致,可见"大炮波"。有血流动力学障碍者可出现血压降低、呼吸困难、大汗、四肢冰冷等表现。

(二)心电图检查

(1)连续出现3个或3个以上宽大畸形的QRS波,QRS间期>0.12秒,P波与QRS波之间无固定关系,常伴ST-T改变。

(2)心室率100~250次/分,心律规则或略不规则。

（3）可有房室分离、心室夺获和/或室性融合波。

（4）可有单形性和多形性室速。

（5）室速前后可见室性期前收缩，形态通常一致，但也有不一致者。

（6）室速可自行终止，终止前常有频率和节律的改变，也可转变为室扑或室颤，转变前多有心室率的加速。

（三）治疗原则

（1）无器质性心脏病患者发生非持续性室速，如无症状及晕厥发作，无需进行治疗。持续性室速发作，无论有无器质性心脏病，均应给予治疗。有器质性心脏病的非持续性室速亦应考虑治疗。

（2）无血流动力学障碍者，可应用利多卡因、索他洛尔、普罗帕酮等药物终止室速。药物无效时，可选用胺碘酮或直流电复律。

（3）有血流动力学障碍者，首选同步直流电复律。

（4）洋地黄中毒引起的室速，不宜用电复律，应给予药物治疗。

（5）消除诱发室性心动过速的诱因，如纠正低钾血症、休克，停用洋地黄制剂等。

（6）积极治疗原发病，如积极治疗心功能不全，冠脉血运重建改善心肌供血等。

（四）疗效标准

1.痊愈

通过射频消融消除室速病灶使其不再发作或通过 ICD 自动转复治疗室速发作或治疗原发疾病、消除室速的诱发因素后室速不再发作。

2.好转

通过各种治疗手段室速发作频率、持续时间明显减少。

3.加重

室速发作频率、持续时间明显增加，临床症状加重。

（五）预防复发

（1）去除病因，如治疗心肌缺血，纠正水、电解质平衡紊乱，治疗低血压、低钾血症，治疗充血性心力衰竭等有助于减少室速发作的次数。

（2）窦性心动过缓或房室传导阻滞时，心室率过于缓慢，有利于室性心律失常的发生，可给予阿托品治疗，或应用人工心脏起搏。

（3）考虑药物长期治疗的毒副作用，最好通过电生理检查来筛选。

（4）QT 间期延长的患者优先选用Ⅰ B 类药，如美西律。普罗帕酮疗效确切，不良反应较少，亦可优先选用。

（5）β受体阻滞剂能降低心肌梗死后猝死发生率，对预防心梗后心律失常的疗效较好。

（6）维拉帕米对大多数室速无预防效果，但可应用于"维拉帕米敏感性室速"患者，此类患者常无器质性心脏病基础，QRS 波群呈右束支传导阻滞伴有电轴左偏。

（7）单一药物无效时，可选用作用机制不同的药物联合应用，各自用量均可减少。

（8）缓慢性心律失常基础上出现的室速，可考虑安装起搏器，并合用抗心律失常药物。

（9）发作时有明显血流动力学障碍者，特别是对心梗后室速或其他高危室速，通过射频消融术不能根治的室性心动过速者，可植入 ICD 预防心脏性猝死。

（10）持续性室速或心脏骤停复苏后患者，如有器质性心脏病，首选 ICD。

(11)特发性室速,可经导管射频消融术予以根治。

三、尖端扭转型室性心动过速

尖端扭转型室速(torsade de pointes,TDP)是多形性室性心动过速的一个特殊类型,发作时QRS波形态多变,振幅与波峰呈周期性改变,主波方向沿等电位线向上或向下波动而近似扭转。通常在原发或继发性QT间期延长(LQTS)的基础上发生。病因可为先天性、低钾或低镁血症、应用ⅠA或某些ⅠC类药物、吩噻嗪类和三环类抗抑郁药、颅内病变、心动过缓(特别是三度房室传导阻滞)等。

(一)临床表现

(1)心律绝对不规则、脉搏细速、常可闻及分裂的心音和奔马律。

(2)面色苍白、四肢厥冷,可伴有不同程度的神经、精神症状。

(二)心电图检查

(1)发作时QRS波群的振幅与波群呈周期性改变,宛如围绕等电位线扭转,频率200～250次/分。

(2)可发生在窦性心动过缓或完全性传导阻滞基础上。

(3)QT间期通常>0.5秒,U波明显,T-U波融合,有时这种异常仅出现在心动过速前一个心动周期。

(4)室性期前收缩发生在舒张晚期,落到前面T波终末部分可诱发室速。

(5)长-短周期序列之后易诱发尖端扭转。

(6)短联律间期的尖端扭转型室速,其前无长间歇或心动过速,配对间期极短,易发展为室颤。

(7)无QT间期延长的多形性室速有时类似于尖端扭转型室速,应予以鉴别。

(三)治疗原则

(1)纠正可逆性诱因及病因,尤其是导致QT间期延长的病变或药物。

(2)首先静脉注射硫酸镁(硫酸镁2 g,稀释至40 mL缓慢注射,然后8 mg/min静脉滴注)。

(3)避免使用ⅠA类、ⅠC类和Ⅲ类可加重QT间期延长的药物。

(4)缓慢心律失常时,临时选用异丙基肾上腺素或阿托品或起搏治疗。

(5)先天性长QT综合征者,可选用β受体阻滞剂、左颈胸交感神经切断术或ICD等。

(四)预防复发

(1)β受体阻滞剂长期口服。

(2)获得性药物或电解质紊乱造成的扭转性室速,清除诱因可预防复发。

四、心室扑动与心室颤动

心室扑动与心室颤动简称室扑与室颤,分别为心室肌快而微弱的无效收缩或各部位心室肌不协调乱颤,心脏无排血,心音和脉搏消失,心、脑等器官和周围组织血液灌注停止,导致阿-斯综合征发作和猝死。室扑与室颤为致命性心律失常,常见于急性心肌梗死、心肌炎、完全性房室传导阻滞、阿-斯综合征的过程中、严重低钾血症与高钾血症、引起Q-T间期延长与尖端扭转的药物、心脏手术、低温麻醉、心血管造影或心导管检查术、严重缺氧、电击以及溺水等。

（一）临床表现

（1）意识丧失，抽搐，呼吸不规则或停顿甚至死亡。

（2）心音消失，脉搏摸不到，血压测不出，瞳孔散大，对光反射消失等。

（二）心电图检查

（1）心室扑动呈正弦波图形，波幅大而规则，频率150～300次/分，不能区分QRS波群与ST-T波群，很快转为室颤。

（2）心室颤动无法识别QRS波群、ST段与T波，代之以形态，振幅和间期绝对不规则的小振幅波，频率为250～500次/分，持续时间较短，若不及时抢救，心电活动很快消失。

（三）治疗原则

（1）立即进行心肺脑复苏。

（2）电除颤，若无效，静脉注射肾上腺素，再次电除颤。若无效，静脉注射胺碘酮后电除颤。

（四）预防

（1）病因防治。

（2）监测室性心律失常，或以心电图运动负荷试验或临床电生理技术诱发室性快速心律失常，以识别发生原发性室颤的高危患者。

（3）应用抗心律失常药物消除室速、减少复杂性室性期前收缩（如室性期前收缩连发、多源性室性期前收缩、伴R-on-T的室性期前收缩）。

（4）用起搏器或手术治疗慢性反复发作的持久性室速或预激综合征伴心室率快速的房颤、房扑患者。

（5）冠状动脉旁路移植术，或经皮冠状动脉球囊扩张术、旋切术、旋磨术、激光消融术、支架放置术等改善心肌供血；室壁瘤及其边缘部内膜下组织切除以切断室性心律失常的折返途径。

（6）急性心肌梗死后长期应用β受体阻滞剂。

五、护理

（一）一般护理

（1）执行内科一般护理常规。

（2）严重心律失常患者应卧床休息；当心律失常发作导致心悸、胸闷、头晕等不适时采取高枕卧位或半卧位，避免左侧卧位，因左侧卧位时患者常能感觉到心脏搏动而使不适感加重。

（3）给氧：根据患者心律失常的类型及缺氧症状，对伴有血流动力学障碍出现胸闷、发绀的患者，给予2～4 L/min的氧气吸入。

（4）保持大便通畅，心动过缓患者避免排便时屏气，以免兴奋迷走神经而加重心动过缓。

（二）饮食护理

（1）给予低热量、易消化的饮食，避免饱餐及摄入浓茶、咖啡等易诱发心律失常的兴奋性食物，禁止吸烟和酗酒。

（2）合并低钾血症患者进食含钾高的食物（如橙子、香蕉等）。

（三）用药护理

严格按医嘱按时按量给予抗心律失常药物，静脉注射速度宜慢（腺苷除外），一般5～15分钟内注完，静脉滴注药物时尽量用输液泵调节速度。胺碘酮静脉用药易引起静脉炎，应选择大血管，配制药物浓度不要过高，严密观察穿刺局部情况，谨防药物外渗。观察患者意识和生命体征，必要时监测心电图,注意用药前、用药过程中及用药后的心率、心律、PR 间期、QT 间期等变化,以判断疗效和有无不良反应。

(四)并发症护理

猝死护理。

1.评估危险因素

评估引起心律失常的原因,如有无冠心病、心力衰竭、心肌病、心肌炎、药物中毒等,有无电解质紊乱、低氧血症和酸碱平衡失调等。遵医嘱配合治疗,协助纠正诱因。

2.心电监护

对严重心律失常患者,应持续心电监护,严密监测心率、心律、心电图、生命体征、血氧饱和度变化。早期识别易猝死型心律失常,严密监测。

3.配合抢救

备好抗心律失常药物及其他抢救药品、除颤器、临时起搏器等。一旦发生猝死立即配合抢救。

(五)病情观察

(1)对严重心律失常患者,应持续心电监护,密切监测心率、心律、血氧饱和度和血压,并及时记录病情变化,包括:心律失常的类型、发作的频率和起止方式,患者出现的症状。

(2)当出现频发、多源、成对或"R-on-T"现象的室性期前收缩、阵发性室性心动过速、窦性停搏、二度和三度房室传导阻滞等严重心律失常时,应立即通知医师处理。

(3)配合医师进行危重患者的抢救,保证各种仪器(如除颤仪、心电图机、心电监护仪、临时起搏器等)处于正常备用状态。

六、延续护理

(一)综合护理评估

1.健康基本情况评估

(1)一般情况评估:评估患者意识状态,观察脉搏,呼吸、血压有无异常。询问患者饮食习惯与嗜好,饮食量和种类。评估患者有无水肿,水肿部位、程度;评估患者皮肤有无破溃、压疮、手术伤口及外伤等。

(2)病史评估:询问患者有无明确药物过敏史;评估患者有无药物不良反应;评估患者既往史及家族史;询问患者有无跌倒史。

2.疾病相关评估

(1)评估患者心律失常的类型、发作频率、持续时间等;询问患者有无心悸、胸闷、乏力、头晕、晕厥等伴随症状。

(2)评估患者此次发病有无明显诱因:体力活动、情绪波动、饮茶、喝咖啡、饮酒、吸烟,应用肾上腺素、阿托品等药物。

(3)评估患者有无引起心律失常的基础疾病:甲状腺功能亢进、贫血、心肌缺血心力衰竭等可引起窦性心动过速;甲状腺功能减退、严重缺氧、颅内疾病等可引起窦性心动过缓;窦房结周围神经核心肌的病变、窦房结动脉供血减少、迷走神经张力增高等可导致窦房结功能障碍。

(4)评估患者对疾病的认知:评估患者对疾病知识的了解程度,对治疗及护理的配合程度、经济状况等,评估患者的交流、抑郁程度。

常规行心电图、X 线胸片、超声心动图、24 小时动态心电图作为早期筛查,心内电生理检查,可明确进一步手术。常规采血测定生化、甲状腺功能、血常规等指标,评估心律失常的危险因素。

3.心理社会评估

大部分心律失常会影响血流动力学,使患者有各种不适的感受,严重者有濒死感,从而产生焦虑、恐惧及挫败感。因此,要评估焦虑、恐惧及挫败感的程度,另外还要评估患者的应急能力及适应情况。可应用症状自评量表。

(二)连续护理实施

根据心律失常患者临床治疗护理常规,射频消融术及起搏器植入术术前、术后护理制订连续护理方案。使患者掌握术前、术中、术后注意事项,预防和减少高危患者并发症的发生。指导患者保存术前、术后及复查的影像学资料,医护人员追踪患者术后恢复情况,减少心律失常复发率及术后并发症发生率。

1.入院时

患者从社区的疾病预防及健康观察,转到医院的治疗阶段。主要由社区医师、心内科医师及护士参与,明确患者心律失常分型及发病的原因,了解患者在家中服药的情况及患者的心理情绪状态。

(1)治疗相关方面。对社区建立健康档案的患者,护士要全面了解患者的既往健康信息。对所有患者应用心内科患者连续护理认知问卷对身体、心理及社会状况进行评估。协助患者完成必需的检查项目:血常规、尿常规、便常规;肝肾功能、电解质、血糖、血脂;血沉、C 反应蛋白;凝血功能、血型;感染性疾病筛查;X 线胸片、心电图;24 小时动态心电图。告知患者检查注意事项。

(2)护理相关方面。对某些功能性心律失常的患者,应鼓励其维持正常规律的生活和工作,注意劳逸结合。对严重心律失常患者疾病发作时,嘱患者绝对卧床休息。饱食、饮用刺激性饮料(浓茶、咖啡等)、吸烟、酗酒均可诱发心律失常,应予以避免,指导患者少食多餐,选择清淡、易消化、低盐低脂和富含营养的饮食。心功能不全的患者应限制钠盐的摄入,对服用利尿剂的患者应鼓励多食用富含钾的食物,如橘子、香蕉等,避免出现低血钾而诱发的心律失常。

(3)社会心理方面:患者入院后,责任护士要建立良好的护患关系,使其以更加积极和健康的心态面对疾病,积极进行心理疏导,缓解紧张、焦虑的情绪。告知患者手术及麻醉方式,减少患者因知识缺乏造成的恐惧,必要时遵医嘱可用镇静药物。

2.住院时

医疗团队由主管医师、护士组成。按照诊疗指南,对患者进行手术及非手术治疗。

(1)治疗相关方面。护士根据医嘱应用抗心律失常药物,对患者进行输液治疗;术后在监测患者心律的同时,对患者预防出血的注意事项及观察重点进行健康宣教,告知患者饮食注意事项,预防患者术后消化道反应。协助患者练习床上大小便、保证充足的睡眠。

(2)护理相关方面。

抗心律失常药物护理。严格遵医嘱给予抗心律失常药物,注意给药途径、剂量、给药速度等。口服给药应按时按量服用,静脉注射时应在心电监护下缓慢给药,观察用药中及用药后的心率、心律、血压、脉搏、呼吸、意识变化,观察疗效和药物不良反应,及时发现药物引起的心律失常。

介入治疗的护理(射频消融术护理)。①伤口的护理:患者回病房后测血压 1 次/小时,连续测 6 次,动脉穿刺口,沙袋加压 6 小时,严密观察穿刺部位有无渗血、渗液及双下肢足背动脉搏动情况,观察双下肢皮肤温度、色泽有无异常变化,如有异常及时通知医师。②体位的护理:嘱患者患侧肢体制动,卧床休息12小时;穿刺侧肢体术后伸直,制动10～12小时(动脉穿刺时)或6小时(静脉穿刺时),平卧位休息,保持髋关节制动,可进行足部的屈曲、后伸、内旋、外旋等;术后12小时(动脉穿刺)或6小时(静脉穿刺)解绷带,解绷带后1小时可下床活动。③饮食要求:患者至解除制动之前,进食软食、半流质饮食,避免辛辣、产气多的食物,进食时头偏向一侧。④病情观察:出现特殊情况,及时和医师取得联系处理;心电监护24小时,严密观察生命体征及病情变化,观察有无心律失常的发生,对于室性期前收缩的射频消融治疗术后尤其要观察有无室性心动过速,同时给予24小时动态心电图监测,观察有无心律失常的发生及心律失常的形态,经常巡视患者,询问有无胸闷、心悸等不适症状,做好患者生命体征的监护。

永久性人工起搏器植入术的护理。①伤口护理。穿刺点用0.5 kg沙袋压迫4～6小时,观察伤口有无渗血,可在相应部位重新加压包扎,每天换药时,注意观察伤口皮肤色泽、有无血肿形成。若皮下脂肪少,皮肤伤口张力较大,沙袋可采用简短压迫,术后静脉输液治疗,并注意观察体温变化,连续测体温3天,4次/天,同时注意伤口有无感染现象。一般术后7～9天拆线。②体位护理。手术后取平卧位或左侧卧位,动作轻柔不宜翻动体位,以免电极导管移位,24小时禁止翻身,协助其在床上大小便。24小时后指导患者可在床上轻度活动,72小时后可在床边轻度活动,不要过度向前弯腰,活动时指导患者要循序渐进,由肢端关节活动开始。避免用力搓擦,避免用力上举术侧手臂,避免突然弯腰、甩手、振臂等动作。③心电监护。术后心电监护36～48小时,严密观察起搏心电图,观察起搏的感知和起搏功能,并每天描记全导联心电图1次,尤其注意观察是否为有效起搏心律,以便尽早发现电极移位。

(3)社会心理方面。射频消融术及起搏器植入术术后患者常因疼痛、强迫体位等因素,出现失眠、焦虑、恐惧等,应积极给予干预,告知患者可能出现疼痛的时间、程度。护士根据疼痛评估尺,给予患者减轻疼痛的措施,可以让患者的注意力集中于某项活动,如听轻音乐、阅读、看电视等,形成疼痛以外的专注力,也可进行放松疗法,依次放松各个部位肌肉,体验全身肌肉紧张和放松的感觉。指导患者多食用一些高热量、高蛋白、高纤维素,富含胶原蛋白、微量元素、维生素A及维生素C的易消化吸收食物,注意补充水量,保持体内的水和电解质平衡。

3.出院前

在住院治疗转到居家康复的过渡阶段,心内科护士需要对患者进行心理指导:护士要根据病情需要讲解按时复查和按时服药的重要性和必要性,使其积极配合。

(1)治疗相关方面。指导患者掌握疾病的基本知识,教会患者及家属饮食管理,起搏器监测的时间及方法,告知患者及家属出院时门诊复查时间,饮食的控制、锻炼的注意事项,复查资料保存的注意事项、联系医师及随访护士的方法。护士建立心律失常患者健康档案,医院保留患者家庭住址及联系方式,教会患者自测脉搏的方法以及指导患者及家属学习心肺复苏相关知识。

(2)护理相关方面。

射频消融术:①告知患者出院后穿刺点局部保持干燥,在穿刺点长好以前尽量避免沾水,如果穿刺点出现红、肿、热、痛,就提示发生了感染,应及时就医;②患者出院后1周内避免抬重物及特殊劳动如给自行车打气,这样可以有效地预防渗血的发生;③术后1～2周即可进行相对正常的生活和工作,但应避免重体力劳动或运动,1～2个月后可恢复完全正常的生活和工作;④出院后1～2周复查心电图1次,以后1～3个月复查心电图1次直到半年,必要时复查X线胸片、超声心动图及动态心电图。

永久性人工起搏器植入术:①教会患者学会自测脉搏,2次/天,每次至少3分钟,取其每分钟的平均值并记录,如果每分钟少于预置心率5次即为异常,应及时到医院就诊。②用半导体收音机检测起搏器的功能,此方法适用于无自身心率的患者,具体方法:首先打开收音机,选择中波波段没有播音的区域,然后把收音机放在起搏器埋藏区,可听到规律的脉冲信号,根据信号的频率自测起搏频率。③避免接触高压电、内燃机、雷达、微波炉等强磁性物体;随身携带起搏器识别卡,写明何时安装起搏器及其类型,以便就医或通过机场安全门时,顺利通过检查。④告知患者出院后伤口局部保持干燥,在伤口愈合前尽量避免沾水,如伤口出现红、肿、热、痛,提示发生了感染,应及时就医。

心内科护士建立射频消融术及起搏器植入术术后患者健康档案,医院保留患者家庭住址及联系方式。

(3)社会心理方面。指导患者及家属掌握本病的康复治疗知识与自我护理方法,帮助分析和消除不利于疾病康复的因素,解除患者的心理负担,调整好睡眠,保证患者休息。

4.出院后

患者出院后出现心律失常复发及起搏器异位、感染等术后并发症,会严重影响治疗效果,甚至危及患者生命,需要加强相关护理。

(1)治疗相关方面。复诊指导,射频消融术出院后1～2周复查心电图1次,以后每1～3个月复查心电图1次直到半年,必要时复查X线胸片,超声心动图及动态心电图;永久性起搏器植入术术后复查原则,3个月内每半月随访1次,3个月后每月随访1次,以后每半年随访1次。待接近起搏器限定年限时,要缩短随访时间。若自觉心悸、胸闷、头晕、黑矇或自测脉搏缓慢,应立即就医。

(2)护理相关方面。

饮食指导:合理的饮食可使病情得到控制,预防并发症的发生。饮食宜低盐、低脂、清淡、易消化、高纤维素,多食新鲜蔬菜和水果,保持大便通畅,忌饱餐,宜少食多餐,每顿七八分饱,每天可增至5餐。忌刺激性饮料,如浓茶、咖啡等,嗜烟酒等均可诱发心律失常。合并心力衰竭及使用利尿剂时应限制钠盐的摄入,多进含钾的食物,以减轻心脏负荷和防止低血钾症而诱发心律失常。

活动指导:保持良好的心情,改善生活方式,注意生活细节,促进身心休息。无器质性心脏病者应积极参加体育锻炼,调整自主神经功能,器质性心脏病患者可根据心功能情况适当活动,注意劳逸结合,避免情绪激动、过度兴奋或悲伤。最好由医师根据病情制订运动处方,选择正确的运动方式、强度、频率及时间,一般以太极拳、慢跑、步行等为主,3～4次/周,每次30分钟。

用药指导:①快钠通道阻滞剂,常用的有奎尼丁、普鲁卡因胺等。常见的不良反应有恶心、呕吐、腹泻,视觉、听觉障碍,窦性停搏、房室传导阻滞等。指导患者饭后服用,学会自测脉搏,服药期间勿驾驶、高空操作,避免靠近火源等。②β受体拮抗剂,常用的有普萘洛尔、美托洛尔等。可减慢心率,常见的不良反应有心动过缓、窦性停搏、房室传导阻滞、乏力、胃肠不适、加重胰岛素的低血糖及停药综合征等,应注意不要突然停药。③钾通道阻滞剂,常用的有胺碘酮、索他洛尔等。常见的不良反应有转氨酶增高,角膜色素沉着,心动过缓,最严重的心外毒性为肺纤维化。指导患者定期检查,按医嘱服药,逐渐减量,复查肝功能。④钙通道阻滞剂,有维拉帕米等。常见的不良反应有低血压、心动过缓、房室传导阻滞等。指导患者体位改变时应缓慢,如睡醒后先躺一会儿,然后再慢慢坐起,定期检查心电图。

(3)社会心理方面。保持乐观情绪,避免紧张焦虑和情绪激动,多参加益于健康的娱乐活动,保持身心轻松、愉快。避免过度劳累和用脑过度,生活有规律,保证充足睡眠。随访护士可通过计算机、微信等网络信息平台与患者及其家属之间相互沟通。随访护士向患者及家属了解患者疾病控制情况、生活方式改变情况及出现的问题,督促患者按时复查,根据患者的生理、心理状态酌情调整护理方案。

(三)院外延伸护理

延续性护理是通过一系列的行动设计以确保患者在不同的健康照护场所(如从医院到家庭)及同一健康照护场所接收到不同水平的协作性与连续性照护,通常是指从医院到家庭的延续,包括经由医院制订出院计划、转诊、患者回归家庭或社区后的持续性随访与指导。心律失常患者,接受手术或非手术治疗后,因为起搏器的植入和长期服药,需要心内科医护人员给予连续护理。建立患者的随访档案,可以及时记录病情,有效预防并发症的发生。主管医师是随访的主导因素,随访护士是患者规律复查观察病情,及时反馈的关键因素。没有开展心律失常患者连续护理的医院,患者可以自行保存治疗相关资料,还可通过互联网平台、手机客户端、电话沟通等多媒体方式与主管医师或心内科专业人员保持联系,随时接受指导。

(1)随访时间。①起搏器植入术随访时间:植入后 1、3、6 个月进行随访;此后每 3~6 个月随访 1 次;电池耗竭时每个月随访 1 次。②心律失常射频消融术随访时间:1~2 周复查心电图 1 次,以后每 1~3 个月复查心电图 1 次直到半年,必要时复查 X 线胸片,超声心动图及动态心电图;服用抗凝药物遵医嘱随访。

(2)随访内容。①起搏器植入术随访内容,包括全身情况和症状:如原有的头晕、黑矇、晕厥等是否消失;患者的主要体征:如血压、心脏大小、有无杂音等;患者心功能状态是否有改善;起搏心电图观察起搏器的感知功能和起搏功能是否正常;有无合并症包括局部伤口愈合情况及其他合并症。②心律失常射频消融术后随访内容:心悸、心慌等症状是否消失;1~2 周复查心电图 1 次,以后每 1~3 个月复查心电图 1 次直到半年,必要时复查 X 线胸片,超声心动图及动态心电图;24 小时动态心电图是否正常。

(3)随访方式:设定专人负责定期拨打随访电话或门诊复查。

射频消融术及起搏器植入术是逐渐发展起来的一种治疗心律失常的技术,可延长患者的寿命,改善生活质量。随着技术的成熟及普遍的开展,越来越多的术后患者需要更长期、更广泛的连续护理服务,对护理工作也提出更高的要求,也是我们今后完善的目标。社区—家庭相互联系的统一整体,使心律失常患者能够得到连续、专业的指导。

(王黎明)

第四节　冠状动脉粥样硬化性心脏病

冠状动脉粥样硬化性心脏病简称冠心病,指冠状动脉粥样硬化使血管腔狭窄或阻塞,和/或因冠状动脉功能性改变(痉挛)导致心肌缺血、缺氧或坏死而引起的心脏病,统称冠状动脉性心脏病,亦称缺血性心脏病。冠心病是严重危害人民健康的常见病。在我国,本病呈逐年上升趋势。发生年龄多在 40 岁以后,男性多于女性,脑力劳动者多见。

一、临床分型

(一)无症状性心肌缺血(隐匿型)

患者无症状,但静息、动态或负荷试验心电图有 ST 段压低,T 波低平或倒置等心肌缺血的客观证据;或心肌灌注不足的核素心肌显像表现。

(二)心绞痛

心绞痛有发作性胸骨后疼痛,为一过性心肌供血不足引起。

(三)心肌梗死

心肌梗死一般症状严重,由冠状动脉闭塞致心肌急性缺血性坏死所致。

(四)缺血性心肌病(心律失常和心力衰竭型)

缺血性心肌病表现为心脏增大、心力衰竭和心律失常,由长期心肌缺血导致心肌纤维化而引起,临床表现与扩张型心肌病类似。

(五)猝死

因原发性心搏骤停而猝然死亡,多为缺血心肌局部发生电生理紊乱,引起严重的室性心律失常所致。

二、心绞痛

心绞痛是由于冠状动脉供血不足,导致心肌急剧的、暂时的缺血、缺氧所产生的临床综合征。心绞痛可分为稳定型心绞痛和不稳定型心绞痛,本部分重点介绍稳定型心绞痛。

(一)病因及发病机制

1.病因

心绞痛最基本的病因是冠状动脉粥样硬化引起血管腔狭窄和/或痉挛。其次有重度主动脉瓣狭窄或关闭不全、肥厚型心肌病、先天性冠状动脉畸形、冠状动脉栓塞、严重贫血、休克、快速心律失常、心肌耗氧量增加等。常因体力劳动、情绪激动、饱餐、寒冷、阴雨天气、吸烟而诱发。

2.发病机制

当冠状动脉的血液供应与需求之间发生矛盾时,冠状动脉血流量不能满足心肌代谢的需要,引起心肌急剧的、暂时的缺血缺氧,即可发生心绞痛。

正常情况下,冠状循环血流量具有很大的储备力量,其血流量可随身体的生理情况有显著的变化,在剧烈体力活动、情绪激动等对氧的需求增加时,冠状动脉适当扩张,血流量增加(可增加6～7 倍),达到供求平衡。当冠状动脉粥样硬化致冠状动脉狭窄或部分分支闭塞时,其扩张性减弱,血流量减少,当心肌的血供减少到尚能应付平时的需要,则休息时无症状。一旦心脏负荷突然增加,如劳累、激动、心力衰竭等使心脏负荷增加,心肌耗氧量增加时,对血液的需求增加,而冠脉的供血已经不能相应增加,即可引起心绞痛。

在缺血缺氧的情况下,心肌内积聚过多的代谢产物,如乳酸、磷酸、丙酮酸等酸性物质,或类似激肽的多肽类物质,刺激心脏内自主神经的传入纤维末梢,经 1～5 胸交感神经节和相应的脊髓段,传到大脑,可产生疼痛的感觉,即心绞痛。

(二)临床分型

1.劳累性心绞痛

劳累性心绞痛发作常由于体力劳动或其他增加心肌需氧量的因素而诱发,休息或含服硝酸甘油后可迅速缓解。其原因主要是冠状动脉狭窄使血流不能按需求相应地增加,出现心肌氧的供需不平衡。

(1)稳定型心绞痛:最常见,指劳累性心绞痛发作的性质在1~3个月内并无改变,即每次发作的诱因、发作次数、程度、持续时间、部位、缓解方式等大致相同。

(2)初发型心绞痛:过去未发作过心绞痛或心肌梗死,初次发生劳累性心绞痛的时间不足一个月者。或既往有稳定型心绞痛已长期未发作,再次发生时间不足一个月者。

(3)恶化型心绞痛:原为稳定型心绞痛的患者,在3个月内疼痛发作的频率、程度、时限、诱因经常变动,进行性恶化,硝酸甘油不易缓解。可发展为心肌梗死或猝死,亦可逐渐恢复为稳定型心绞痛。

2.自发性心绞痛

自发性心绞痛发作特点为疼痛发生与体力或脑力活动引起心肌需氧量增加无明显关系,常与冠脉血流储备量减少有关。疼痛程度较重,时限较长,不易为硝酸甘油所缓解。

(1)卧位型心绞痛:休息、睡眠时发作,常在半夜、偶在午睡时发生,硝酸甘油不易缓解。本型易发展为心肌梗死或猝死。

(2)变异型心绞痛:与卧位型心绞痛相似,常在夜间或清晨发作,但发作时心电图相关导联ST段抬高,与之对应的导联则ST段下移,主要为冠状动脉痉挛所致,患者迟早会发生心肌梗死。

(3)急性冠状动脉功能不全:亦称中间综合征,常在休息或睡眠时发生,时间可达30分钟至1小时或以上,但无心肌梗死表现,常为心肌梗死的前奏。

(4)梗死后心绞痛:急性心肌梗死发生后一个月内再发的心绞痛。

3.混合性心绞痛

其特点是患者既可在心肌需氧量增加时发生心绞痛,亦可在心肌需氧量无明显增加时发生心绞痛,为冠状动脉狭窄使冠脉血流储备量减少,而这一血流储备量的减少又不固定,经常波动地发生进一步减少所致。

临床上常将除稳定型心绞痛之外的以上所有类型的心绞痛及冠脉成形术后心绞痛、冠脉旁路术后心绞痛等归入"不稳定型心绞痛"。此外,恶化型心绞痛及各型自发性心绞痛有可能进一步发展为心肌梗死,故又被称为"梗死前心绞痛"。

(三)临床表现

1.症状

其症状以发作性胸痛为主要临床表现。典型的疼痛特点如下。

(1)部位:位于胸骨体上段或中段之后,可波及心前区,有手掌大小范围,甚至横贯前胸,界限不很清楚。常放射至左肩、左臂内侧达无名指和小指,或达咽、颈、下颌部等。

(2)性质:典型的胸痛呈压迫性或紧缩性、发闷,也可有堵塞、烧灼感,但不尖锐,不像针刺或刀割样痛,偶伴濒死的恐惧感觉。发作时,患者常不自觉地停止原来的活动。

(3)诱因:体力劳动、情绪激动(如愤怒、焦虑、过度兴奋)、饱餐、寒冷、阴雨天气、吸烟、排便、心动过速、休克等。

(4)持续时间:疼痛出现后逐渐加重,呈阵发性,轻者3~5分钟,重者可达10~15分钟,很少超过30分钟。

(5)缓解方式:一般停止原有活动或含服硝酸甘油后1~3分钟内缓解。

(6)发作频率:疼痛可数天、数周发作一次,亦可一天内多次发作。

2.体征

一般无异常体征。心绞痛发作时可见面色苍白、皮肤发冷或出汗、血压升高、心率增快,有时闻及第四心音奔马律,可有暂时性心尖部收缩期杂音。

(四)护理

1.护理目标

患者疼痛缓解,生活能自理;能叙述心绞痛的诱因,遵守保健措施。

2.护理措施

(1)一般护理。①休息和活动:一般不需卧床休息,保持适当的体力劳动,以不引起心绞痛为度。但心绞痛发作时应立即休息,不稳定型心绞痛者应卧床休息。缓解期应根据患者的具体情况制订合理的活动计划,以提高患者的活动耐力,最大活动量以不发生心绞痛症状为度。但应避免竞赛活动和屏气用力动作,并防止精神过度紧张和长时间工作。②饮食:原则为低盐、低脂、高维生素、易消化饮食。控制摄入总热量,热量控制在 2 000 kcal(8 368 kJ)左右,主食每天不超过 500 g,避免过饱,甜食少食,晚餐宜少;低脂饮食,限制动物脂肪、蛋黄及动物内脏的摄入,其标准是把食物中胆固醇的含量控制在 300 mg/d 以内(一个鸡蛋含胆固醇 200～300 mg)。少食动物脂肪,常食植物油(豆油、菜油、玉米油等),因为动物脂肪中含较多的饱和脂肪酸,食用过多会使血中胆固醇升高,而植物油含有较多的不饱和脂肪酸,可降低血中胆固醇、防止动脉硬化形成和发展的作用;低盐饮食,通常以不超过 4 g/d 为宜,若有心功能不全,则应更少;限制含糖食物的摄入,少吃含糖高的糕点、糖果,少饮含糖的饮料,粗细搭配主食,防止热量过剩,体重增加;一天三餐要有规律,避免暴饮暴食,戒烟限酒。多吃新鲜蔬菜、水果以增加维生素的摄取及防止便秘的发生。③保持大便通畅:由于便秘时患者用力排便可增加心肌耗氧量,诱发心绞痛。因此,应指导患者养成按时排便的习惯,增加食物中纤维素的含量,多饮水,增加活动,以防发生便秘。

(2)病情观察:心绞痛发作时应观察胸痛的部位、性质、程度、持续时间,严密监测血压、心率、心律、脉搏、体温,描记疼痛发作时心电图,观察有无心律失常、急性心肌梗死等并发症的发生。

(3)用药护理。注意药物的疗效及不良反应。含服硝酸甘油片后 1～2 分钟开始起作用,30 分钟后作用消失。硝酸甘油可引起头痛、血压下降,偶伴晕厥。使用时注意:①随身携带硝酸甘油片,注意有效期,定期更换,以防药效降低。②对于规律性发作的劳累性心绞痛,可进行预防用药,在外出、就餐、排便等活动前含服硝酸甘油。③胸痛发作时每隔 5 分钟含服硝酸甘油 0.5 mg,直至疼痛缓解。如果疼痛持续15～30 分钟或连续含服 3 片后仍未缓解,应警惕急性心肌梗死的发生。④胸痛发作含服硝酸甘油后最好平卧,必要时吸氧。⑤静脉滴注硝酸甘油时应监测患者心率、血压的变化,掌握好用药浓度和输液速度,患者及家属不可擅自调整滴速,防止低血压的发生。⑥青光眼、低血压时忌用。

(4)心理护理:心绞痛发作时患者常感到焦虑,而焦虑能增强交感神经兴奋性,增加心肌需氧量,加重心绞痛。因此患者心绞痛发作时应专人守护,安慰患者,增加患者的安全感,必要时可遵医嘱给予镇静剂。

(5)健康指导。①生活指导:合理安排休息与活动,保证充足的休息时间。出院后遵医嘱服药,不要擅自增减药量,自我检测药物的不良反应。外出时随身携带硝酸甘油以备急用。活动应循序渐进,以不引起症状为原则。避免重体力劳动、精神过度紧张的工作或过度劳累。②指导患者防止心绞痛再发作:避免诱发因素,告知患者及家属过劳、情绪激动、饱餐、剧烈运动、受寒冷潮湿刺激等都是心绞痛发作的诱因,应注意尽量避免;减少危险因素,如戒烟,减轻精神压力,选择低盐、低脂、低胆固醇、高纤维素饮食,维持理想的体重,控制高血压,调节血脂,治疗糖尿病等。

3.护理评价

患者主诉疼痛减轻或消失,能自觉避免诱发因素,未发生并发症或发生后得到了及时的控制;生活需要得到了及时的满足。

三、心肌梗死

心肌梗死是指在冠状动脉病变的基础上,发生冠状动脉血供急剧减少或中断,使相应心肌严重而持久地急性缺血导致心肌坏死。临床表现为持续而剧烈的胸骨后疼痛、特征性心电图动态演变、白细胞计数和血清心肌坏死标志物增高,常可发生心律失常、心力衰竭或心源性休克。属冠心病的严重类型。

(一)病因及发病机制

本病基本病因是冠状动脉粥样硬化,造成管腔严重狭窄和心肌血液供应不足,而侧支循环尚未充分建立,在此基础上,若发生血供急剧减少或中断,使心肌严重而持久地缺血达 1 小时以上,即可发生心肌梗死。心肌梗死原因绝大多数是由于不稳定粥样斑块破溃,继而出血和管腔内血栓形成,使管腔闭塞。少数情况下粥样斑块内或其下发生出血或血管持续痉挛,也可使冠状动脉完全闭塞。

促使粥样斑块破裂出血及血栓形成的诱因有:休克、脱水、出血、外科手术或严重心律失常,使心排血量骤降,冠状动脉灌流量锐减;饱餐特别是进食多量脂肪后,血脂增高,血黏稠度增高;重体力活动、情绪过分激动、用力排便或血压剧升,致左心室负荷明显加重,儿茶酚胺分泌增多,心肌需氧量猛增,冠状动脉供血明显不足;晨起 6 时至 12 时交感神经活动增加,机体应激反应增强,冠状动脉张力增高。

心肌梗死可由频发心绞痛发展而来,也可原无症状,直接发生心肌梗死。心肌梗死后发生的严重心律失常、休克或心力衰竭,均可使冠状动脉灌流量进一步降低,心肌坏死范围进一步扩大,严重者可导致死亡。

(二)临床表现

1.先兆症状

50%～81.2%患者在发病前数天有乏力、胸部不适、活动时心悸、气急、烦躁、心绞痛等前驱症状。心绞痛以新发生或出现较以往更剧烈而频繁的疼痛为突出特征,疼痛持续时间较以往长,诱因不明显,硝酸甘油疗效差,心绞痛发作时伴恶心、呕吐、大汗、心动过缓、急性心功能不全、严重心律失常或血压有较大波动等,心电图示 ST 段一时性明显抬高或压低,T 波倒置或增高。及时处理先兆症状,可使部分患者避免心肌梗死的发生。

2.主要症状

其症状与心肌梗死面积的大小、部位以及侧支循环情况密切相关。

(1)疼痛:为最早、最突出的症状。疼痛部位和性质与心绞痛相似,但多无明显的诱因。常发生于安静或睡眠时,疼痛程度更重,范围更广,常呈难以忍受的压榨、窒息或烧灼样,伴有大汗、烦躁不安、恐惧及濒死感。疼痛持续时间较长,可达数小时或数天,休息和含服硝酸甘油不能缓解。部分患者疼痛可向上腹部、颈部、下颌和背部放射而被误诊为其他疾病,少数患者无疼痛,一开始即表现为休克或急性心力衰竭。也有患者整个病程都无疼痛或其他症状,后来才发现发生过心肌梗死。

（2）全身症状：一般在疼痛发生后 24～48 小时出现。表现为发热、白细胞增高和红细胞沉降率增快等，由坏死组织吸收所引起。体温升高至 38 ℃左右，一般不超过 39 ℃，持续大约 1 周，伴有心动过速或过缓。

（3）胃肠道症状：剧烈疼痛时常伴恶心、呕吐和上腹胀痛，与坏死心肌刺激迷走神经和心排血量降低致组织灌注不足等有关；亦可出现肠胀气；重者可发生呃逆。

（4）心律失常：大部分患者都有心律失常。多发生在起病 1～2 天内，24 小时内最多见。室性心律失常最多，尤其是室性期前收缩，如出现频发（每分钟 5 次以上）室性期前收缩、成对或呈短阵室性心动过速、多源性室性期前收缩或 R-on-T 现象，常为心室颤动的先兆。前壁心肌梗死易发生室性心律失常，下壁心肌梗死易发生房室传导阻滞及窦性心动过缓。前壁心肌梗死如发生房室传导阻滞表明梗死范围广泛，预后较差。

（5）低血压和心源性休克：疼痛发作期间血压下降常见，但未必是休克，如疼痛缓解而收缩压下降仍＜10.7 kPa（80 mmHg），且患者表现烦躁不安、面色苍白、皮肤湿冷、脉细而快、大汗淋漓、尿量减少（＜20 mL/h）、神志迟钝，甚至昏厥者则为休克表现，多在起病后数小时至 1 周内发生，主要为心肌广泛坏死、心排血量急剧下降所致。

（6）心力衰竭：主要为急性左心衰竭，为梗死后心脏舒缩力显著减弱或不协调所致。可在起病最初几日内发生，或在疼痛、休克好转阶段出现。发生率 32%～48%，表现为呼吸困难、咳嗽、发绀、烦躁等。重者可发生肺水肿，随后有右心衰竭的表现。右心室心肌梗死者一开始即可出现右心衰竭表现。并伴血压下降。

3.体征

（1）心脏体征：心脏浊音界可正常或轻至中度增大；心率多增快，也可减慢，心律不齐；心尖区第一心音减弱，可闻第三或第四心音奔马律。部分患者发病后 2～3 天出现心包摩擦音。亦有部分患者在心前区可闻及收缩期杂音或咯喇音，为二尖瓣乳头肌功能失调或断裂所致。

（2）血压和其他：除急性心肌梗死早期血压可增高外，几乎所有患者都有血压下降。起病前有高血压者，血压可降至正常；起病前无高血压者，血压可降至正常以下。当伴有心律失常、休克或心力衰竭时，可有相应的体征。

（三）并发症

1.乳头肌功能失调或断裂

二尖瓣乳头肌因缺血、坏死等使收缩功能发生障碍，造成不同程度的二尖瓣脱垂及关闭不全，心尖区可出现粗糙的收缩期杂音或伴收缩中晚期咯喇音。轻者可以恢复，重者可严重损害左心功能致使发生急性肺水肿，在数天内死亡。

2.心脏破裂

心脏破裂较少见，常在起病 1 周内出现。多为心室游离壁破裂，偶为心室间隔破裂造成穿孔。

3.栓塞

栓塞的发生率为 1%～6%，见于起病后 1～2 周。如为左心室附壁血栓脱落所致，则引起脑、肾、脾或四肢等动脉栓塞；由下肢静脉血栓破碎脱落所致，则产生肺动脉栓塞。

4.心室壁瘤

心室壁瘤主要见于左心室，发生率 15%～20%。较大的室壁瘤体检时可见左侧心界扩大；

超声心动图可见心室局部有反常运动,心电图 ST 段持续抬高。

5.心肌梗死后综合征

心肌梗死后综合征发生率为 10％。于心肌梗死后数周至数月内出现,可反复发生,表现为心包炎、胸膜炎或肺炎。有发热、胸痛、气急、咳嗽等症状,可能为机体对坏死组织的变态反应。

(四)护理

1.护理目标

患者主诉疼痛减轻或消失;卧床期间生活需要得到满足,促进身心休息;患者的活动耐力逐渐增加;患者保持排便通畅,无便秘发生。心律失常被及时发现和控制,未发生心力衰竭和心源性休克。

2.护理措施

治疗原则是尽早使心肌血液再灌注(到达医院后 30 分钟内开始溶栓或 90 分钟内开始介入治疗)以挽救濒死的心肌,防止梗死面积扩大或缩小心肌缺血范围,保护和维持心脏功能,及时处理严重心律失常、泵衰竭和各种并发症,防止猝死。

(1)一般护理。①休息与活动:急性期绝对卧床休息 12 小时,保持环境安静,减少探视,协助患者进食、洗漱及大小便。如无并发症,24 小时床上肢体活动,第 3 天房内走动,第 4～5 天逐渐增加活动量,以不感到疲劳为限。有并发症者可适当延长卧床时间。②饮食指导:起病后 4～12 小时内给予流质饮食,随后用半流质,以减轻胃扩张,2～3 天后改为软食,宜进低盐、低脂、低胆固醇、易消化的食物,多吃蔬菜、水果,少量多餐,不宜过饱。禁烟、酒。避免浓茶、咖啡及过冷、过热、辛辣刺激性食物。超重者应控制总热量,有高血压、糖尿病者应进食低脂、低胆固醇及低糖饮食。有心功能不全者,适当限制钠盐。③保持大便通畅:急性心肌梗死患者由于卧床休息、进食少、使用吗啡等药物易引起便秘,而排便用力易诱发心力衰竭、肺梗死甚至心搏骤停。因此,评估患者日常的排便习惯、排便次数及形态,指导患者养成每天定时排便的习惯,多吃蔬菜、水果等粗纤维食物,或服用蜂蜜水;适当腹部环形按摩,促进排便;也可每天常规给缓泻剂,必要时给予甘油灌肠。以防止便秘时用力排便导致病情加重。

(2)病情观察:进入冠心病监护病房(CCU),严密监测心电图、血压、呼吸、神志、出入量、末梢循环等情况 3～5 天,如有条件还可进行血流动力学监测。及时发现心律失常、休克、心力衰竭等并发症的早期症状。备好各种急救药品和设备。

(3)疼痛护理:疼痛可使交感神经兴奋,心肌缺氧加重,促使梗死范围扩大,易发生休克和严重心律失常,因此应及早采取有效的止痛措施。遵医嘱给予吗啡或哌替啶止痛时注意呼吸功能的抑制,并密切观察血压、脉搏的变化。一般采用鼻导管或双腔氧气管法吸氧,根据血氧饱和度监测调整氧流量。静脉滴注或用微量泵注射硝酸甘油时,严格控制速度,并注意观察血压、心率变化。

(4)溶栓治疗的护理:溶栓前询问患者有无活动性出血、消化性溃疡、脑血管病、近期手术、外伤史等溶栓禁忌证,检查血小板、出凝血时间和血型,配血;迅速建立静脉通道,遵医嘱准确配制并输注溶栓药物;用药后询问胸痛有无缓解,监测心肌酶、心电图及出凝血时间,以判断溶栓效果;观察有无发热、皮疹等过敏现象,皮肤、黏膜及内脏有无出血,出血严重时,停止治疗并立即处理。

(5)心理护理:心肌梗死的发生不仅使患者产生焦虑、抑郁、恐惧等负性心理反应,还会对整个家庭造成严重的影响,往往导致整个家庭处于危机状态,使得家庭应对能力降低,不能发挥正常家庭功能。因此,护理人员应尽量陪伴在患者身边,加强患者的心理护理,如给患者介绍监护室的环境、治疗方法,解释不良情绪对疾病的负面影响等。指导患者保持乐观、平和的心情。告诉家属对患者要积极配合和支持,并创造一个良好的身心修养环境,生活中避免对其施加压力。及时了解患者家属的需要,并设法予以满足,如及时向家属通告患者的病情和治疗情况,解答家属的疑问等,以协助患者和家属提高应对危机的能力,维持患者和家庭的心理健康。

(6)康复护理:急性心肌梗死患者进行早期康复护理有利于疾病的预后和提高患者的生活质量。优点如下。①改善功能储备,增加运动耐量和肌力。②改善精神、心理状态,减轻症状,减少心绞痛的发生。③增强心肌血液灌注,减少心肌缺血。④延缓动脉粥样硬化的进展,甚至可使之逆转。⑤减少长期卧床所致的血流缓慢、静脉栓塞等并发症。

根据美国心脏康复学会的建议,急性心肌梗死患者的康复可分为以下3期。①住院期:又可分为监护室抢救期和普通病房期,一般为1~2周。主要护理措施为指导患者进行低强度的体力活动,实施健康教育,为患者及家属提供心理-社会支持以及制订出院计划等。②恢复期:即出院后休养阶段,一般为8~12周。康复可在家庭、社区或医院中进行,存在低危因素的患者适合在家庭或社区,而存在中、高危因素的患者则适合在医院,其康复过程需要在医疗监护下,以防止发生意外。主要护理措施为鼓励患者逐步增加体力活动、继续接受健康教育,提供进一步的心理-社会支持等。③维持期:自发病后数月直到生命终止。主要护理措施为督促患者坚持进行冠心病的二级预防和适当的体育锻炼,以进一步恢复并保持体力与心功能,从而提高生活质量。

(7)健康指导如下。

运动指导:患者应根据自身条件,进行适当有规则的运动,适当运动可以提高患者的心理健康水平和生活质量、延长存活时间。运动的内容应视病情、年龄、性别、身体状况等选择一个或多个项目进行,根据运动中的反应,掌握运动强度,避免剧烈运动,防止疲劳。运动中以达到患者最大心率的60%~65%的低强度长期锻炼是安全有效的。

生活指导:合理膳食,均衡营养,防止过饱。戒烟限酒,保持理想体重。根据天气变化适当增减衣服,防止感冒受凉。

避免危险因素:积极治疗梗死后心绞痛、高血压、糖尿病、高脂血症,控制危险因素;保持情绪稳定,避免精神紧张、激动;避免寒冷;保持大便通畅,防止排便用力。

用药指导:坚持按医嘱服药,注意药物不良反应,定期复查。

心肌梗死发作时自救:①立刻就地休息,保持靠坐姿势,心情放松,保持环境安静而温暖。②积极与急救站或医院联系,呼叫救护车或用担架将患者送往医院,切忌扶患者勉强步行。③如有条件,立刻吸入氧气。④舌下含服硝酸甘油、异山梨酯,可连续多次服用,亦可舌下含服速效救心丸、复方丹参滴丸等扩张冠状动脉的药物。

3.介入护理

(1)护理评估。①评估患者的心理:急性心肌梗死来势都比较急,大多数患者是在清醒的精神状态下,是非常紧张的;处于心源性休克的患者只要有意识也是非常恐惧的。我们必须对患者的心理状态和配合能力给予客观的评估。②了解患者的病史:了解患者的既往史、现病史、药物过敏史、家族史以及治疗情况,根据患者的一般情况,评估介入手术的风险,并发症的发生概率,对比剂的使用种类。尤其要了解本次心肌梗死的部位,以评估再灌注心律失常的种类。③了解社会的支持系统:急性心肌梗死的介入治疗虽然风险很高,但患者的受益比溶栓得到的快而彻底,不能忽略的是虽然患者的家属非常着急和恐惧,但他们来自社会的不同阶层,对介入治疗和疾病的认识程度不一,经济承受能力不同,承担风险的意识也不同,需给予正确的评估,并注意观察签署知情同意书等相关医疗文件有无疑虑。④身体评估:观察患者的一般状态及生命体征等是否符合手术要求。⑤实验室检查及其他检查结果:了解心电图以及心肌酶普等情况,评估介入手术的风险、发生再灌注心律失常的种类,心肺复苏的发生概率及术中备药情况。了解患者肝脏、肾脏的功能,血糖情况,选择合适的对比剂。⑥术中评估:了解穿刺入路、麻醉方式、介入医师的操作技能、根据心肌梗死发病到 DSA 的时间,评估血管再通后再灌注心律失常的发生概率,根据心电图上的变化和造影的情况评估病变的部位和再灌注心律失常的种类,以及相关的备用药品、物品是否齐全。⑦物品和材料:急性心肌梗死的导管材料同于冠状动脉的介入治疗。所需评估的是通过造影了解病变的部位,冠状动脉开口的情况。药品和抢救物品的评估,要根据患者的一般情况、术前诊断或造影的结果,进行整体的评估。

(2)护理措施具体如下。

术前护理干预。①患者的心理干预。我们必须对患者的心理状态有针对性地给予个体认知干预、情绪干预及行为干预。具体做法是:根据患者的意识、生命指征的情况,有针对性地提供心理疏导,解除患者焦虑、恐惧的心理,让患者树立起信心,保证患者以最佳的心理状态接受治疗。调整导管室内的温度,安排患者平卧与 DSA 床上,保证体位舒适,解开患者的上衣,暴露患者的胸部和需要穿刺的部位,注意保暖。保持环境的舒适,整洁安静,为舒适护理创造条件。②根据病史给予相关的护理干预。造影是发现病变的重要手段,根据冠状动脉介入治疗指南与标准,结合患者的造影情况,给予相关的护理干预。首先限定对比剂的使用种类,在做好细化护理准备的同时,进行有序地护理,并随时观察患者的状态和感觉,注视生命指征的变化,保持输液通路的通畅,及时做好再灌注心律失常等并发症的准备。③物品的准备。导管材料:除了按冠状动脉介入治疗的物品准备外,还要备好抽吸导管等材料,并根据造影的结果、介入治疗的顺序,将所需导管材料(常用的和不常用的都需备全)有序地摆放好,用后要做好登记,贵重材料要将条形码一份粘贴在耗材登记本上,一份要粘贴在患者巡回治疗单上。设备:急救设备必须在备用状态并放在靠近患者左侧但不能影响球管转动的位置上,电极帖导联连线、必须安放在不影响影像质量的位置上,氧饱和感应器,有无创压力连线传感器,微量输液泵的连线要有序,不能影响球管的转动,整个环境应该是紧张、安静、有序、整洁,并做好心肺复苏的准备。④药品的准备:急性心肌梗死的介入治疗的药物准备,主要是及时有效地处理再灌注心律失常和心肺复苏的用药,常用药物都要精确配备,阿托品、多巴胺、硝酸甘油等按要求稀释好,并注明每毫升所含的浓度。需要替罗非班治疗时,配药要精确,给药要及时。

术中护理要点。①时间的重要:根据时间就是心肌的理念,急患者所急,因为能挽救心肌的时间窗很窄,必须把握每一个环节争取时间。②掌握再灌注心律失常的规律:术前不管从心电图还是医师的诊断中必须了解心肌梗死的部位,便于血管再通后再灌注心律失常的处理。因为直接 PTCA 与再灌注心律失常的危险和获益有着直接相关的因素,心肌缺血的时间越短再灌注心律失常的发生率就越高,但这是开通闭塞血管重建有效的心肌灌注,最快最可靠的手段。一般情况下右冠状动脉或左冠状动脉的回旋支闭塞,血运再通后通常出现的心律失常是缓慢心律失常;高度房室传导阻滞较常见。可能是窦房结缺血或迷走神经过度兴奋所致,阿托品是一种M胆碱受体阻滞药,能拮抗迷走神经过度兴奋所致的传导阻滞和心律失常,必要时置入临时起搏,但起搏电极常常可以诱发快速室性心律失常,导致心室颤动,其发生率统计在 35.3% ,并且起搏器电极还可以导致心脏穿孔,必须谨慎使用。前降支闭塞或广泛前壁心肌梗死的患者血运重建后的再灌注心律失常,多以室性心律失常常见,出现室性心动过速的机制包括跨膜静息电位降低,梗死组织与非梗死组织间不应期差异造成的折返和局灶性自律性增高。自主节律可能只是一种再灌注心律失常,并不提示室颤发生的危险会增加。非持续性心动过速持续时间<30秒,最佳处理应该是先观察几分钟,血流动力学稳定后心律可恢复正常,持续性心动过速持续时间是>30秒,发作时迅速引起血流动力学改变,应立即处理,尤其室性心动过速为多源性发作>5次搏动应给予高度重视。利多卡因有抗室颤的作用,必要时可直接静脉注射,或静脉注射胺碘酮,出现室颤时如果室颤波较细,直接除颤效果可能不好,可首先选择心前区叩击或使用付肾素让室颤波由细变粗,此时采取非同步除颤。③静脉通路及要求:不管患者是从急症室带来的输液通路,还是我们建立的,其原则都必须保证其通畅,如果通路在患者的右侧,必须用连接管延长到患者的左侧并连接三通,这是患者的生命线,是决定能否及时给药挽救患者生命的关键。④护士站立的位置:跟台护士一般都是安排一人,尤其在夜间所有的护理工作都由一个护士来承担,这样护士很难固定自己的位置,患者和医师的需要会给护理工作带来非常烦琐和忙碌的场面。首先,护士要分清主次并给予有序的护理干预。传递完医师相关的材料后,马上站到患者的左侧,将除颤仪调试好,并排放在与患者胸部接近的位置,术前配置好的药物随身携带到患者的左侧,检查患者的输液通路、氧饱和及有创压力的衔接情况,随时观察患者的生命征象。⑤备好抽吸导管:如FFCA后,"罪犯血管"无血流,有可能是患者血管内有大量的血栓,在备好抽吸导管的同时,将替罗非班12.5 mg稀释成10 mL,让台上的医师抽吸1.25 mg再稀释到10 mL经导管直接注入冠状动脉,剩余的11.25 mg再稀释到50 mL的空针中,用微量输液泵以2 mL/h的速度给患者输入,如是夹层的原因应立即植入支架。⑥给予全方位的评估:当急性心肌梗死的患者造影结果与患者的症状不相符合时,应给予全方位的评估,在患者血压及生命指征相对稳定的情况下,将硝酸甘油100～200 μg经导管直接注入冠状动脉,避免因血管痉挛或血栓的形成导致冠状动脉某支血管的阙如或不显影,尤其在主支与分支分叉的位置,容易将显影的分支误认为是主支,而错过了真正的主支最佳的血管再通的时机甚至延误了治疗。

4.护理评价

患者的疼痛缓解;卧床休息期间患者的生活需要得到满足;生命体征稳定,能进行循序渐进的运动;大便正常,并能说出预防便秘的方法;未发生心律失常、心力衰竭、心源性休克等并发症。

(王黎明)

第五节　心　肌　病

心肌病是指伴有心肌功能障碍性疾病。世界卫生组织和国际心脏病学会工作组将心肌病分为4型,即扩张型心肌病、肥厚型心肌病、限制型心肌病和致心律失常型心肌病。其中以扩张型心肌病的发病率最高,肥厚型心肌病为其次。

一、扩张型心肌病

扩张型心肌病的主要特征是一侧或双侧心腔扩大,室壁变薄,心肌收缩功能减退,伴或不伴充血性心力衰竭,常合并心律失常,病死率较高。男＞女(2.5：1),发病率为(13～84)/10 万。

(一)病因及病理

病因尚不清楚,除特发性、家族遗传性外,近年认为病毒感染是其重要原因。本病的病理改变以心腔扩张为主,室壁变薄,纤维瘢痕形成,常伴附壁血栓。组织学非特异性心肌细胞肥大、变性,特别是程度不同等纤维化等病变混合存在。

(二)临床表现

起病缓慢,逐渐出现活动后气急、心悸、胸闷、乏力甚至端坐呼吸,水肿和肝大等充血性心力衰竭。常合并各种心律失常,如室性期前收缩、房性期前收缩、房颤,晚期常发生室性心动过速甚至室颤,可导致猝死,部分可发生心、脑、肾等栓塞。主要体征为心脏扩大及全心衰竭的体征,75%可听到第三或第四心音。

(三)治疗要点

尚无特殊治疗,主要是对症治疗,目前的治疗原则是针对心力衰竭和心律失常。限制体力活动,低盐饮食,应用洋地黄和利尿药物减轻心脏负荷,及时有效地控制心律失常,晚期条件允许进行心脏移植。

二、肥厚型心肌病

肥厚型心肌病是以左心室或右心室肥厚为特征,常为心肌非对称性肥厚,心室腔变小,以左心室血液充盈受阻,舒张期顺应性下降为基本病态的心肌病。临床上根据左心室流出道有无梗阻分为梗阻性肥厚型心肌病和非梗阻性肥厚型心肌病。

(一)病因及病理

本病常有明显家族史(约占 1/3),目前认为是常染色体显性遗传疾病。本病的病理改变为主要改变在心肌,尤其是左心室形态学改变,其特征为不均等的心室间隔增厚。组织学特征为心肌细胞肥大、形态特异、排列紊乱。

(二)临床表现

部分患者可无自觉症状,因猝死或在体检中才被发现。非梗阻性肥厚型的临床表现类似扩张型心肌病。梗阻性轻者无症状,重者因心排血量下降而出现重要脏器血供不足的表现,如劳累后心悸、胸痛、乏力、头晕、晕厥,甚至猝死。突然站立、运动、应用硝酸甘油等使回心血量下降,加重左心室流出道梗阻,上述症状加重,部分患者因肥厚心肌耗氧量上升致心绞痛,但硝酸甘油或休息多不能缓解。主要体征有心脏轻度增大,胸骨左缘第 3～4 肋间闻及收缩期杂音。

(三)诊断要点

对不能用已知心脏病来解释的心肌肥厚应考虑本病可能。结合 ECG、超声心动图及心导管检查做出诊断。有阳性家族史(猝死、心脏增大等)更有助于诊断。

(四)治疗要点

本病的治疗原则为延缓肥厚的心肌,防止心动过速及维持正常窦性心律,减轻左心室流出道狭窄和控制室性心律失常。目前主张应用 β 受体阻滞剂及钙通道阻滞剂治疗,减轻流出道肥厚心肌的收缩,降低流出道梗阻程度,增加心室充盈,增加心排血量,并可治疗室性心律失常。对重度梗阻性肥厚型心肌病可做介入或手术治疗,消除或切除肥厚的室间隔心肌。

三、心肌病患者的护理

(一)护理评估

1.健康史

询问家族中有无心肌病的患者；发病前有无病毒的感染、酒精中毒以及代谢异常的情况；有无情绪激动、高强度运动、高血压等诱因。

2.身体状况

患者有无疲劳、乏力、心悸和气促以及胸痛，有无呼吸困难、肝大、水肿或胸腹水的心衰表现。

3.心理-社会状况

患者有无恐惧，能否正确认识该疾病。

4.实验室检查

超声心动图检查结果，心电图检查，心导管检查确诊。

(二)主要护理诊断

1.疼痛：胸痛

胸痛与肥厚型心肌耗氧量增加、冠状动脉供血相对不足有关。

2.气体交换受损

气体交换受损与心力衰竭有关。

3.潜在并发症

心力衰竭、心律失常、猝死。

(三)护理目标

(1)呼吸困难得以改善或消失。

(2)患者胸痛改善或消失。

(3)无并发症发生。

(四)护理措施

1.一般护理

(1)饮食：给予高蛋白、高维生素的清淡饮食。多食蔬菜和水果，少食多餐，避免便秘。合并心力衰竭的患者，限制钠水摄入。

(2)活动和休息：限制体力活动尤为重要，可减轻心脏负荷、改善心功能。有心衰的患者应该绝对卧床休息。当心衰得到控制后仍应限制活动量。另外，肥厚型心肌病的患者体力活动时有晕厥或猝死的危险，故应避免持重、屏气以及剧烈运动，并避免单独外出。

(3)吸氧：根据缺氧程度调节流量。

2.病情观察

(1)观察患者的生命体征，必要时进行心电监护。

(2)严密观察有无并发症发生：观察患者有无乏力、呼吸困难、肝大、水肿等心力衰竭的表现，准确记录出入液量，定期测体重；附壁血栓易脱落导致动脉栓塞，观察患者有无偏瘫、失语、胸痛、咯血等的表现；及时发现心律失常的先兆，防止晕厥以及猝死。

(3)准备好抢救药物和用品。

3.用药护理

遵医嘱用药，以控制心力衰竭为主，观察疗效以及不良反应，严格控制滴数。扩张型心肌病的患者对洋地黄的耐受差,要避免洋地黄中毒。

4.心理护理

不良情绪可使交感神经兴奋、心肌耗氧量增加,护理人员需耐心解释,安慰鼓励患者。

5.健康宣教

保证充足的休息和睡眠,避免劳累和上呼吸道感染。保持大便通畅和情绪稳定。遵医嘱服药,教会患者及其亲属观察其疗效和不良反应。

(五)护理评价

患者胸痛改善或消失;呼吸困难改善或消失;未发生并发症。

(王黎明)

第六节　病毒性心肌炎

病毒性心肌炎是指由嗜心肌性病毒感染所致,以非特异性间质性心肌炎为主要病变的疾病,可呈局限性或弥漫性改变。

一、病因和发病机制

确切的发病机制尚不清楚,可能与病毒感染和自身免疫反应有关。最常见的病毒是柯萨奇B组 2~5 型和 A 组 9 型病毒,其次是埃可病毒、腺病毒、流感病毒等。

二、临床表现

约半数以上患者在发病前 1~3 周有病毒感染的临床表现,如发热、头痛、全身倦怠感等上呼吸道感染症状,或有恶心、呕吐、腹痛、腹泻等消化道症状。然后出现心血管系统症状,如心悸、气短、胸闷、胸痛等。重症患者可出现心力衰竭、休克、晕厥、阿-斯综合征、猝死等。

三、辅助检查

(一)实验室检查

(1)血常规:白细胞计数轻度升高,血沉加快。

(2)血清心肌损伤标志物:急性期肌酸激酶(CK)、肌酸激酶同工酶(CK-MB)、心肌肌钙蛋白T(cTnT),心肌肌钙蛋白 I(cTnI),天门冬酸氨基转移酶(AST)等增高。其中 cTnT、cTnI 的敏感性及特异性最强,并且检测时间窗也最宽(可达 2 周)。

(3)血清病毒中和抗体及血凝抑制抗体升高,>4 倍或 1 次>1∶640 即为阳性标准。

(4)从患者咽部、粪便、血液标本中可做病毒分离。

(二)心电图检查

各种类型的心律失常、非特异性的 ST-T 改变。

(三)X 线检查

正常或不同程度心脏扩大、心搏动减弱,心力衰竭时有肺淤血、肺水肿征。

（四）超声心动图检查

心脏扩大，室壁运动减弱，若伴有心包炎，可见心包积液征、心收缩功能降低。

四、治疗要点

病毒性心肌炎无特效治疗，治疗目的在于减轻心脏负荷，控制心律失常和防治心力衰竭。

（一）休息

休息是治疗急性病毒性心肌炎最重要的措施，急性期应卧床休息，尤其是心脏扩大或心力衰竭者，至少应休息 3 个月，待心界恢复正常或不再缩小，体温正常方可活动。

（二）改善心肌代谢，促进心肌恢复治疗

(1)静脉滴注维生素 C 5～10 g＋5‰葡萄糖 500～1 000 mL，每天 1 次，2 周为 1 个疗程。

(2)极化液（ATP、辅酶 A、维生素 C）静脉滴注，加强心肌营养。

(3)辅酶 Q_{10} 每次 10 mg，每天 3 次，口服；曲美他嗪每次 20 mg，每天 3 次，口服。

（三）抗病毒治疗

干扰素(10～30)×10^5 U，每天 1 次肌内注射，2 周为 1 个疗程；黄芪注射液可能有抗病毒、调节免疫功能，可口服或静脉滴注。

（四）抗生素应用

治疗初期应常规应用青霉素(40～80)×10^5 U/d 或克林霉素 1.2 g/d，静脉滴注 1 周。

（五）并发症治疗

并发心力衰竭、心律失常者按相应常规治疗。但在急性心肌炎时洋地黄制剂用量宜偏小，因此时易引起洋地黄中毒。

（六）激素应用

病程早期不主张应用糖皮质激素，但在重症病例，如伴难治性心力衰竭或三度房室传导阻滞者可少量、短期内试用。

病毒性心肌炎大多数预后良好，重症者死于心力衰竭，严重心律失常；少数患者转为慢性，或发展为扩张型心肌病。

五、护理措施

（一）病情观察

监测患者脉搏、心律的变化情况，及时发现患者是否发生心力衰竭、严重心律失常等危重情况。

（二）充分休息

对病毒性心肌炎患者来说，休息是减轻心脏负荷的最好方法。症状明显、血清心肌酶增高或出现严重心律失常的患者应卧床 3 个月以上，心脏增大者最好卧床半年至 1 年，待症状、体征、心脏大小、心电图恢复正常后，逐渐增加活动量。

（三）饮食

给予高热量、高蛋白、高维生素、丰富矿物质饮食，增加营养，满足机体消耗并促进心肌细胞恢复。

（四）心理支持

病毒性心肌炎患者中青壮年占一定比例，且在疾病急性期心悸等症状明显，影响患者的日常

生活和工作,使患者产生焦急、烦躁等情绪。故应向患者讲明本病的演变过程及预后,使患者安心休养。

(王黎明)

第七节　感染性心内膜炎

感染性心内膜炎为心脏内膜表面的微生物感染,伴赘生物形成。赘生物为大小不等、形状不一的血小板和纤维素团块,内含大量微生物和少量炎性细胞。瓣膜为最常受累部位,但感染也可发生在间隔缺损部位、腱索或心壁内膜。根据病程分为急性和亚急性:①急性感染性心内膜炎的特征为中毒症状明显;病程进展迅速,数天至数周引起瓣膜破坏;感染迁移多见;病原体主要为金黄色葡萄球菌;②亚急性感染性心内膜炎的特征为中毒症状轻;病程数周至数月;感染迁移少见;病原体以草绿色链球菌多见,其次为肠球菌。

感染性心内膜炎又可分为自体瓣膜、人工瓣膜和静脉药瘾者的心内膜炎。

一、自体瓣膜心内膜炎

(一)病因及发病机制

1.病因

链球菌和葡萄球菌分别占自体心内膜炎病原微生物的65%和25%。急性自体瓣膜心内膜炎主要由金黄色葡萄球菌引起,少数由肺炎球菌、淋球菌、A族链球菌和流感杆菌等所致。亚急性自体瓣膜心内膜炎最常见的致病菌是草绿色链球菌,其次为D族链球菌,表皮葡萄球菌,其他细菌较少见。

2.发病机制

(1)亚急性病例至少占2/3,发病与下列因素有关。①血流动力学因素:亚急性者主要发生于器质性心脏病,首先为心脏瓣膜病,尤其是二尖瓣和主动脉瓣;其次为先天性心血管病,如室间隔缺损、动脉导管未闭、法洛四联症和主动脉瓣缩窄。赘生物常位于血流从高压腔经病变瓣口或先天缺损至低压腔产生高速射流和湍流的下游,可能与这些部位的压力下降和内膜灌注减少,有利于微生物沉积和生长有关。高速射流冲击心脏或大血管内膜处致局部损伤易于感染。②非细菌性血栓性心内膜炎病变:当心内膜的内皮受损暴露其下结缔组织的胶原纤维时,血小板在该处聚集,形成血小板微血栓和纤维蛋白沉着,成为结节样无菌性赘生物,称非细菌性血栓性心内膜病变,是细菌定居瓣膜表面的重要因素。③短暂性菌血症:各种感染或细菌寄居的皮肤黏膜的创伤常导致暂时性菌血症,循环中的细菌若定居在无菌性赘生物上,即可发生感染性心内膜炎。④细菌感染无菌赘生物:取决于发生菌血症之频度和循环中细菌的数量、细菌黏附于无菌性赘生物的能力。草绿色链球菌从口腔进入血流的机会频繁,黏附力强,因而成为亚急性感染性心内膜炎的最常见致病菌。细菌定居后,迅速繁殖,促使血小板进一步聚集和纤维蛋白沉积,感染赘生物增大。当赘生物破裂时,细菌又被释放进入血流。

(2)急性自体瓣膜心内膜炎发病机制尚不清楚,主要累及正常心瓣膜,主动脉瓣常受累。病原菌来自皮肤、肌肉、骨骼或肺等部位的活动感染灶。循环中细菌量大,细菌毒力强,具有高度侵袭性和黏附于内膜的能力。

(二)临床表现

1.症状

从暂时的菌血症至出现症状的时间长短不一,多在2周以内。

(1)亚急性感染性心内膜炎起病隐匿,可有全身不适、乏力、食欲缺乏、面色苍白、体重减轻等非特异性症状,头痛、背痛和肌肉关节痛常见。发热是最常见的症状,多呈弛张热型,午后和夜间较高,伴寒战和盗汗。

(2)急性感染性心内膜炎以败血症为主要临床表现。起病急骤,进展迅速,患者出现高热、寒战、呼吸急促,伴有头痛、背痛、胸痛和四肢肌肉关节疼痛,突发心力衰竭者较为常见。

2.体征

(1)心脏杂音:80%～85%的患者可闻及心脏杂音,杂音性质的改变为本病特征性表现,急性者要比亚急性者更易出现杂音强度和性质的变化,可由基础心脏病和/或心内膜炎导致瓣膜损害所致,如赘生物的生长与破裂、脱落有关。腱索断裂或瓣叶穿孔是迅速出现新杂音的重要因素。

(2)周围体征:多为非特异性,近年已不多见。①瘀点,可出现于任何部位,以锁骨以上皮肤、口腔黏膜和睑结膜常见;②指和趾甲下线状出血;③Osler结节,为指和趾垫出现的豌豆大的红或紫色痛性结节,略高出皮肤,亚急性者较常见;④Roth斑,为视网膜的卵圆性出血斑块,其中心呈白色,亚急性者多见;⑤Janeway损害,是位于手掌或足底直径1～4 mm无压痛出血红斑,急性者常见。

(3)动脉栓塞:多见于病程后期,但约1/3的患者是首发症状。赘生物引起动脉栓塞占20%～40%,栓塞可发生在机体的任何部位。脑、心脏、脾、肾、肠系膜、四肢和肺为临床常见的动脉栓塞部位。脑栓塞可出现神志和精神改变、视野缺损、失语、吞咽困难、瞳孔大小不对称、偏瘫、抽搐或昏迷等表现。肾栓塞常出现腰痛、血尿等,严重者可有肾功能不全。脾栓塞时,患者出现左上腹剧痛,呼吸或体位改变时加重。肺栓塞常发生突然胸痛、气急、发绀、咯血。

(4)其他:贫血,较常见,主要由于感染导致骨髓抑制而引起,多为轻、中度,晚期患者可重度贫血。15%～50%病程超过6周的患者可有脾大,部分患者可见杵状指(趾)。

(三)并发症

(1)心脏并发症:心力衰竭为最常见并发症,其次为心肌炎。

(2)动脉栓塞和血管损害多见于病程后期,急性较亚急性者多见,部分患者中也可为首发症状。①脑:约1/3患者有神经系统受累,表现为脑栓塞、脑细菌性动脉瘤、脑出血(细菌性动脉瘤破裂引起)和弥漫性脑膜炎。患者出现神志和精神改变、失语、视野缺损、轻偏瘫、抽搐或昏迷等表现。②肾:大多数患者有肾脏损害,包括肾动脉栓塞和肾梗死、肾小球肾炎和肾脓肿。迁移性脓肿多见于急性患者。肾栓塞常出现血尿、腰痛等,严重者可有肾功能不全。③脾:发生脾栓塞,患者出现左上腹剧痛,呼吸或体位改变时加重。④肺:肺栓塞常出现突然胸闷、气急、胸痛、发绀、咯血等。⑤动脉:肠系膜动脉损害可出现急腹症症状;肢体动脉损害出现受累肢体变白或发绀、发冷、疼痛、跛行,甚至动脉搏动消失。⑥其他:可有细菌性动脉瘤,引起细菌性动脉瘤占3%～5%。迁移性脓肿多见于急性期患者。

二、人工瓣膜心内膜炎

发生于人工瓣膜置换术后60天以内者为早期人工瓣膜心内膜炎,60天以后发生者为晚期人工瓣膜心内膜炎。早期者常为急性暴发性起病,约1/2的致病菌为葡萄球菌,表皮葡萄球菌多于金黄色葡萄球菌;其次为革兰阴性杆菌和真菌。晚期者以亚急性表现常见,致病菌以链球菌最常见,其次为葡萄球菌。除赘生物形成外,常致人工瓣膜部分破裂、瓣周漏、瓣环周围组织和心肌脓肿,最常累及主动脉瓣。术后发热、出现心杂音、脾大或周围栓塞征,血培养同一种细菌阳性结果至少2次,可诊断本病。预后不良,难以治愈。

三、静脉药瘾者心内膜炎

静脉药瘾者心内膜炎多见于年轻男性。致病菌最常来源于皮肤,药物污染所致者较少见,金黄色葡萄球菌为主要致病菌,其次为链球菌、革兰阴性杆菌和真菌。大多累及正常心瓣膜,三尖瓣受累占50%以上,其次为主动脉瓣和二尖瓣。急性发病者多见,常伴有迁移性感染灶。亚急性表现多见于有感染性心内膜炎史者。年轻伴右心金黄色葡萄球菌感染者病死率在5%以下,而左心革兰阴性杆菌和真菌感染者预后不良。

四、护理

(一)护理目标

患者体温恢复正常,心功能改善,活动耐力增加;营养改善,抵抗力增强;焦虑减轻,未发生并发症或发生后被及时控制。

(二)护理措施

1.一般护理

(1)休息与活动:急性感染性心内膜炎患者应卧床休息,限制活动,保持环境安静,空气新鲜,减少探视。亚急性者,可适当活动,但应避免剧烈运动及情绪激动。

(2)饮食:给予清淡、高热量、高蛋白、高维生素、低胆固醇、易消化的半流质或软食,补充营养和水分。有心力衰竭者,适当限制钠盐的摄入。注意变换饮食口味,鼓励患者多饮水,做好口腔护理,以增进食欲。

2.病情观察

(1)观察体温及皮肤黏膜变化:每4～6小时测量体温1次,准确绘制体温曲线,以反映体温动态变化,判断病情进展及治疗效果。评估患者有无皮肤瘀点、指(趾)甲下线状出血、Osler结节等皮肤黏膜病损。

(2)栓塞的观察:注意观察脑、肾、肺、脾和肢体动脉等栓塞的表现,脑栓塞出现神志和精神改变、失语、偏瘫或抽搐等;肾栓塞出现腰痛、血尿等;肺栓塞发生突然胸痛、呼吸困难、发绀和咯血等;脾栓塞出现左上腹剧痛;肢体动脉栓塞表现为肢体变白或发绀、皮肤温度降低、动脉搏动减弱或消失等。有变化及时报告医师并协助处理。

3.发热护理

高热患者应卧床休息,注意病室的温度和湿度适宜。给予冰袋物理降温或温水擦浴等,准确记录体温变化。出汗较多时可在衣服和皮肤之间垫上柔软毛巾,便于潮湿后及时更换,增强舒适感,并防止因频繁更衣而导致患者受凉。保证被服干燥清洁,以增加舒适感。

4.用药护理

抗微生物药物治疗是最重要的治疗措施。遵医嘱给予抗生素治疗,观察用药效果。坚持大剂量全疗程长时间的抗生素治疗,严格按照时间点用药,以确保维持有效的血药浓度。注意保护静脉,可使用静脉留置针,避免多次穿刺而增加患者的痛苦。注意观察药物的不良反应。

5.正确采集血培养标本

告诉患者暂时停用抗生素和反复多次采血培养的必要性,以取得患者的理解与配合。本病的菌血症为持续性,无须在体温升高时采血。每次采血量10～20 mL作需氧和厌氧菌培养,至少应培养3周。

(1)未经治疗的亚急性患者,应在第一天每间隔1小时采血1次,共3次。如次日未见细菌生长,重复采血3次后,开始抗生素治疗。

(2)用过抗生素者,停药2～7天后采血。

(3)急性患者应在入院后立即安排采血,在3小时内每隔1小时采血1次,共取3次血标本后,按医嘱开始治疗。

6.心理护理

由于发热、感染不易控制,疗程长,甚至出现并发症,患者常出现情绪低落、恐惧心理,应加强与患者的沟通,耐心解释治疗目的与意义,安慰、鼓励患者,给予心理支持,使其积极配合治疗。

7.健康指导

告诉患者及家属有关本病的知识,坚持足够疗程的抗生素治疗的重要意义。患者在施行口腔手术、泌尿、生殖和消化道的侵入性检查或外科手术治疗前应预防性使用抗生素。嘱患者注意防寒保暖,保持口腔和皮肤清洁,少去公共场所,减少病原体入侵的机会。教会患者自我监测体温变化、有无栓塞表现,定期门诊随访。教育家属应给予患者以生活照顾,精神支持,鼓励患者积极治疗。

(三)护理评价

通过治疗和护理患者体温基本恢复正常,心功能得到改善,提高了活动耐力;营养状况改善,抵抗力增强;焦虑减轻,未发生并发症或发生后得到及时控制。

(王黎明)

第八节 心包疾病

一、疾病概述

(一)概念和特点

心包疾病种类繁多,大部分是继发性心包炎,按病因可分为特发性感染、结缔组织病、全身性疾病、代谢性疾病、肿瘤、药物反应、射线照射、外伤和医源性等;按病程进展可分为急性心包炎(伴或不伴心包积液)、慢性心包积液、粘连性心包炎、亚急性渗出性缩窄性心包炎、慢性缩窄性心包炎等。临床上以急性心包炎和慢性缩窄性心包炎最为常见。

急性心包炎是由心包脏层和壁层急性炎症,可由细菌、病毒、自身免疫、物理、化学等因素引起。心包炎是某种疾病表现的一部分或为其并发症,故常被原发病所掩盖,但也可单独存在。心包炎的尸解诊断发病率为2%～6%,而临床统计占住院病例构成为1%,说明急性心包炎极易漏诊。心包炎发病率男性多于女性,约为3∶2。

慢性缩窄性心包炎是指心脏被致密厚实的纤维化或钙化心包所包围,使心室舒张期充盈受限而产生一系列循环障碍的病征。缩窄性心包炎发病率较低,发病年龄以 20～30 岁最多,男与女比为 2：1。

(二)相关病理生理

1.急性心包炎

心包急性炎症反应时,心包脏层和壁层出现炎性渗出,若无明显液体积聚,为纤维蛋白性心包炎。急性纤维蛋白性心包炎或少量积液不致引起心包压力升高,不影响血流动力学。但如液体迅速增多,心包无法伸展以适应其容量的变化,使心包内压力急骤上升,即可引起心脏受压,导致心室舒张期充盈受阻,并使周围静脉压升高,最终使心排血量降低,血压下降,构成急性心脏压塞的临床表现。

2.慢性缩窄性心包炎

急性心包炎后,渗出液逐渐吸收可有纤维组织增生、心包增厚粘连、壁层与脏层融合钙化,使心脏和大血管根部受限。心包缩窄使心室舒张期扩张受阻,心室舒张期充盈减少,使心搏量下降。为维持心排血量,心率增快,同时由于上、下腔静脉回流受阻,出现静脉压升高。长期缩窄,心肌可萎缩。

(三)病因

1.急性心包炎

过去常见病因为风湿热、结核和细菌感染性,近年来病毒感染、肿瘤、尿毒症性及心肌梗死性心包炎发病率明显增多。

(1)感染性:由病毒、细菌、真菌、寄生虫、立克次体等感染引起。

(2)非感染性:常见有急性非特异性心包炎、肿瘤、自身免疫(风湿热及其他结缔组织疾病、心肌梗死后综合征、心包切开后综合征及药物性)、代谢疾病、外伤或放射性等物理因素、邻近器官疾病。

2.缩窄性心包炎

继续于急性心包炎,以结构性最为常见,其次为急性非特异性心包炎、化脓性或创伤性心包炎后演变而来。放射性心包炎和心脏直视手术后引起者逐渐增多,少数与心包肿瘤有关,也有部分患者病因不明。

(四)临床表现

1.急性心包炎

(1)纤维蛋白性心包炎:心前区疼痛为主要症状。疼痛性质可尖锐,与呼吸运动有关,常因咳嗽、深呼吸、变换体位或吞咽而加重。疼痛部位在心前区,可放射到颈部、左肩、左臂及左肩胛骨,也可达上腹部。疼痛也可呈压榨样,位于胸骨后。

心包摩擦音是其典型体征,呈抓刮样粗糙音,与心音的发生无相关性。多位于心前区,以胸骨左缘第 3、4 肋间最为明显;坐位时身体前倾、深吸气或将听诊器胸件加压更容易听到。心包摩擦单可持续数小时或数天、数周,当积液增多时摩擦音消失,但如有部分心包粘连则仍可闻及。

(2)渗出性心包炎:临床表现取决于积液对心脏的压塞程度,轻者可维持正常的血流动力学,重者出现循环障碍或衰竭。

呼吸困难是心包积液最突出的症状,严重时患者呈端坐呼吸,身体前倾、呼吸浅速、面色苍白,可在发绀。也可因压迫气管和食管产生干咳、声音嘶哑和吞咽困难。此外还可有发冷、发热、心前区或上腹部闷胀、乏力、烦躁等症状。

心尖冲动弱或消失,心脏叩诊心浊音界扩大,心音低而遥远。大量积液时可在左肩胛骨下出现浊音及左肺受压迫所引起的支气管呼吸音,称为心包积液征(Ewart 征)。大量渗液可使收缩压降低,舒张压变化不大,故脉压变小。可累及静脉回流,出现颈静脉怒张、肝大、腹水及下肢水肿等。

(3)心脏压塞:快速心包积液可引起急性心脏压塞,表现为明显心动过速、血压下降、脉压变小和静脉压明显上升,可产生急性循环衰竭、休克等。如积液较慢可出现亚急性或慢性心脏压塞,表现为体循环静脉淤血、颈静脉怒张、静脉压升高、奇脉等。

2.缩窄性心包炎

多见于急性心包炎后 1 年内形成。常常表现为劳力性呼吸困难、疲乏、食欲缺乏、上腹胀满或疼痛。体检可见颈静脉怒张、肝大、腹水、下肢水肿、心率增快,可见 Kussmaul 征;心尖冲动不明显,心浊音界不增大,心音减低,可闻及心包叩击音。心律一般为窦性,有时可有心房颤动。脉搏细弱无力,动脉收缩压降低,脉压变小。

(五)辅助检查

1.化验室检查

取决于原发病,感染性者常有白细胞计数增加、血沉增快等炎症反应。

2.X 线检查

对渗出性心包炎有一定价值,可见心脏阴影向两侧增大,心脏搏动减弱或消失。成人液体量少于250 mL,儿童少于 150 mL 时,X 经难以检出。缩窄性心包炎 X 线检查示心影偏小、正常或轻度增大,左右心缘变直,主动脉弓小或难以辨识,上腔静脉常扩张,有时可见心包钙化。

3.心电图

急性心包炎时心电图可出现的异常现象包括除 aVR 导联以外 ST 段抬高,呈弓背向下型,aVR 导联中 ST 段压低;数天后 ST 段回基线,出现 T 波低平及倒置,持续数周至数月后 T 波恢复正常;除 aVR 和 V_1 导联外 P-R 段压低,无病理性 Q 波,常常有窦性心动过速。心包积液时有 QRS 波低电压和电交替。缩窄性心包炎心电图中有 QRS 低电压,T 波低平或倒置。

4.超声心动图

对诊断心包积液简单易行,迅速可靠。对缩窄性心包炎的诊断价值较低,均为非特异表现。心脏压塞的特征:右心房及右心室舒张期塌陷,吸气时右心室内径增大,左心室内径减少,室间隔左移等。

5.磁共振显像

能清晰显示心包积液的容量和分布情况,并可分辨积液的性质,但费用高,少用。

6.心包穿刺

可证实心包积液的存在并对抽取液体做常规涂片、细菌培养和找肿瘤细胞等检查。心包穿刺的主要指征是心脏压塞和未能明确病因的渗出性心包炎。

7.心包镜及心包活检

有助于明确病因。

8.右心导管检查

对缩窄性心包炎可检查出血流动力学的改变。

(六)治疗原则

1.病因治疗

针对病因,应用抗生素、抗结核药物、化学治疗(简称化疗)药物等。

2.对症治疗

呼吸困难者给予半卧位、吸氧;疼痛者应用镇痛剂,首选非甾体抗炎药(NSAID)。

3.心包穿刺

可解除心脏压塞和减轻大量渗液引起的压迫症状,必要时可经穿刺在心包腔内注入抗菌药物或化疗药物等。

4.心包切开引流及心包切除术等

心包切除术是缩窄性心包炎的唯一治疗措施,切开指征由临床症状、超声心动图、心脏导管等决定。

二、护理评估

(一)一般评估

1.生命体征

体温可正常,急性非特异性心包炎和化脓性心包炎可出现高热。根据心包内渗液对心脏压塞的程度不同,可出现心率增快,血压低、脉压变小、脉搏细弱或奇脉等。

2.患者主诉

有心脏压塞时有无心前区疼痛、疲乏、劳力性呼吸困难、干咳、声音嘶哑及吞咽困难等症状,缩窄性心包炎心搏量降低时患者有厌食、上腹胀满或疼痛感。

3.相关记录

体位、心前区疼痛情况(部位、性状和持续时间、影响因素等)、皮肤、出入量等记录结果。

(二)身体评估

1.头颈部

大量渗液累及静脉回流,可出现颈静脉怒张现象。

2.胸部

心前区视诊示心尖冲动不明显。纤维蛋白性心包炎时心前区可扪及心包摩擦感;当渗出液增多时心尖冲动弱,位于心浊音界左缘的内侧或不能扪及。急性渗出性心包炎时心脏叩浊音向两侧增大,皆为绝对浊音区。缩窄性心包炎患者心浊音界不增大。心包摩擦音是纤维蛋白性心包炎的典型表现,随着心包内渗液增多心音低而遥远,大量积液时可在左肩胛骨下出现浊音及支气管呼吸音。缩窄性心包炎患者在胸骨左缘第3、4肋间可闻及心包叩击音,发生于第二心音后0.09～0.12秒,呈拍击性质,是舒张期充盈血流因心包的缩窄而突然受阻并引起心室壁的振动所致。

3.腹部

大量心包渗液患者可有肝大、腹水或下肢水肿等(腹水较皮下水肿出现的要早而明显)。

4.其他

呼吸困难时可出现端坐呼吸、面色苍白,可有发绀。

(三)心理-社会评估

患者在疾病治疗过程中的心理反应与需求,家庭及社会支持情况,引导患者正确配合疾病的治疗与护理。

(四)辅助检查结果评估

1.心电图

心率(律)是否有改变。

2.X 线检查

肺部无明显充血现象而心影显著增大是心包积液的有力证据,可与心力衰竭相区别。

三、主要护理诊断/问题

(一)气体交换受阻

气体交换受阻与肺淤血、肺或支气和受压有关。

(二)疼痛

胸痛与心包炎症有关。

(三)体液过多

体液过多与渗出性、缩窄性心包炎有关。

(四)体温过高

体温过高与心包炎症有关。

(五)活动无耐力

活动无耐力与心排血量减少有关。

四、护理措施

(一)一般护理

协助患者取舒适卧位,出现心脏压塞的患者往往被迫采用前倾端坐位。保持环境安静,注意病室的温度和湿度,避免受凉。观察患者呼吸状况、监测血压气分析结果,患者出现胸闷气急时应给予氧气吸入。控制输液速度,防止加重心脏负荷。

(二)疼痛的护理

评估疼痛情况:疼痛的部位、性质及其变化情况,是否可闻及心包摩擦音。指导患者避免用力咳嗽、深呼吸或突然改变体位等,以免引起疼痛。使用非甾体抗炎药时应观察药物疗效以及患者有无胃肠道反应、出血等不良反应。若疼痛加重,可应用吗啡类药物。

(三)用药护理

使用抗菌、抗结核、抗肿瘤、镇痛等药物时监测疗效、观察不良反应是否发生。

(四)心理护理

多关心体贴患者,使患者保持良好的情绪,积极配合治疗护理。

(五)皮肤护理

有心脏压塞症状的患者常被迫采取端坐卧位,应加强骶尾部骨隆突处皮肤的护理,可协助患者定时更换前倾角度、决不按摩、防止皮肤擦伤,预防压疮。

(六)心包穿刺术的配合和护理

1.术前护理

术前常规行心脏超声检查,以确定积液量和穿刺部位,并标记好最佳穿刺点。备齐用物,向患者说明手术的意义和必要性,解除顾虑,必要时可使用少量镇静剂;如有咳嗽,可给予镇咳药物;建立静脉通道,备好抢救药品如阿托品等;进行心电、血压监测。

2.术中配合

嘱患者避免剧烈咳嗽或深呼吸,穿刺过程中如有不适应立即告知医护人员。严格无菌操作,抽液时随时夹闭胶管,防止空气进入心包腔;抽液要缓慢,第一次抽液量不超过 100 mL,以后每次抽液量不超过 300 mL,以防急性右心室扩张。若抽出新鲜血液应立即停止抽吸,密切观察有无心脏压塞症状。记录抽液量、性状,并采集好标本送检。抽液过程中均应密切观察患者的反应和主诉,如有异常,及时处理。

3.术后护理

拔除穿刺针后,于穿刺部位处覆盖无菌纱布并固定。嘱患者休息,穿刺后 2 小时内继续心电、血压监测,密切观察生命体征。心包引流者需做好引流管护理,待每天引流量<25 mL 时可拔除引流管。

(七)健康教育

1.疾病知识指导

嘱患者注意休息,防寒保暖,防止呼吸道感染。加强营养,进食高热量、高蛋白、高维生素的易消化食物,限制钠盐摄入。对缩窄性心包炎患者讲明行心包切除术的重要性,解除思想顾虑,配合好治疗,以利心功能恢复。术后仍应休息半年左右。

2.用药指导与病情监测

鼓励患者坚持足够疗程药物治疗(如抗结核治疗)的重要性,不可擅自停药,防止复发。注意药物的不良反应,定期检查肝肾功能,定期随访。

五、护理效果评估

(1)患者自觉症状好转,包括呼吸困难、疼痛减轻、食欲增加、活动耐力增强等。

(2)患者心排血量能满足机体需要,心排血量减少症状和肺淤血症状减轻或消失。

(3)患者体温降至正常范围。

(4)患者焦虑感减轻,情绪稳定,能复述疾病相关知识及配合治疗护理的方法。

(5)患者能配合并顺利完成心包穿刺术。

(6)患者及早发现心脏压塞征兆,预防休克发生。

(王黎明)

第九节 心源性猝死

一、疾病概述

(一)概念和特点

心源性猝死(sudden cardiac death,SCD)是指急性症状发作后以意识突然丧失为特征的、由心脏原因引起的自然死亡。世界卫生组织将发病 6 小时以内的死亡定为猝死,2007 年美国 ACC 会议上将发病1 小时内的死亡定为猝死。

据统计,全世界每年有数百万人因心源性猝死丧生,占死亡人数的 15%～20%。美国每年有约 30 万人发生心源性猝死,占全部心血管病死亡人数的 50% 以上,而且是 20～60 岁男性的首位死因。在我国,心源性猝死也居死亡原因的首位,虽然没有大规模的临床流生病学资料报道,但心源性猝死比例在逐年增高,且随年龄增加发病率也逐渐增高,老年人心源性猝死的概率高达 80％～90％。

心源性猝死的发病率男性较女性高,美国 Framingham 20 年随访冠心病猝死发病率男性为女性的3.8倍;北京市的流行病学资料显示,心源性猝死的男性年平均发病率为 10.5/10 万,女性为 3.6/10 万。

(二)相关病理生理

冠状动脉粥样硬化是最常见的病理表现,病理研究显示心源性猝死患者急性冠状动脉内血栓形成的发生率为 15％～64％。陈旧性心梗也是心源性猝死的病理表现,这类患者也可见心肌肥厚、冠状动脉痉挛、心电不稳与传导障碍等病理改变。

心律失常是导致心源性猝死的重要原因,通常包括致命性快速心律失常、严重缓慢性心律失常和心室停顿。致命性快速心律失常导致冠状动脉血管事件、心肌损伤、心肌代谢异常和/或自主神经张力改变等因素相互作用,从而引起的一系列病理生理变化,引发心源性猝死,但其最终作用机制仍无定论。严重缓慢性心律失常和心室停顿的电生理机制是当窦房结和/或房室结功能异常时,次级自律细胞不能承担起心脏的起搏功能,常见于病变弥漫累及心内膜下浦肯野纤维的严重心脏疾病。

非心律失常导致的心源性猝死较少,常由心脏破裂、心脏流入和流出道的急性阻塞、急性心脏压塞等原因导致。心肌电机械分离是指心肌细胞有电兴奋的节律活动,而无心肌细胞的机械收缩,是心源性猝死较少见的原因之一。

(三)病因与危险因素

1.基本病因

绝大多数心源性猝死发生在有器质性心脏病的患者。Braunward 认为心源性猝死的病因有十大类。①冠状动脉疾病;②心肌肥厚;③心肌病和心力衰竭;④心肌炎症、浸润、肿瘤及退行性变;⑤瓣膜疾病;⑥先天性心脏病;⑦心电生理异常;⑧中枢神经及神经体液影响的心电不稳;⑨婴儿猝死综合征及儿童猝死;⑩其他。

(1)冠状动脉疾病:主要包括冠心病及其引起的冠状动脉栓塞或痉挛等。而另一些较少见的,如先天性冠状动脉异常、冠状动脉栓塞、冠状动脉炎、冠状动脉机械性阻塞等都是引起心源性猝死的原因。

(2)心肌问题和心力衰竭:心肌的问题引起的心源性猝死常在剧烈运动时发生,其机制认为是心肌电生理异常的作用。慢性心力衰竭患者由于其射血分数较低常常引发猝死。

(3)瓣膜疾病:在瓣膜病中最易引发猝死的是主动脉瓣狭窄,瓣膜狭窄引起心肌突发性、大面积的缺血而导致猝死。梅毒性主动脉炎、主动脉扩张引起主动脉瓣关闭不全时引起的猝死也不少见。

(4)电生理异常及传导系统的障碍:心传导系统异常、Q-T 间期延长综合征、不明或未确定原因的室颤等都是引起心源性猝死的病因。

2.主要危险因素

(1)年龄:从年龄关系而言,心源性猝死有两个高峰期,即出生后至 6 个月内及 45～75 岁。成年人心源性猝死的发病率随着年龄增长而增长,而老年人是成年人心源性猝死的主要人群。随着年龄的增长,高血压、高血脂、心律失常、糖尿病、冠心病和肥胖的发生率增加,这些危险因素促进了心源性猝死的发生率增加。

(2)冠心病和高血压:在西方国家,心源性猝死约 80％是由冠心病及其并发症引起。冠心病患者发生心肌梗死后,左心室射血分数降低是心源性猝死的主要预测因素。高血压是冠心病的主要危险因素,且在临床上两种疾病常常并存。高血压患者左心室肥厚、维持血压应激能力受损,交感神经控制能力下降易出现快速心律失常而导致猝死。

(3)急性心功能不全和心律失常:急性心功能不全患者心脏机械功能恶化时,可出现心肌电活动紊乱,引发心力衰竭患者发生猝死。临床上多种心脏病理类型几乎都是由心律失常恶化引发心源性猝死的。

(4)抑郁:其机制可能是抑郁患者交感或副交感神经调节失衡,导致心脏的电调节失调所致。

(5)时间:美国 Framingham 38 年随访资料显示,猝死发生以 7～10 时和 16～20 时为两个高峰期,这可能与此时生活、工作紧张,交感神经兴奋,诱发冠状动脉痉挛,导致心律失常有关。

(四)临床表现

心源性猝死可分为 4 个临床时期:前驱期、终末事件期、心搏骤停与生物学死亡。

1.前驱期

前驱症状表现形式多样,具有突发性和不可测性,如在猝死前数天或数月,有些患者可出现胸痛、气促、疲乏、心悸等非特异性症状,但也可无任何前驱症状。

2.终末事件期

终末事件期是指心血管状态出现急剧变化到心搏骤停发生前的一段时间,时间从瞬间到1 小时。心源性猝死所定义时间多指该时期持续的时间。典型表现:严重胸痛、急性呼吸困难、突发心悸或眩晕等。在猝死前常有心电活动改变,其中以致命性快速心律失常和室性异位搏动为主,少部分以循环衰竭为死亡原因。

3.心搏骤停

心搏骤停后脑血流急剧减少,患者出现意识丧失,伴有局部或全身的抽搐。心搏骤停刚发生时可出现叹息样或短促痉挛性呼吸,随后呼吸停止。皮肤苍白或发绀,瞳孔散大,二便失禁。

4.生物学死亡

从心搏骤停至生物学死亡的时间长短取决于原发病的性质和复苏开始时间。心搏骤停后4～6 分钟脑部出现不可逆性损害,随后经数分钟发展至生物学死亡。心搏骤停后立即实施心肺复苏和除颤是避免发生生物学死亡的关键。

(五)急救方法

1.识别心搏骤停

在最短时间内判断患者是否发生心搏骤停。

2.呼救

在不影响实施救治的同时,设法通知急救医疗系统。

3.初级心肺复苏

初级心肺复苏即基础生命活动支持,包括人工胸外按压、开放气道和人工呼吸,被简称 CBA三部曲。如果具备 AED 自动电除颤仪,应联合应用心肺复苏和电除颤。

4.高级心肺复苏

高级心肺复苏即高级生命支持,是在基础生命支持的基础上,应用辅助设备、特殊技术等建立更为有效的通气和血运循环,主要措施包括气管插管、电除颤转复心律、建立静脉通道并给药维护循环等。在这一救治阶段应给予心电、血压、血氧饱和度及呼气末二氧化碳分压监测,必要时还需进行有创血流动力学监测,如动脉血气分析、动脉压、中心静脉压、肺动脉压、肺动脉楔压等。早期电除颤对于救治心搏骤停至关重要,如有条件越早进行越好。心肺复苏的首选药物是肾上腺素,每 3～5 分钟重复静脉推注 1 mg,可逐渐增加剂量到 5 mg。低血压时可使用去甲肾上腺素、多巴胺、多巴酚丁胺等,抗心律失常药物常用胺碘酮、利多卡因、β 受体阻滞剂等。

5.复苏后处理

处理原则是维护有效循环和呼吸功能,特别是维持脑灌注,预防再次发生心搏骤停,维护水、电解质和酸碱平衡,防治脑水肿、急性肾衰竭和继发感染等,其中重点是脑复苏。

(六)预防

1.识别高危人群、采用相应预防措施

对高危人群,针对其心脏基础疾病采用相应的预防措施能减少心源性猝死的发生率,如对冠心病患者采用减轻心肌缺血、预防心梗或缩小梗死范围等措施;对急性心梗、心梗后充血性心力衰竭的患者应用 β 受体阻滞剂;对充血性心力衰竭患者应用血管紧张素转化酶抑制剂。

2.抗心律失常

胺碘酮在心源性猝死的二级预防中优于传统的 Ⅰ 类抗心律失常药物。抗心律失常的外科手术治疗对部分药物治疗效果欠佳的患者有一定的预防心源性猝死的作用。近年研究证明,埋藏式心脏复律除颤器(implantable cardioverter defibrillator,ICD)能改善一些高危患者的预后。

3.健康知识和心肺复苏技能的普及

高危人群尽量避免独居,对其及家属进行相关健康知识和心肺复苏技能普及。

二、护理评估

(一)一般评估

(1)识别心搏骤停:当发现无反应或突然倒地的患者时,首先观察其对刺激的反应,并判断有无呼吸和大动脉搏动。判断心搏骤停的指标为意识突然丧失或伴有短阵抽搐;呼吸断续,喘息,随后呼吸停止;皮肤苍白或明显发绀,瞳孔散大,大小便失禁;颈、股动脉搏动消失;心音消失。

(2)患者主诉:胸痛、气促、疲乏、心悸等前驱症状。

(3)相关记录:记录心搏骤停和复苏成功的时间。

(4)复苏过程中须持续监测血压、血氧饱和度,必要时进行有创血流动力学监测。

(二)身体评估

1.头颈部

轻拍肩部呼叫,观察患者反应、瞳孔变化情况,气道内是否有异物。手指于胸锁乳突肌内侧沟中检测颈总动脉搏动(耗时不超过 10 秒)。

2.胸部

视诊患者胸廓起伏,感受呼吸情况,听诊呼吸音判断自主呼吸恢复情况。

3.其他

观察全身皮肤颜色及肢体活动情况,触诊全身皮肤温湿度等。

(三)心理、社会评估

复苏后应评估患者的心理反应与需求,家庭及社会支持情况,引导患者正确配合疾病的治疗与护理。

(四)辅助检查结果评估

(1)心电图:显示心室颤动或心电停止。

（2）各项生化检查情况和动脉血气分析结果。

（五）常用药物治疗效果的评估

1.血管升压药的评估要点

（1）用药剂量和速度、用药的方法（静脉滴注、注射泵/输液泵泵入）的评估与记录。

（2）血压的评估：患者意识是否恢复，血压是否上升到目标值，尿量、肤色和肢端温度的改变等。

2.抗心律失常药的评估要点

（1）持续监测心电，观察心律和心率的变化，评估药物疗效。

（2）不良反应的评估：应观察用药后不良反应是否发生，如使用胺碘酮可能引起窦性心动过缓、低血压等现象，使用利多卡因可能引起感觉异常、窦房结抑制、房室传导阻滞等。

三、主要护理诊断/问题

（一）循环障碍

循环障碍与心脏收缩障碍有关。

（二）清理呼吸道无效

清理呼吸道无效与微循环障碍、缺氧和呼吸形态改变有关。

（三）潜在并发症

脑水肿、感染、胸骨骨折等。

四、护理措施

（一）快速识别心搏骤停，正确及时进行心肺复苏和除颤

心源性猝死抢救成功的关键是快速识别心搏骤停和启动急救系统，尽早进行心肺复苏和复律治疗。快速识别是进行心肺复苏的基础，而及时行心肺复苏和尽早除颤是避免发生生物学死亡的关键。

（二）合理饮食

多摄入水果、蔬菜和黑鱼等，可通过改善心律变异性预防心源性猝死。

（三）用药护理

应严格按医嘱用药，并注意观察常用药的疗效和毒副作用，发现问题及时处理等。

（四）心理护理

复苏后部分患者会对曾发生的猝死产生明显的恐惧和焦虑心情，应帮助患者正确评估所面对情况，鼓励患者和积极参与治疗和护理计划的制订，使之了解心源性猝死的高危因素和救治方法。帮助患者建立良好有效的社会支持系统，帮助患者克服恐惧和焦虑的情绪。

（五）健康教育

1.高危人群

对高危人群，如冠心病患者应教育会患者及家属了解心源性猝死早期出现的症状和体征，做到早发现、早诊断、早干预。教会家属基本救治方法和技能，患者外出时随身携带急救物品和救助电话，以方便得到及时救助。

2.用药原则

按时、正确服用相关药物，让患者了解常用药物不良反应及自我观察要点。

五、急救效果的评估

(1)患者意识清醒。

(2)患者恢复自主呼吸和心跳。

(3)患者瞳孔缩小。

(4)患者大动脉搏动恢复。

（王黎明）

第六章

呼吸内科护理

第一节　慢性支气管炎

慢性支气管炎是由于感染或非感染因素引起气管、支气管黏膜及其周围组织的慢性非特异性炎症。临床以咳嗽、咳痰或伴有喘息反复发作为特征,每年持续 3 个月以上,且连续 2 年以上。

一、病因和发病机制

慢性支气管炎的病因极为复杂,迄今尚有许多因素不够明确,往往是多种因素长期相互作用的综合结果。

(一)感染

病毒、支原体和细菌感染是本病急性发作的主要原因。病毒感染以流感病毒、鼻病毒、腺病毒和呼吸道合胞病毒常见;细菌感染以肺炎链球菌、流感嗜血杆菌和卡他莫拉菌及葡萄球菌常见。

(二)大气污染

化学气体如氯气、二氧化氮、二氧化硫等刺激性烟雾,空气中的粉尘等均可刺激支气管黏膜,使呼吸道清除功能受损,为细菌入侵创造条件。

(三)吸烟

吸烟为本病发病的主要因素。吸烟时间的长短与吸烟量决定发病率的高低,吸烟者的患病率较不吸烟者高 2～8 倍。

(四)过敏因素

喘息型支气管患者,多有过敏史。患者痰中嗜酸性粒细胞和组胺的含量及血中 IgE 明显高于正常。此类患者实际上应属慢性支气管炎合并哮喘。

(五)其他因素

气候变化,特别是寒冷空气与慢支的病情加重有密切关系。自主神经功能失调,副交感神经功能亢进,老年人肾上腺皮质功能减退,慢性支气管炎的发病率增加。维生素 C 缺乏,维生素 A 缺乏,易患慢性支气管炎。

二、临床表现

(一)症状

患者常在寒冷季节发病,出现咳嗽、咳痰,尤以晨起显著,白天多于夜间。病毒感染痰液为白色黏液泡沫状,继发细菌感染,痰液转为黄色或黄绿色黏液脓性,偶可带血。慢性支气管炎反复发作后,支气管黏膜的迷走神经感受器反应性增高,副交感神经功能亢进,可出现过敏现象而发生喘息。

(二)体征

早期多无体征。急性发作期可有肺底部闻及干、湿性啰音。喘息型支气管炎在咳嗽或深吸气后可闻及哮鸣音,发作时有广泛哮鸣音。

(三)并发症

(1)阻塞性肺气肿:为慢性支气管炎最常见的并发症。

(2)支气管肺炎:慢性支气管炎蔓延至支气管周围肺组织中,患者表现寒战、发热、咳嗽加剧、痰量增多且呈脓性;白细胞总数及中性粒细胞增多;X线胸片显示双下肺野有斑点状或小片阴影。

(3)支气管扩张症。

三、诊断

(一)辅助检查

1.血常规

白细胞总数及中性粒细胞数可升高。

2.胸部X线

单纯型慢性支气管炎,X线片检查阴性或仅见双下肺纹理增多、增粗、模糊、呈条索状或网状。继发感染时为支气管周围炎症改变,表现为不规则斑点状阴影,重叠于肺纹理之上。

3.肺功能检查

早期病变多在小气道,常规肺功能检查多无异常。

(二)诊断要点

凡咳嗽、咳痰或伴有喘息,每年发作持续3个月,连续2年或2年以上者,并排除其他心肺疾病(如肺结核、肺尘埃沉着病、支气管哮喘、支气管扩张症、肺癌、肺脓肿、心脏病、心功能不全等)、慢性鼻咽疾病后,即可诊断。如每年发病不足3个月,但有明确的客观检查依据(如胸部X线片、肺功能等)亦可诊断。

(三)鉴别诊断

1.支气管扩张

多于儿童或青年期发病,常继发于麻疹、肺炎或百日咳后,并有咳嗽、咳痰反复发作的病史,合并感染时痰量增多,并呈脓性或伴有发热,病程中常反复咯血。在肺下部周围可闻及不易消散的湿性啰音。晚期重症患者可出现杵状指(趾)。胸部X线片上可见双肺下野纹理粗乱或呈卷发状。薄层高分辨CT(HRCT)检查有助于确诊。

2.肺结核

活动性肺结核患者多有午后低热、消瘦、乏力、盗汗等中毒症状。咳嗽痰量不多,常有咯血。

老年肺结核的中毒症状多不明显,常被慢性支气管炎的症状所掩盖而误诊。胸部 X 线片上可发现结核病灶,部分患者痰结核菌检查可获阳性。

3.支气管哮喘

支气管哮喘常为特质性患者或有过敏性疾病家族史,多于幼年发病。一般无慢性咳嗽、咳痰史。哮喘多突然发作,且有季节性,血和痰中嗜酸性粒细胞常增多,治疗后可迅速缓解。发作时双肺布满哮鸣音,呼气延长,缓解后可消失,且无症状,但气道反应性仍增高。慢性支气管炎合并哮喘的患者,病史中咳嗽、咳痰多发生在喘息之前,迁延不愈较长时间后伴有喘息,且咳嗽、咳痰的症状多较喘息更为突出,平喘药物疗效不如哮喘等可资鉴别。

4.肺癌

肺癌多发生于 40 岁以上男性,并有多年吸烟史的患者,刺激性咳嗽常伴痰中带血和胸痛。X 线胸片检查肺部常有块影或反复发作的阻塞性肺炎。痰脱落细胞及支气管镜等检查可明确诊断。

5.慢性肺间质纤维化

慢性咳嗽,咳少量黏液性非脓性痰,进行性呼吸困难,双肺底可闻及爆裂音(Velcro 啰音),严重者发绀并有杵状指。X 线胸片见中下肺野及肺周边部纹理增多紊乱呈网状结构,其间见弥漫性细小斑点阴影。肺功能检查呈限制性通气功能障碍,弥散功能减低,PaO_2 下降。肺活检是确诊的手段。

四、治疗

(一)急性发作期及慢性迁延期的治疗

以控制感染、祛痰、镇咳为主,同时解痉平喘。

1.抗感染药物

及时、有效、足量,感染控制后及时停用,以免产生细菌耐药或二重感染。一般患者可按常见致病菌用药。可选用青霉素 G 80 万 U 肌内注射;复方磺胺甲噁唑(SMZ),每次 2 片,2 次/天;阿莫西林 2～4 g/d,3～4 次口服;氨苄西林 2～4 g/d,分 4 次口服;头孢氨苄 2～4 g/d 或头孢拉定 1～2 g/d,分 4 次口服;头孢呋辛 2 g/d 或头孢克洛 0.5～1.0 g/d,分 2～3 次口服。亦可选择新一代大环内酯类抗生素,如罗红霉素,0.3 g/d,2 次口服。抗菌治疗疗程一般 7～10 天,反复感染病例可适当延长。严重感染时,可选用氨苄西林、环丙沙星、氧氟沙星、阿米卡星、奈替米星或头孢菌素类联合静脉滴注给药。

2.祛痰镇咳药

刺激性干咳者不宜单用镇咳药物,否则痰液不易咳出。可给盐酸溴环己胺醇 30 mg 或羧甲基半胱氨酸 500 mg,3 次/天,口服。乙酰半胱氨酸(富露施)及氯化铵甘草合剂均有一定的疗效。α-糜蛋白酶雾化吸入亦有消炎祛痰的作用。

3.解痉平喘

解痉平喘主要为解除支气管痉挛,利于痰液排出。常用药物为氨茶碱每次 0.1～0.2 g,每 8 小时 1 次口服;丙卡特罗 50 mg,2 次/天;特布他林 2.5 mg,2～3 次/天。慢性支气管炎有可逆性气道阻塞者应常规应用支气管舒张剂,如异丙托溴铵(异丙阿托品)气雾剂、特布他林等吸入治疗。阵发性咳嗽常伴不同程度的支气管痉挛,应用支气管扩张药后可改善症状,并有利于痰液的排出。

(二)缓解期的治疗

应以增强体质、提高机体抗病能力和预防发作为主。

(三)中药治疗

采取扶正固本原则,按肺、脾、肾的虚实辨证施治。

五、护理措施

(一)常规护理

1.环境

保持室内空气新鲜、流通,安静,舒适,温湿度适宜。

2.休息

急性发作期应卧床休息,取半卧位。

3.给氧

持续低流量吸氧。

4.饮食

给予高热量、高蛋白、高维生素、易消化饮食。

(二)专科护理

(1)解除气道阻塞,改善肺泡通气。及时清除痰液,神志清醒患者应鼓励咳嗽,痰稠不易咳出时,给予雾化吸入或雾化泵药物喷入,减少局部淤血水肿,以利痰液排出。危重体弱患者,定时更换体位,叩击背部,使痰易于咳出,餐前应给予胸部叩击或胸壁震荡。方法:患者取侧卧位,护士两手手指并拢,手背隆起,指关节微屈,自肺底由下向上,由外向内叩拍胸壁,震动气管,边拍边鼓励患者咳嗽,以促进痰液的排出,每侧肺叶叩击 3～5 分钟。对神志不清者,可进行机械吸痰,需注意无菌操作,抽吸压力要适当,动作轻柔,每次抽吸时间不超过 15 秒,以免加重缺氧。

(2)合理用氧,减轻呼吸困难。根据缺氧和二氧化碳潴留的程度不同,合理用氧,一般给予低流量、低浓度、持续吸氧,如病情需要提高氧浓度,应辅以呼吸兴奋剂刺激通气或使用呼吸机改善通气。吸氧后如呼吸困难缓解、呼吸频率减慢、节律正常、血压上升、心率减慢、心律正常、发绀减轻、皮肤转暖、神志转清、尿量增加等,表示氧疗有效。若呼吸过缓,意识障碍加深,需考虑二氧化碳潴留加重,必要时采取增加通气量措施。

(孙 潇)

第二节 肺 脓 肿

肺脓肿是由多种病原菌引起肺实质坏死的肺部化脓性感染。早期为肺组织的化脓性炎症,继而坏死、液化,由肉芽组织包绕形成脓肿。高热、咳嗽和咳大量脓臭痰为其临床特征。本病可见于任何年龄,青壮年男性及年老体弱有基础疾病者多见。自抗生素广泛应用以来,发病率有明显降低。

一、护理评估

(一)病因及发病机制

急性肺脓肿的主要病原体是细菌,常为上呼吸道、口腔的定植菌,包括需氧、厌氧和兼性厌氧菌。厌氧菌感染占主要地位,较重要的厌氧菌有核粒梭形杆菌、消化球菌等。常见的需氧和兼性厌氧菌为金黄色葡萄球菌、化脓链球菌(A组溶血性链球菌)、肺炎克雷伯菌和铜绿假单胞菌等。免疫力低下者,如接受化疗、白血病或艾滋病患者其病原菌也可为真菌。根据不同病因和感染途径,肺脓肿可分为以下三种类型。

1.吸入性肺脓肿

吸入性肺脓肿是临床上最多见的类型,病原体经口、鼻、咽吸入致病,误吸为最主要的发病原因。正常情况下,吸入物可由呼吸道迅速清除,但当受凉、劳累等诱因导致全身或局部免疫力下降时,在有意识障碍,如全身麻醉或气管插管、醉酒、脑血管意外时,吸入的病原菌即可致病。此外,也可由上呼吸道的慢性化脓性病灶,如扁桃体炎、鼻窦炎、牙槽脓肿等脓性分泌物经气管被吸入肺内致病。吸入性肺脓肿发病部位与解剖结构有关,常为单发性,由于右主支气管较陡直,且管径较粗大,因而右侧多发。病原体多为厌氧菌。

2.继发性肺脓肿

继发性肺脓肿可继发于:①某些肺部疾病如细菌性肺炎、支气管扩张、空洞型肺结核、支气管肺癌、支气管囊肿等感染。②支气管异物堵塞也是肺脓肿尤其是小儿肺脓肿发生的重要因素。③邻近器官的化脓性病变蔓延至肺,如食管穿孔感染、膈下脓肿、肾周围脓肿及脊柱脓肿等波及肺组织引起肺脓肿。阿米巴肝脓肿可穿破膈肌至右肺下叶,形成阿米巴肺脓肿。

3.血源性肺脓肿

因皮肤外伤感染、痈、疖、骨髓炎、静脉吸毒、感染性心内膜炎等肺外感染病灶的细菌或脓毒性栓子经血行播散至肺部引起小血管栓塞,产生化脓性炎症、组织坏死导致肺脓肿。金黄色葡萄球菌、表皮葡萄球菌及链球菌为常见致病菌。

(二)病理

肺脓肿早期为含致病菌的污染物阻塞细支气管,继而形成小血管炎性栓塞,进而致病菌繁殖引起肺组织化脓性炎症、坏死,形成肺脓肿,继而肺坏死组织液化破溃经支气管部分排出,形成有气液平的脓腔。另因病变累及部位不同,可并发支气管扩张、局限性纤维蛋白性胸膜炎、脓胸、脓气胸、支气管胸膜瘘等。急性肺脓肿经积极治疗或充分引流,脓腔缩小甚至消失,或仅剩少量纤维瘢痕。如治疗不彻底或支气管引流不畅,炎症持续存在,超过3个月以上称为慢性肺脓肿。

(三)健康史

多数吸入性肺脓肿患者有齿、口咽部的感染灶,故要了解患者是否有口腔、上呼吸道慢性感染病灶,如龋齿、化脓性扁桃体炎、鼻窦炎、牙周溢脓等;或手术、劳累、受凉等;是否应用了大量抗生素。

(四)身体状况

1.症状

急性肺脓肿患者,起病急,寒战、高热,体温高达39~40℃,伴有咳嗽、咳少量黏液痰或黏液脓性痰,典型痰液呈黄绿色、脓性,有时带血。炎症累及胸膜可引起胸痛。伴精神不振、全身乏力、食欲减退等全身毒性症状。如感染未能及时控制,于发病后10~14天可突然咳出大量脓臭痰及坏死组织,痰量可达 300～500 mL/d,痰静置后分三层。厌氧菌感染时痰带腥臭味。一般在咳出大量脓痰后,体温明显下降,全身毒性症状随之减轻。约 1/3 患者有不同程度的咯血,偶有中、大量咯血而突然窒息死亡者。部分患者发病缓慢,仅有一般的呼吸道感染症状。血源性肺脓肿多先有原发病灶引起的畏寒、高热等全身脓毒血症的表现。经数天或数周后出现咳嗽、咳痰,痰量不多,极少咯血。慢性肺脓肿患者除咳嗽、咳脓痰、不规则发热、咯血外,还有贫血、消瘦等慢性消耗症状。

2.体征

肺部体征与肺脓肿的大小、部位有关。早期病变较小或位于肺深部,多无阳性体征;病变发展较大时可出现肺实变体征,有时可闻及异常支气管呼吸音;病变累及胸膜时,可闻及胸膜摩擦音或胸腔积液体征。慢性肺脓肿常有杵状指(趾)、消瘦、贫血等。血源性肺脓肿多无阳性体征。

(五)实验室及其他检查

1.实验室检查

急性肺脓肿患者血常规白细胞计数明显增高,中性粒细胞在 90% 以上,多有核左移和中毒颗粒。慢性肺脓肿血白细胞可稍升高或正常,红细胞和血红蛋白减少。血源性肺脓肿患者的血培养可发现致病菌。并发脓胸时,可做胸腔脓液培养及药物敏感试验。

2.痰细菌学检查

气道深部痰标本细菌培养可有厌氧菌和/或需氧菌存在。血培养有助于确定病原体和选择有效的抗菌药物。

3.影像学检查

X 线胸片早期可见肺部炎性阴影,肺脓肿形成后,脓液排出,脓腔出现圆形透亮区和气液平面,四周有浓密炎症浸润。炎症吸收后遗留有纤维条索状阴影。慢性肺脓肿呈厚壁空洞,周围有纤维组织增生及邻近胸膜增厚。CT 能更准确定位及发现体积较小的脓肿。

4.纤维支气管镜检查

纤维支气管镜检查有助于明确病因、病原学诊断及治疗。

(六)心理、社会评估

部分肺脓肿患者起病多急骤,畏寒、高热伴全身中毒症状明显,厌氧菌感染时痰有腥臭味等,使患者及家属常深感不安。患者会表现出忧虑、悲观、抑郁和恐惧。

二、主要护理诊断及医护合作性问题

(一)体温过高

与肺组织炎症性坏死有关。

(二)清理呼吸道无效

与脓痰聚积有关。

(三)营养失调,低于机体需要量

与肺部感染导致机体消耗增加有关。

(四)气体交换受损

与气道内痰液积聚、肺部感染有关。

(五)潜在并发症

咯血、窒息、脓气胸、支气管胸膜瘘。

三、护理目标

体温降至正常,营养改善,呼吸系统症状减轻或消失,未发生并发症。

四、护理措施

(一)一般护理

保持室内空气流通、适宜温湿度、阳光充足。晨起、饭后、体位引流后及睡前协助患者漱口,做好口腔护理。鼓励患者多饮水,进食高热量、高蛋白、高维生素等营养丰富的食物。

(二)病情观察

观察痰的颜色、性状、气味和静置后是否分层。准确记录 24 小时排痰量。当大量痰液排出时,要注意观察患者咳痰是否顺畅,咳嗽是否有力,避免脓痰引起窒息;当痰液减少时,要观察患者中毒症状是否好转,若中毒症状严重,提示痰液引流不畅,做好脓液引流的护理,以保持呼吸道通畅。若发现血痰,应及时报告医师。咯血量较多时,应严密观察体温、脉搏、呼吸、血压及神志的变化,准备好抢救药品和用品,嘱患者患侧卧位,头偏向一侧,警惕大咯血或窒息的突然发生。

(三)用药及体位引流护理

肺脓肿治疗原则是抗生素治疗和痰液引流。

1.抗生素治疗

吸入性肺脓肿一般选用青霉素,对青霉素过敏或不敏感者可用林可霉素、克林霉素或甲硝唑等药物。开始给药采用静脉滴注,体温通常在治疗后 3～10 天降至正常,然后改为肌内注射或口服。如抗生素有效,宜持续 8～12 周,直至胸片上空洞和炎症完全消失,或仅有少量稳定的残留纤维化。若疗效不佳,要注意根据细菌培养和药物敏感试验结果选用有效抗菌药物。遵医嘱使用抗生素、祛痰药、支气管扩张剂等药物,注意观察疗效及不良反应。

2.痰液引流

痰液引流可缩短病程,提高疗效。无大咯血、中毒症状轻者可进行体位引流排痰,每天 2～3 次,每次 10～15 分钟。痰黏稠者可用祛痰药、支气管舒张药或生理盐水雾化吸入,以利脓液引流。有条件应尽早应用纤维支气管镜冲洗及吸引治疗,脓腔内还可注入抗生素,加强局部治疗。

3.手术治疗

内科积极治疗 3 个月以上效果不好或有并发症,可考虑手术治疗。

(四)心理护理

向患者及家属及时介绍病情,解释各种症状和不适的原因,说明各项诊疗、护理操作目的、操作程序和配合要点。由于疾病带来口腔脓臭气味使患者害怕与人接近,在帮助患者口腔护理的同时消除患者的紧张心理。主动关心咨询问患者的需要,使患者增加治疗的依从性和信心,指导患者正确对待本病,使其勇于说出内心感受,并积极进行疏导。教育患者家属配合医护人员做好患者的心理指导,使患者树立治愈疾病的信心,以促进患者早日康复。

(五)健康指导

1.疾病知识指导

指导患者及家属了解肺脓肿发生、发展、治疗和有效预防方面的知识。积极治疗肺炎、皮肤疖、痈或肺外化脓性等原发病灶。教会患者练习深呼吸,鼓励患者咳嗽并采取有效的咳嗽方式进行排痰,保持呼吸道的通畅,促进病变的愈合。对重症患者做好监护,教育家属及时发现病情变化,并及时向医师报告。

2.生活指导

指导患者生活要有规律,注意休息,劳逸结合,应增加营养物质的摄入。提倡健康的生活方式,重视口腔护理,在晨起、饭后、体位引流后、晚睡前要漱口、刷牙,防止污染分泌物误吸入下呼吸道。鼓励平日多饮水,戒烟、酒。保持环境整洁、舒适,维持适宜的室温与湿度,注意保暖,避免受凉。

3.用药指导

抗生素治疗非常重要,但需要时间较长,为防止病情反复,应遵从治疗计划。指导患者及家属根据医嘱服药,向患者讲解抗生素等药物的用药疗程、方法、不良反应,发现异常及时向医师报告。

4.加强易感人群护理

对意识障碍、慢性病、长期卧床者,应注意指导家属协助患者经常变换体位、翻身、拍背促进痰液排出,疑有异物吸入时要及时清除。有感染征象时应及时就诊。

五、护理评价

患者体温平稳,呼吸系统症状消失,营养改善,无并发症发生或发生后及时得到处理。

(孙　潇)

第三节　支气管扩张

一、疾病概述

(一)概念和特点

支气管扩张是由于急、慢性呼吸道感染和支气管阻塞后,反复发生支气管炎症,致使支气管组织结构病理性破坏,引起的支气管异常和持久性扩张。临床上以慢性咳嗽、大量脓痰和/或反复咯血为特征,患者多有童年麻疹、百日咳或支气管肺炎等病史。

(二)相关病理生理

支气管扩张的主要病因是支气管-肺组织感染和支气管阻塞,两者相互影响,促使支气管扩张的发生和发展。支气管扩张发生于有软骨的支气管近端分支,主要分为柱状、囊状和不规则扩张3种类型,腔内含有多量分泌物并容易积存。呼吸道相关疾病损伤气道清除机制和防御功能,使其清除分泌物的能力下降,易发生感染和炎症;细菌反复感染使气道内因充满包含炎性介质和病原菌的黏稠液体而逐渐扩大、形成瘢痕和扭曲;炎症可导致支气管壁血管增生,并伴有支气管动脉和肺动脉终末支的扩张和吻合,形成小血管瘤而易导致咯血。病变支气管反复发炎症,使周围结缔组织和肺组织纤维化,最终引起肺的通气和换气功能障碍。继发于支气管肺组织感染病变的支气管扩张多见于下肺,尤以左下肺多见。继发于肺结核则多见于上肺叶。

(三)病因与诱因

1.支气管-肺组织感染

支气管扩张与扁桃体炎、鼻窦炎、百日咳、麻疹、支气管肺炎、肺结核等呼吸道感染密切相关,引起感染的常见病原体为铜绿假单胞菌、流感嗜血杆菌、卡他莫拉菌、肺炎克雷伯菌、金黄色葡萄球菌、非结核分枝杆菌、腺病毒和流感病毒等。婴幼儿期支气管-肺组织感染是支气管扩张最常见的病因。

2.支气管阻塞

异物、肿瘤、外源性压迫等可使支气管阻塞导致肺不张,胸腔负压直接牵拉支气管管壁导致支气管扩张。

3.支气管先天性发育缺损与遗传因素

支气管先天性发育缺损与遗传因素也可形成支气管扩张,可能与软骨发育不全或弹性纤维不足导致局部管壁薄弱或弹性较差有关。部分遗传性 α-抗胰蛋白酶缺乏者也可伴有支气管扩张。

4.其他全身性疾病

支气管扩张可能与机体免疫功能失调有关,目前已发现类风湿关节炎、溃疡性结肠炎、克罗恩病、系统性红斑狼疮等疾病同时伴有支气管扩张。

(四)临床表现

1.症状

(1)慢性咳嗽、大量脓痰:咳嗽多为阵发性,与体位改变有关,晨起及晚上临睡时咳嗽和咳痰尤多。严重程度可用痰量估计,轻度每天少于 10 mL,中度每天 10～150 mL,重度每天多于 150 mL。感染急性发作时,黄绿色脓痰量每天可达数百毫升,将痰液放置后可出现分层的特征,即上层为泡沫,下悬脓性成分;中层为浑浊黏液;下层为坏死组织沉淀物。合并厌氧菌感染时,痰和呼气具有臭味。

(2)咯血:反复咯血为本病的特点,可为痰中带血或大量咯血。少量咯血每天少于 100 mL,中量咯血每天 100～500 mL,大量咯血每天多于 500 mL 或一次咯血量＞300 mL。咯血量有时与病情严重程度、病变范围不一致。部分病变发生在上叶的"干性支气管扩张"患者以反复咯血为唯一症状。

(3)反复肺部感染:由于扩张的支气管清除分泌物的功能丧失,引流差,易反复发生感染,其特点是同一肺段反复发生肺炎并迁延不愈。

(4)慢性感染中毒症状:可出现发热、乏力、食欲减退、消瘦、贫血等,儿童可影响发育。

2.体征

早期或病变轻者无异常肺部体征,病变严重或继发感染时,可在病变部位尤其下肺部闻及固定而持久的局限性粗湿啰音,有时可闻及哮鸣音,部分患者伴有杵状指(趾)。

(五)辅助检查

1.影像学检查

胸部 X 线检查:囊状支气管扩张的气道表现为显著的囊腔,腔内可存在气液平面,纵切面可显示"双轨征",横切面显示"环形阴影",并可见气道壁增厚。胸部 CT 检查:可在横断面上清楚地显示扩张的支气管。高分辨 CT 进一步提高了诊断敏感性,成为支气管扩张症的主要诊断方法。

2.纤维支气管镜检查

有助于发现患者的出血部位或阻塞原因。还可局部灌洗,取灌洗液做细菌学和细胞学检查。

(六)治疗原则

保持引流通畅,处理咯血,控制感染,必要时手术治疗。

1.保持引流通畅,改善气流受限

清除气道分泌物、保持气道通畅能减少继发感染和减轻全身中毒症状,如应用祛痰药物(盐酸氨溴索、溴己新、α-糜蛋白酶)等稀释痰液,痰液黏稠时可加用雾化吸入。应用振动、拍背、体位引流等方法促进气道分泌物的清除。应用支气管舒张剂可改善气流受限,伴有气道高反应及可逆性气流受限的患者疗效明显。如体位引流排痰效果不理想,可用纤维支气管镜吸痰法,以保持呼吸道通畅。

2.控制感染

急性感染期的主要治疗措施。应根据症状、体征、痰液性状,必要时根据痰培养及药物敏感试验选择有效的抗生素。常用阿莫西林、头孢类抗生素、氨基糖苷类等药物,重症患者尤其是铜绿假单胞菌感染者,常需第三代头孢菌素加氨基糖苷类药联合静脉用药。如有厌氧菌混合感染,加用甲硝唑或替硝唑等。

3.外科治疗

保守治疗不能缓解的反复大咯血且病变局限者,可考虑手术治疗。经充分的内科治疗后仍反复发作且病变为局限性支气管扩张,可通过外科手术切除病变组织。

二、护理评估

(一)一般评估

1.患者的主诉

有无胸闷、气促、心悸、疲倦、乏力等症状。

2.生命体征

严密观察呼吸的频率、节律、深浅和音响,患者呼吸可正常或增快,感染严重时或合并咯血可伴随不同程度的呼吸困难和发绀。患者体温正常或偏高,感染严重时可为高热。

3.咳嗽咳痰情况

观察咳嗽咳痰的发作时间、频率、持续时间、伴随的症状和影响因素等。患者反复继发肺部感染,支气管引流不畅,痰不易咳出时可导致咳嗽加剧,大量脓痰咳出后,患者感觉轻松,体温下降,精神改善。重点观察痰液的量、颜色、性质、气味和与体位的关系,痰液静置后的分层现象,记录24小时痰液排出量。注意患者是否出现面色苍白、出冷汗、烦躁不安等出血的症状,观察咯血的颜色、性质及量。

4.其他

血气分析、血氧饱和度、体重、体位等记录结果。

(二)身体评估

1.头颈部

患者的意识状态,面部颜色(贫血),皮肤黏膜有无脱水、是否粗糙干燥,呼吸困难和缺氧的程度(有无气促、口唇有无发绀、血氧饱和度数值等)。

2.胸部

检查胸廓的弹性,有无胸廓的挤压痛,两肺呼吸运动是否一致。病变部位可闻及固定而持久的局限性粗湿啰音或哮鸣音。

3.其他

患者有无杵状指（趾）。

（三）心理-社会评估

询问健康史，发病原因、病程进展时间及以往所患疾病对支气管扩张的影响，评估患者对支气管扩张的认识；另外，患者常因慢性咳嗽、咳痰或痰量多、有异味等症状产生恐惧或焦虑的心理，并缺乏治愈的信心。

（四）辅助检查阳性结果评估

血氧饱和度的数值，血气分析结果报告，胸部 CT 检查明确的病变部位。

（五）常用药物治疗效果的评估

抗生素使用后咳嗽咳痰症状有无减轻，原有增高的血白细胞计数有无回降至正常范围，核左移情况有无得到纠正。

三、主要护理诊断/问题

（一）清理呼吸道无效

与大量脓痰滞留呼吸道有关。

（二）有窒息的危险

与大咯血有关。

（三）营养失调

营养低于机体需要量与慢性感染导致机体消耗有关。

（四）焦虑

与疾病迁延、个体健康受到威胁有关。

（五）活动无耐力

与营养不良、贫血等有关。

四、护理措施

（一）环境

保持室内空气新鲜、无臭味，定期开窗换气使空气流通，维持适宜的温湿度，注意保暖。

（二）休息和活动

休息能减少肺活动度，避免因活动诱发咯血。小量咯血者以静卧休息为主，大量咯血患者应绝对卧床休息，尽量避免搬动。取患侧卧位，可减少患侧胸部的活动度，既防止病灶向健侧扩散，也有利于健侧肺的通气功能。缓解期患者可适当进行户外活动，但要避免过度劳累。

（三）饮食护理

提供高热量、高蛋白质、富含维生素、易消化的饮食，多进食含铁食物有利于纠正贫血，饮食中富含维生素 A、C、E 等（如新鲜蔬菜、水果），以提高支气管黏膜的抗病能力。大量咯血者应禁食，小量咯血者宜进少量温、凉流质饮食，避免冰冷食物诱发咳嗽或加重咯血，少食多餐。为痰液稀释利于排痰，鼓励患者多饮水，每天不少于 2 000 mL。指导患者在咳痰后及进食前后漱口，以祛除口臭，促进食欲。

（四）病情观察

严密观察病情，正确记录每天痰量及痰的性质，留好痰标本。有咯血者备好吸痰和吸氧设备。

（五）用药护理

遵医嘱使用抗生素、祛痰剂和支气管舒张剂，指导患者进行有效咳嗽，辅以叩背，及时排出痰液。指导患者掌握药物的疗效、剂量、用法和不良反应。

（六）体位引流的护理

体位引流是利用重力作用促使呼吸道分泌物流入气管、支气管排出体外的方法，其效果与需引流部位所对应的体位有关。体位引流的护理措施如下。

（1）体位引流由康复科医师执行，引流前向患者说明体位引流的目的、操作过程和注意事项，消除顾虑，取得合作。

（2）操作前测量生命体征，听诊肺部明确病变部位。引流前15分钟遵医嘱给予支气管舒张剂（有条件可使用雾化器或手按定量吸入器）。备好排痰用纸巾或一次性容器。

（3）根据病变部位、病情和患者经验选择合适体位（自觉有利于咳痰的体位）。引流体位的选择取决于分泌物潴留的部位和患者的耐受程度，原则上抬高病灶部位的位置，使引流支气管开口向下，有利于潴留的分泌物随重力作用流入支气管和气管排出。首先引流上叶，然后引流下叶后基底段。如果患者不能耐受，应及时调整姿势。头部外伤、胸部创伤、咯血、严重心血管疾病和病情状况不稳定者，不宜采用头低位进行体位引流。

（4）引流时鼓励患者做腹式深呼吸，辅以胸部叩击或震荡，指导患者进行有效咳嗽等措施，以提高引流效果。

（5）引流时间视病变部位、病情和患者身体状况而定，一般每天1～3次，每次15～20分钟。在空腹或饭前一个半小时前进行，早晨清醒后立即进行效果最好。咯血时不宜进行体位引流。

（6）引流过程应有护士或家人协助，注意观察患者反应，如出现咯血、面色苍白、出冷汗、头晕、发绀、脉搏细弱、呼吸困难等情况，应立即停止引流。

（7）体位引流结束后，协助患者采取舒适体位休息，给予清水或漱口液漱口。记录痰液的性质、量及颜色，复查生命体征和肺部呼吸音及啰音的变化，评价体位引流的效果。

（七）窒息的抢救配合

（1）对大咯血及意识不清的患者，应在病床旁备好急救器械。

（2）一旦患者出现窒息征象，应立即取头低脚高45°俯卧位，面向一侧，轻拍背部，迅速排出在气道和口咽部的血块，或直接刺激咽部以咯出血块。嘱患者不要屏气，以免诱发喉头痉挛。必要时用吸痰管进行负压吸引，以解除呼吸道阻塞。

（3）给予高浓度吸氧，做好气管插管或气管切开的准备与配合工作。

（4）咯血后为患者漱口，擦净血迹，防止因口咽部异物刺激引起剧烈咳嗽而诱发咯血，及时清理患者咯出的血块及污染的衣物、被褥，安慰患者，以助于稳定情绪，增加安全感，避免因精神过度紧张而加重病情。对精神极度紧张、咳嗽剧烈的患者，可按医嘱给予小剂量镇静剂或镇咳剂。

（5）密切观察咯血的量、颜色、性质及出血的速度，观察生命体征及意识状态的变化，有无胸闷、气促、呼吸困难、发绀、面色苍白、出冷汗、烦躁不安等窒息征象；有无阻塞性肺不张、肺部感染及休克等并发症的表现。

（6）用药护理：①垂体后叶素可收缩小动脉，减少肺血流量，从而减轻咯血。但也能引起子宫、肠道平滑肌收缩和冠状动脉收缩，故冠心病、高血压患者及孕妇忌用。静脉点滴时速度勿过快，以免引起恶心、便意、心悸、面色苍白等不良反应。②年老体弱、肺功能不全者在应用镇静剂和镇咳药后,应注意观察呼吸中枢和咳嗽反射受抑制情况,以早期发现因呼吸抑制导致的呼吸衰竭和不能咯出血块而发生窒息。

(八)心理护理

护士应以亲切的态度多与患者交谈,讲明支气管扩张反复发作的原因和治疗进展,帮助患者树立战胜疾病的信心,解除焦虑不安心理。呼吸困难患者应根据其病情采用恰当的沟通方式,及时了解病情,安慰患者。

(九)健康教育

(1)预防感冒等呼吸道感染,吸烟患者戒烟。不要滥用抗生素和止咳药。

(2)疾病知识指导:帮助患者和家属正确认识和对待疾病,了解疾病的发生、发展与治疗、护理过程,与患者及家属共同制订长期防治计划。

(3)保健知识的宣教:学会自我监测病情,一旦发现症状加重,应及时就诊。指导掌握有效咳嗽、胸部叩击、雾化吸入及体位引流的排痰方法,长期坚持,以控制病情的发展。

(4)生活指导:讲明加强营养对机体康复的作用,使患者能主动摄取必需的营养素,以增加机体抗病能力。鼓励患者参加体育锻炼,建立良好的生活习惯,劳逸结合,消除紧张心理,防止病情进一步恶化。

(5)及时到医院就诊的指标:体温过高,痰量明显增加;出现胸闷、气促、呼吸困难、发绀、面色苍白、出冷汗、烦躁不安等症状;咯血。

五、护理效果评估

(1)呼吸道保持通畅,痰易咳出,痰量减少或消失,血氧饱和度、动脉血气分析值在正常范围。

(2)肺部湿啰音或哮鸣音减轻或消失。

(3)患者体重增加,无并发症(咯血等)发生。

（孙　潇）

第四节　间质性肺疾病

间质性肺疾病(interstitial lung disease,ILD)是一组肺间质的炎症性疾病,是主要累及肺间质、肺泡和/或细支气管的一组肺部弥漫性疾病。除细支气管以上的各级支气管外,ILD几乎累及所有肺组织。由于细支气管和肺泡壁纤维化,使肺顺应性下降,肺容量减少和限制性通气功能障碍,细支气管的炎症及肺小血管闭塞引起通气/血流比例失调和弥散功能降低,最终发生低氧血症和呼吸衰竭。

一、病因与病理生理

(一)病因

1.职业/环境

无机粉尘包括二氧化硅、石棉、滑石、铍、煤、铝、铁等引起的尘肺;有机粉尘吸入导致的外源性过敏性肺泡炎(如霉草、蘑菇肺、蔗尘、饲鸽肺等)。

2.药物

抗肿瘤药物(博莱霉素、甲氨蝶呤等),心血管药物(胺碘酮等),抗癫痫药(苯妥英钠等),其他药物(呋喃妥因、口服避孕药、口服降糖药等)。

3.其他

治疗诱发:放射线照射、氧中毒等治疗因素。感染:结核、病毒、细菌、真菌、卡氏肺孢子菌、寄生虫等感染。恶性肿瘤:癌性淋巴管炎、肺泡细胞癌、转移性肺癌等。

4.病因不明

结缔组织病相关的肺间质病包括类风湿关节炎、全身性硬化症、系统性红斑狼疮、多发性肌炎、皮肌炎、干燥综合征、混合性结缔组织病、强直性脊柱炎等。遗传性疾病相关的肺间质病包括家族性肺纤维化、结节性硬化病、神经纤维瘤病等。

(二)病理生理

肺泡结构的破坏,纤维化伴蜂窝肺形成。早期主要是炎性细胞渗出,晚期是成纤维细胞和胶原纤维增生,逐渐形成纤维化,气腔变形扩张成囊状大小从1厘米至数厘米,称之为蜂窝肺。

二、临床表现

(一)咳嗽、咳痰

初期仅有咳嗽,多以干咳为主,个别病例有少量白痰或白色泡沫痰,部分患者痰中带血,但大咯血非常少见。

(二)气促、发绀

气促是最常见的首诊症状,多为隐袭性,在较剧烈活动时开始,渐进性加重,常伴浅快呼吸,很多患者伴有明显的易疲劳感,偶有胸痛、严重时出现胸闷,呼吸困难。病情进一步加重可出现发绀,并可发展为肺心病。

(三)发热

急性感染时可有发热。

三、诊断要点

(一)胸部X线

可见双肺弥漫性网状、结节状阴影。双肺底部网状形提示间质水肿或纤维化,随病情发展,出现粗网状影,至病变晚期可出现环状条纹影。结节大小、形状和边缘可各不相同,为肺内肉芽肿和肺血管炎。

(二)肺功能检查

间质性肺疾病常为限制性通气功能障碍,如肺活量和肺总量减少,残气量随病情进展而减低。第1秒用力呼气量与用力肺活量之比值升高,流量容积曲线呈限制性描图。间质纤维组织增生,弥散距离增加,弥散功能降低,肺顺应性差,中晚期出现通气与血流比例失调,因而出现低氧血症,并引起通气代偿性增加所致的低碳酸血症。间质性肺病在X线影像未出现异常之前,即有弥散功能降低和运动负荷时发生低氧血症。肺功能检查对评价呼吸功能损害的性质和程度,以及治疗效果有帮助。

四、治疗要点

(一)首要的治疗
祛除诱因。有部分患者在脱离病因及诱因后,可自然缓解,不需要应用激素治疗。

(二)主要的治疗
抗感染、抗纤维化、抗氧化剂、抗蛋白酶、抗凝剂、细胞因子拮抗剂、基因治疗及肺移植等。

(三)最常用、有效的治疗
应用糖皮质激素和免疫抑制剂,以及应用干预肺间质纤维化形成的药物。

(四)氧疗
给予氧气吸入,必要时应用无创呼吸机辅助通气。

五、护理

(一)护理评估
(1)评估患者的病情、意识、呼吸状况、合作程度及缺氧程度。

(2)评估患者的咳痰能力、影响咳痰的因素、痰液的黏稠度及气道通畅情况。

(3)评估肺部呼吸音情况。

(二)氧疗护理
(1)护士必须掌握给氧的方法(如持续或间歇给氧和给氧的流量),正确安装氧气装置。

(2)了解肺功能检查和血气分析的临床意义,发现异常及时通知医师。

(3)用氧的过程中严密观察病情,密切观察患者的呼吸、神志、氧饱和度及缺氧程度改善情况等。

(三)用药护理
(1)嘱患者按时服用护胃药。避免粗糙过硬饮食。观察大便色、质,询问有无腹痛等情况。

(2)使用激素时必须规律、足量、全程服用药物,不能擅自停药或减量。劳逸结合,少去公共场所,以免交叉感染。

(3)建议补钙,预防骨质疏松,注意饮食中补充蛋白质,控制脂肪与糖分的摄入。注意血压及血糖的改变,定期、定时监测血压及血糖。

(四)健康指导
(1)注意保暖,随季节的变更加减衣服,预防感冒,少去公共场所,如有不适及时就医。

(2)适当锻炼,如慢走、上下楼等,以提高抗病能力。进行呼吸功能锻炼以改善通气功能。

(3)劝告患者戒烟。

(4)指导有效的咳嗽、排痰。间质性肺病的患者常有咳嗽,一般情况下为刺激性干咳,合并肺部感染时,有咳痰,因此有效的咳嗽能促进痰液的排出,保持呼吸道通畅。

(5)使用激素时必须规律、足量、全程服用药物,不能擅自停药或减量。

(孙　潇)

第五节 慢性阻塞性肺疾病

一、概述

(一)疾病概念

慢性阻塞性肺疾病(chronic obstructive pulmonary disease,COPD)是一组气流受限为特征的肺部疾病,气流受限不完全可逆,呈进行性发展,但是可以预防和治疗的疾病。COPD主要累及肺部,但也可以引起肺外各器官的损害。

COPD是呼吸系统疾病中的常见病和多发病,患病率和病死率均居高不下。近年来对我国7个地区20 245名成年人进行调查,COPD的患病率占40岁以上人群的8.2%。因肺功能进行性减退,严重影响患者的劳动力和生活质量。

(二)相关病理生理

慢性支气管炎并发肺气肿时,视其严重程度可引起一系列病理生理改变。早期病变局限于细小气道,仅闭合容积增大,反映肺组织弹性阻力及小气道阻力的动态肺顺应性降低。病变累及大气道时,肺通气功能障碍,最大通气量降低。随着病情的发展,肺组织弹性日益减退,肺泡持续扩大,回缩障碍,则残气量及残气量占肺总量的百分比增加。肺气肿加重导致大量肺泡周围的毛细血管受膨胀肺泡的挤压而退化,致使肺毛细血管大量减少,肺泡间的血流量减少,此时肺泡虽有通气,但肺泡壁无血液灌流,导致生理无效腔气量增大;也有部分肺区虽有血液灌流,但肺泡通气不良,不能参与气体交换。如此,肺泡及毛细血管大量丧失,弥散面积减少,产生通气与血流比例失调,导致换气功能发生障碍。通气和换气功能障碍可引起缺氧和二氧化碳潴留,发生不同程度的低氧血症和高碳酸血症,最终出现呼吸功能衰竭。

(三)病因与诱因

确切的病因不清楚。但认为与肺部对香烟烟雾等有害气体或有害颗粒的异常炎症反应有关。这些反应存在个体易感因素和环境因素的互相作用。

(1)吸烟:为重要的发病因素,吸烟者慢性支气管炎的患病率比不吸烟者高2～8倍,烟龄越长,吸烟量越大,COPD患病率越高。

(2)职业粉尘和化学物质:接触职业粉尘及化学物质,如烟雾、变应原、工业废气及室内空气污染等,浓度过高或时间过长时,均可能产生与吸烟类似的COPD。

(3)空气污染:大气中的有害气体如二氧化硫、二氧化氮、氯气等可损伤气道黏膜上皮,使纤毛清除功能下降,黏液分泌增加,为细菌感染增加条件。

(4)感染因素:与慢性支气管炎类似,感染亦是COPD发生发展的重要因素之一。

(5)蛋白酶-抗蛋白酶失衡。

(6)炎症机制。

(7)其他:自主神经功能失调、营养不良、气温变化等都有可能参与COPD的发生、发展。

(四)临床表现

起病缓慢、病程较长。主要症状如下。

1.慢性咳嗽

随病程发展可终身不愈。常晨间咳嗽明显,夜间有阵咳或排痰。

2.咳痰

一般为白色黏液或浆液性泡沫性痰,偶可带血丝,清晨排痰较多。急性发作期痰量增多,可有脓性痰。

3.气短或呼吸困难

早期在劳力时出现,后逐渐加重,以致在日常活动甚至休息时也感到气短,是COPD的标志性症状。

4.喘息和胸闷

部分患者特别是重度患者或急性加重时出现喘息。

5.其他

晚期患者有体重下降、食欲减退等。

6.COPD病程分期

COPD的病程可以根据患者的症状和体征的变化分为:①急性加重期,是指在疾病发展过程中,短期内出现咳嗽、咳痰、气促和/或喘息加重、痰量增多,呈脓性或黏液脓性痰,可伴发热等症状。②稳定期,指患者咳嗽、咳痰、气促等症状稳定或较轻。

7.并发症

(1)慢性呼吸衰竭:常在COPD急性加重时发生,其症状明显加重,发生低氧血症和/或高碳酸血症,可具有缺氧和二氧化碳潴留的临床表现。

(2)自发性气胸:如有突然加重的呼吸困难,并伴有明显的发绀,患侧肺部叩诊为鼓音,听诊呼吸音减弱或消失,应考虑并发自发性气胸,通过X线检查可以确诊。

(3)慢性肺源性心脏病:由于COPD肺病变引起肺血管床减少及缺氧致肺动脉痉挛、血管重塑,导致肺动脉高压、右心室肥厚扩大,最终发生右心功能不全。

(五)辅助检验

1.肺功能检查

肺功能检查是判断气流受限的主要客观指标,对COPD诊断、严重程度评价、疾病进展、预后及治疗反应等有重要意义。

(1)第一秒用力呼气容积占用力肺活量百分比(FEV_1/FVC)是评价气流受限的一项敏感指标。

(2)第一秒用力呼气容积占预计值百分比(FEV_1/预计值)是评估COPD严重程度的良好指标,其变异性小,易于操作。

(3)吸入支气管舒张药后$FEV_1/FVC<70\%$及$FEV_1<80\%$预计值者,可确定为不能完全可逆的气流受限。

2.胸部X线检查

COPD早期胸片可无变化,以后可出现肺纹理增粗、紊乱等非特异性改变,也可出现肺气肿改变。X线胸片改变对COPD诊断特异性不高,主要作为确定肺部并发症及与其他肺疾病鉴别之用。

3.胸部CT检查

CT检查不应作为COPD的常规检查。高分辨CT对有疑问病例的鉴别诊断有一定意义。

4.血气分析

对确定发生低氧血症、高碳酸血症、酸碱平衡失调,以及判断呼吸衰竭的类型有重要价值。

5.其他

COPD合并细菌感染时,外周血白细胞计数增高,核左移。痰培养可能查出病原菌;常见病原菌为肺炎链球菌、流感嗜血杆菌、卡他莫拉菌、肺炎克雷伯菌等。

(六)治疗原则

1.缓解期治疗原则

减轻症状,阻止COPD病情发展,缓解或阻止肺功能下降,改善COPD患者的活动能力,提高其生活质量,降低病死率。

2.急性加重期治疗原则

控制感染、抗炎、平喘、解痉,纠正呼吸衰竭与右心衰竭。

(七)缓解期药物治疗

1.支气管舒张药

包括短期按需应用以暂时缓解症状,以及长期规则应用以减轻症状。

(1)β_2肾上腺素受体激动剂:主要有沙丁胺醇气雾剂,每次100～200 μg(1～2喷),定量吸入,疗效持续4～5小时,每24小时不超过8～12喷。特布他林气雾剂亦有同样作用,可缓解症状,尚有沙美特罗、福莫特罗等长效β_2肾上腺素受体激动剂,每天仅需吸入2次。

(2)抗胆碱能药:COPD常用的药物,主要品种为异丙托溴铵气雾剂,定量吸入,起效较沙丁胺醇慢,持续6～8小时,每次40～80 mg,每天3～4次。长效抗胆碱能药有噻托溴铵选择性作用于M_1、M_3受体,每次吸入18 μg,每天1次。

(3)茶碱类:茶碱缓释或控释片,0.2 g,每12小时1次;氨茶碱,0.1 g,每天3次。

2.祛痰药

对痰不易咳出者可应用。常用药物有盐酸氨溴索,30 mg,每天3次,N-乙酰半胱氨酸0.2 g,每天3次,或羧甲司坦0.5 g,每天3次。稀化黏素0.5 g,每天3次。

3.糖皮质激素

对重度和极重度患者(Ⅲ级和Ⅳ级),反复加重的患者,长期吸入糖皮质激素与长效β_2肾上腺素受体激动剂联合制剂,可增加运动耐量、减少急性加重发作频率、提高生活质量,甚至有些患者的肺功能得到改善。

4.长期家庭氧疗(LTOT)

对COPD慢性呼吸衰竭者可提高生活质量和生存率。对血流动力学、运动能力、肺生理和精神状态均会产生有益的影响。LTOT指征:①PaO_2≤7.3 kPa(55 mmHg)或SaO_2≤88％,有或没有高碳酸血症。②$PaO_2$7.3～8.0 kPa(55～60 mmHg),或SaO_2<89％,并有肺动脉高压、心力衰竭水肿或红细胞增多症(血细胞比容>0.55)。一般用鼻导管吸氧,氧流量为1.0～2.0 L/min,吸氧时间10～15 h/d。目的是使患者在静息状态下,达到PaO_2≥8.0 kPa(60 mmHg)和/或使SaO_2升至90％。

(八)急性发作期药物治疗

1.支气管舒张药

药物同稳定期。有严重喘息症状者可给予较大剂量雾化吸入治疗,如应用沙丁胺醇500 μg或异丙托溴铵500 μg,或沙丁胺醇1 000 μg加异丙托溴铵250～500 μg,通过小型雾化器给患者吸入治疗以缓解症状。

2.抗生素

应根据患者所在地常见病原菌类型及药物敏感情况积极选用抗生素治疗。如给予 β内酰胺类/β内酰胺酶抑制剂;第二代头孢菌素、大环内酯类或喹诺酮类。如果找到确切的病原菌,根据药敏结果选用抗生素。

3.糖皮质激素

对需住院治疗的急性加重期患者可考虑口服泼尼松龙 30～40 mg/d,也可静脉给予甲泼尼龙 40～80 mg,每天 1 次。连续 5～7 天。

4.祛痰剂

溴己新 8～16 mg,每天 3 次;盐酸氨溴索 30 mg,每天 3 次,酌情选用。

5.吸氧

低流量吸氧。

二、护理评估

(一)一般评估

1.生命体征

急性加重期时合并感染患者可有体温升高;呼吸频率常达每分钟 30～40 次。

2.患者主诉

有无慢性咳嗽、咳痰、气短、喘息和胸闷等症状。

3.相关记录

体温、呼吸、心率、皮肤、饮食、出入量、体重等记录结果。

(二)身体评估

1.视诊

胸廓前后径增大,肋间隙增宽,剑突下胸骨下角增宽,称为桶状胸。部分患者呼吸变浅,频率增快,严重者可有缩唇呼吸等。

2.触诊

双侧语颤减弱。

3.叩诊

肺部过清音,心浊音界缩小,肺下界和肝浊音界下降。

4.听诊

两肺呼吸音减弱,呼气延长,部分患者可闻及湿啰音和/或干啰音。

(三)心理-社会评估

患者在疾病治疗过程中的心理反应与需求、家庭及社会支持情况,引导患者正确配合疾病的治疗与护理。

(四)辅助检查结果评估

1.肺功能检查

吸入支气管舒张药后 $FEV_1/FVC<70\%$ 及 $FEV_1<80\%$ 预计值者,可确定为不能完全可逆的气流受限。

2.血气分析

对确定发生低氧血症、高碳酸血症、酸碱平衡失调,以及判断呼吸衰竭的类型有重要价值。

3.痰培养

痰培养可能查出病原菌。

(五)COPD 常用药效果的评估

1.应用支气管扩张剂的评估要点

(1)用药剂量/天、用药的方法(雾化吸入法、口服、静脉滴注)的评估与记录。

(2)评估急性发作时,是否能正确使用定量吸入器(MDI),用药后呼吸困难是否得到缓解。

(3)评估患者是否掌握常用三种雾化吸入器的正确使用方法:定量吸入器(MDI)、都保干粉吸入器、准纳器。并注意用后漱口。

2.应用抗生素的评估要点

参照其他相关章节。

三、主要护理诊断/问题

(一)气体交换受损

与气道阻塞、通气不足、呼吸肌疲劳、分泌物过多和肺泡呼吸面积减少有关。

(二)清理呼吸道无效

与分泌物增多而黏稠、气道湿度减低和无效咳嗽有关。

(三)焦虑

与健康状况改变、病情危重、经济状况有关。

四、护理措施

(一)休息与活动

中度以上 COPD 急性加重期患者应卧床休息,协助患者采取舒适体位,极重度患者宜采取身体前倾坐位,视病情增加适当的活动,以患者不感到疲劳、不加重病情为宜。

(二)病情观察

观察咳嗽、咳痰及呼吸困难的程度,观察血压、心率,监测动脉血气和水、电解质、酸碱平衡情况。

(三)控制感染

遵医嘱给予抗感染治疗,有效地控制呼吸道感染。

(四)合理用氧

采用低流量持续给氧,流量 1～2 L/min。提倡长期家庭氧疗,每天氧疗时间在 15 小时以上。

(五)用药护理

遵医嘱应用抗生素、支气管舒张药和祛痰药,注意观察疗效及不良反应。

(六)呼吸功能训练

指导患者正确进行缩唇呼吸和腹式呼吸训练。

1.缩唇呼吸

呼气时将口唇缩成吹笛子状,气体经缩窄的口唇缓慢呼出。作用:提高支气管内压,防止呼气时小气道过早陷闭,以利肺泡气体排出。

2.腹式呼吸

患者可取立位、平卧位、半卧位,两手分别放于前胸部和上腹部。用鼻缓慢吸气,膈肌最大程度下降,腹部松弛,腹部凸出,手感到腹部向上抬起;经口呼气,呼气时腹肌收缩,膈肌松弛,膈肌随腹腔内压增加而上抬,推动肺部气体排出,手感到下降。

3.缩唇呼吸和腹式呼吸训练

每天训练 3～4 次,每次重复 8～10 次。

(七)保持呼吸道通畅

(1)痰多黏稠、难以咳出的患者需要多饮水,以达到稀释痰液的目的。

(2)遵医嘱每天进行氧气或超声雾化吸入。

(3)护士或家属协助给予胸部叩击和体位引流。

(4)指导有效咳嗽。尽可能加深吸气,以增加或达到必要的吸气容量;吸气后要有短暂的闭气,以使气体在肺内得到最大的分布,稍后关闭声门,可进一步增强气道中的压力,而后增加胸腔内压即增高肺泡内压力,这是使呼气时产生高气流的重要措施;最后声门开放,肺内冲出的高速气流使分泌物从口中喷出。

(5)必要时给予机械吸痰或纤支镜吸痰。

(八)减轻焦虑

护士与家属共同帮助患者去除焦虑产生的原因;与家属、患者共同制订和实施康复计划;指导患者放松技巧。但要向家属与患者强调镇静安眠药对该病的危害,会抑制呼吸中枢,加重低氧血症和高碳酸血症。需慎用或不用。

(九)健康指导

1.疾病预防指导

戒烟是预防 COPD 的重要措施,避免粉尘和刺激性气体的吸入;避免和呼吸道感染患者接触,在呼吸道传染病流行期间,尽量避免去人群密集的公共场所;指导患者要根据气候变化及时增减衣物,避免受凉感冒。

制订个体化锻炼计划:增强体质,按患者情况坚持全身有氧运动;坚持进行腹式呼吸及缩唇呼吸训练。

2.饮食指导

重视缓解期营养摄入,改善营养状况。应制订高热量、高蛋白、高维生素饮食计划。

3.家庭氧疗的指导

护士应指导患者和家属做到:①了解氧疗的目的、必要性及注意事项。②注意安全,供氧装置周围严禁烟火,防止氧气燃烧爆炸。③氧疗装置定期更换、清洁、消毒。

4.就诊指标

(1)患者咳嗽、咳痰症状加重。

(2)原有的喘息症状加重,或出现呼吸困难伴或不伴皮肤、口唇、甲床发绀。

(3)咳出脓性或黏液脓性痰,伴发热。

(4)突发明显的胸痛,咳嗽时明显加重。

(5)出现下垂部位水肿,如下肢等。

五、护理效果评估

(1)患者自觉症状好转(咳嗽、咳痰、呼吸困难减轻)。

(2)患者体温降至正常,生命体征稳定。

(3)患者能学会缩唇呼吸与腹式呼吸,学会有效咳嗽。

(4)患者能掌握3种常用支气管扩张剂气雾剂的使用方法和注意事项。

(5)患者能掌握家庭氧疗的方法与使用注意事项。

(6)患者情绪稳定。

(孙 潇)

第六节 肺 栓 塞

一、概述

肺栓塞(pulmonary embolism,PE)是由内源性或外源性栓子堵塞肺动脉或其分支引起肺循环和右心功能障碍的一组临床和病理生理综合征,包括肺血栓栓塞症(pulmonary thromboembolism,PTE)、脂肪栓塞综合征、羊水栓塞、空气栓塞、肿瘤栓塞等。

来自静脉系统或右心的血栓堵塞肺动脉或其分支引起肺循环和呼吸功能障碍的临床和病理综合征称为PTE,临床上95%以上的PE是由于PTE所致,是最常见的PE类型,因此,临床上所说的PE通常指的是PTE。PE中80%～90%的栓子来源于下肢或骨盆深静脉血栓,临床上又把PE和深静脉血栓形成(deep venous thrombosis,DVT)划归于静脉血栓栓塞症(venous thromboembolism,VTE),并认为PE和DVT具有相同的易患因素,大多数情况下二者伴随发生,为VTE的两种不同临床表现形式。PE可单发或多发,但常发生于右肺和下叶。当栓子堵塞肺动脉,如果其支配区的肺组织因血流受阻或中断而发生坏死,称之为肺梗死(pulmonary infarction,PI)。由于肺组织同时接受肺动脉、支气管动脉和肺泡内气体三重供氧,因此肺动脉阻塞时临床上较少发生肺梗死。如存在基础心肺疾病或病情严重,影响到肺组织的多重氧供,才有可能导致PI。

经济舱综合征(economy class syndrome,ECS)是指由于长时间空中飞行,静坐在狭窄而活动受限的空间内,双下肢静脉回流减慢,血液淤滞,从而发生DVT和/或PTE,又称为机舱性血栓形成。长时间坐车(火车、汽车、马车等)旅行也可以引起DVT和/或PTE,故广义的ECS又称为旅行者血栓形成。

"e栓塞"是指上网时间比较长而导致的下肢静脉血栓形成并栓塞的事件,与现代工作中电脑的普及和相应工作习惯有关。

二、病因与发病机制

PE的栓子99%是属血栓性质的,因此,导致血栓形成的危险因素均为PE的病因。这些危险因素包括自身因素(多为永久性因素)和获得性因素(多为暂时性因素)。自身因素一般指的是血液中一些抗凝物质及纤溶物质先天性缺损,如蛋白 C 缺乏、蛋白 S 缺乏、抗凝血酶Ⅲ(ATⅢ)缺乏,以及凝血因子 V Leiden 突变和凝血酶原(PTG)20210A 突变等,为明确的 VTE 危险因素,常以反复静脉血栓形成和栓塞为主要临床表现,称为遗传性血栓形成倾向,或遗传性易栓症。若 40 岁以下的年轻患者无明显诱因反复发生 DVT 和 PTE,或发病呈家族聚集倾向,应注意检测这些患者的遗传缺陷。获得性因素临床常见有:高龄、长期卧床、长时间旅行、动脉疾病(含颈动脉及冠状动脉病变)、近期手术史、创伤或活动受限如卒中、肥胖、真性红细胞增多症、管状石膏固定患肢、VTE 病史、急性感染、抗磷脂抗体综合征、恶性肿瘤、妊娠、口服避孕药或激素替代治疗等。另外,随着医学科学技术的发展,心导管、有创性检查及治疗技术(如 ICD 植入和中心静脉置管等)的广泛开展,也大大增加了 DVT-PE 的发生,因此,充分重视上述危险因素将有助于对 PE 的早期识别。

引起 PTE 的血栓可以来源于下腔静脉径路、上腔静脉径路或右心腔,其中大部分来源于下肢深静脉,尤其是从腘静脉上端到髂静脉段的下肢近端深静脉(占 50%～90%)。盆腔静脉丛亦是血栓的重要来源。

由于 PE 致肺动脉管腔阻塞,栓塞部位肺血流量减少或中断,机械性肺毛细血管前动脉高压,加之肺动脉、冠状动脉反射性痉挛,使肺毛细血管床减少,肺循环阻力增加,肺动脉压力上升,使右心负荷加重,心排血量下降。由于右心负荷加重致右心压力升高,右心室扩张致室间隔左移,导致左心室舒张末期容积减少和充盈减少,使主动脉与右心室压力阶差缩小及左心室功能下降,进而心排血量减少,体循环血压下降,冠状动脉供血减少及心肌缺血,致脑动脉及冠状动脉供血不足,患者可发生脑供血不足、脑梗死、心绞痛、急性冠状动脉综合征、心功能不全等。肺动脉压力升高程度与血管阻塞程度有关。由于肺血管床具备强大的储备能力,对于原无心肺异常的患者,肺血管床面积减少 25%～30% 时,肺动脉平均压轻度升高;肺血管床面积减少 30%～40% 时,肺动脉平均压可达 4.0 kPa(30 mmHg)以上,右心室平均压可升高;肺血管床面积减少 40%～50% 时,肺动脉平均压可达 5.3 kPa(40 mmHg),右心室充盈压升高,心排血指数下降;肺血管床面积减少 50%～70% 时,可出现持续性肺动脉高压;肺血管床面积减少达 85% 以上时,则可发生猝死。PE 时由于低氧血症及肺血管内皮功能损伤,释放内皮素、血管紧张素Ⅱ,加之血栓中的血小板活化脱颗粒释放 5 羟色胺、缓激肽、血栓素 A、二磷酸腺苷、血小板活化因子等大量血管活性物质,均进一步使肺动脉血管收缩,致肺动脉高压等病理生理改变。PE 后堵塞部位肺仍保持通气,但无血流,肺泡不能充分地进行气体交换,致肺泡无效腔增大,导致肺通气/血流比例失调,低氧血症发生。由于右心房与左心房之间压差倒转,约 1/3 的患者超声可检测到经卵圆孔的右向左分流,加重低氧血症,同时也增加反常栓塞和卒中的风险。较小的和远端的栓子虽不影响血流动力学,但可使肺泡出血致咯血、胸膜炎和轻度的胸膜渗出,临床表现为"肺梗死"。

若急性 PE 后肺动脉内血栓未完全溶解,或反复发生 PTE,则可能形成慢性血栓栓塞性肺动脉高压(chronic thromboembolic pulmonary hypertension,CTEPH),继而出现慢性肺心病,右心代偿性肥厚和右心衰竭。

三、临床表现

PE 发生后临床表现多种多样,可涉及呼吸、循环及神经系统等多个系统,但是缺乏特异性。其表现主要取决于栓子的大小、数量、与肺动脉堵塞的部位、程度、范围,也取决于过去有无心肺疾病、血流动力学状态、基础心肺功能状态、患者的年龄及全身健康状况等。较小栓子可能无任何临床症状。小范围的 PE(面积小于肺循环 50％的 PE)一般没有症状或仅有气促,以活动后尤为明显。当肺循环＞50％突然发生栓塞时,就会出现严重的呼吸功能和心功能障碍。

多数患者因呼吸困难、胸痛、先兆晕厥、晕厥和/或咯血而疑诊为急性肺栓塞。常见症状如下。①不明原因的呼吸困难及气促,尤以活动后明显,为 PE 最重要、最常见症状,发生率为80％～90％。②胸痛:为 PE 常见的症状,发生率为 40％～70％,可分为胸膜炎性胸痛(40％～70％)及心绞痛样胸痛(4％～12％)。胸膜炎性胸痛常为较小栓子栓塞周边的肺小动脉,局部肺组织中的血管活性物质及炎性介质释放累及胸膜所致。胸痛多与呼吸有关,吸气时加重,并随炎症反应消退或胸腔积液量的增加而消失。心绞痛样胸痛常为较大栓子栓塞大的肺动脉所致,梗死面积较大致血流动力学变化,引起冠状动脉血流减少,患者发生典型心绞痛样发作,发生时间较早,往往在栓塞后迅速出现。③晕厥:发生率为 11％～20％,为大面积 PE 所致心排血量降低致脑缺血,值得重视的是临床上晕厥可见于 PE 首发或唯一临床症状。出现晕厥往往提示预后不良,有晕厥症状的 PTE 病死率高达 40％,其中部分患者可猝死。④咯血占 10％～30％,多于梗死后 24 小时内发生,常为少量咯血,大咯血少见,多示肺梗死发生。⑤烦躁不安、惊恐甚至濒死感;多提示梗死面积较大,与严重呼吸困难或胸痛有关。⑥咳嗽、心悸等。各病例可出现以上症状的不同组合。临床上有时出现所谓"三联征",即同时出现呼吸困难、胸痛及咯血,但仅见于 20％的患者,常常提示肺梗死患者。急性肺栓塞也可完全无症状,仅在诊断其他疾病或尸检时意外发现。

(一)症状

常见体征如下。①呼吸系统:呼吸频率增加(＞20 次/分)最常见;发绀;肺部有时可闻及哮鸣音和/或细湿啰音;合并肺不张和胸腔积液时出现相应的体征。②循环系统:心率加快(＞90 次/分),主要表现为窦性心动过速,也可发生房性心动过速、心房颤动、心房扑动或室性心律失常;多数患者血压可无明显变化,低血压和休克罕见,但一旦发生常提示中央型急性肺栓塞和/或血流动力学受损;颈静脉充盈、怒张,或搏动增强;肺动脉瓣区第二心音亢进或分裂,三尖瓣可闻收缩期杂音。③其他:可伴发热,多为低热,提示肺梗死。

(二)体征

下肢 DVT 的主要表现为患肢肿胀、周径增大、疼痛或压痛、皮肤色素沉着,行走后患肢易疲劳或肿胀加重。但半数以上的下肢 DVT 患者无自觉症状和明显体征。应测量双侧下肢的周径来评价其差别。

(三)DVT 的症状与体征

周径的测量点分别为髌骨上缘以上 15 cm 处,髌骨下缘以下 10 cm 处。双侧相差＞1 cm 即考虑有临床意义。

四、辅助检查

尽管血气分析的检测指标不具有特异性,但有助于对 PE 的筛选。为提高血气分析对 PE 诊断的准确率,应以患者就诊时卧位、未吸氧、首次动脉血气分析的测量值为准。由于动脉血氧分压随年龄的增长而下降,所以血氧分压的正常预计值应按照公式 $PaO_2(mmHg)=106-0.14×$年龄(岁)进行计算。70％～86％的患者示低氧血症及呼吸性碱中毒,93％的患者有低碳酸血症,86％～95％的患者肺泡-动脉血氧分压差 $P_{(A-a)}O_2$ 增加[＞2.0 kPa(15 mmHg)]。

（一）动脉血气分析

为目前诊断 PE 及 DVT 的常规实验室检查方法。急性血栓形成时，凝血和纤溶系统同时激活，引起血浆 D-二聚体水平升高，如 $>500\ \mu g/L$ 对诊断 PE 有指导意义。D-二聚体水平与血栓大小、堵塞范围无明显关系。由于血浆中 $2\%\sim3\%$ 的血浆纤维蛋白原转变为血浆蛋白，故正带人血浆中可检测到微量 D-二聚体，正常时 D-二聚体 $<250\ \mu g/L$。D-二聚体测定敏感性高而特异性差，阴性预测价值很高，水平正常多可以排除急性 PE 和 DVT。在某些病理情况下也可以出现 D-二聚体水平升高，如肿瘤、炎症、出血、创伤、外科手术，以及急性心肌梗死和主动脉夹层，所以 D-二聚体水平升高的阳性预测价值很低。本项检查的主要价值在于急诊室排除急性肺栓塞，尤其是低度可疑的患者，而对确诊无益。中度急性肺栓塞可疑的患者，即使检测 D-二聚体水平正常，仍需要进一步检查。高度急性肺栓塞可疑的患者，不主张检测 D-二聚体水平，此类患者不论检测的结果如何，均不能排除急性肺栓塞，需行超声或 CT 肺动脉造影进行评价。

（二）血浆 D-二聚体测定

心电图改变是非特异性的，常为一过性和多变性，需动态比较观察有助于诊断。窦性心动过速是最常见的心电图改变，其他包括电轴右偏，右心前区导联及 Ⅱ、Ⅲ、aVF 导联 T 波倒置（此时应注意与非 ST 段抬高性急性冠脉综合征进行鉴别），完全性或不完全性右束支传导阻滞等；最典型的心电图表现是 $S_1Q_{\text{III}}T_{\text{III}}$（Ⅰ 导联 S 波变深，S 波 $>1.5\ \text{mm}$，Ⅲ 导联有 Q 波和 T 波倒置），但比较少见。房性心律失常，尤其是心房颤动也比较多见。

（三）心电图

在提示诊断、预后评估及排除其他心血管疾病方面有重要价值。超声心动图具有快捷、方便和适合床旁检查等优点，尤其适用于急诊，可提供急性肺栓塞的直接和间接征象，直接征象为发现肺动脉近端或右心腔（包括右心房和右心室）的血栓，如同时患者临床表现符合 PTE，可明确诊断。间接征象多是右心负荷过重的表现，如右心室壁局部运动幅度降低；右心室和/或右心房扩大；室间隔左移和运动异常，近端肺动脉扩张；三尖瓣反流速度增快等。既往无心肺疾病的患者发生急性肺栓塞，右心室壁一般无增厚，肺动脉收缩压很少超过 $4.7\sim5.3\ \text{kPa}(35\sim40\ \text{mmHg})$。因此在临床表现的基础上，结合超声心动图的特点，有助于鉴别急、慢性肺栓塞。

（四）超声心动图

PE 时 X 线检查可有以下征象。①肺动脉阻塞征：区域性肺血管纹理纤细、稀疏或消失，肺野透亮度增加。②肺动脉高压征及右心扩大征：右下肺动脉干增宽或伴截断征，肺动脉段膨隆，以及右心室扩大。③肺组织继发改变：肺野局部片段阴影，尖端指向肺门的楔形阴影，肺不张。

（五）胸部 X 线检查

胸部 X 线检查或膨胀不全，肺不张侧可见膈肌抬高，有时合并胸腔积液。CT 肺动脉造影具有无创、快捷、图像清晰和较高的性价比等特点，同时由于可以直观的判断肺动脉阻塞的程度和形态，以及累的部位和范围，因此是目前急诊确诊 PE 最主要确诊手段之一。CT 肺动脉造影可显示主肺动脉、左右肺动脉及其分支的血栓或栓子，不仅能够发现段以上肺动脉内的栓子，对亚段或以上的 PE 的诊断价值较高，其诊断敏感度为 83%，特异度为 $78\%\sim100\%$，但对亚段以下的肺动脉内血栓的诊断敏感性较差。PE 的直接征象为肺动脉内的低密度充盈缺损，部分或完全包围在不透光的血流之间（轨道征），或者呈完全充盈缺损，远端血管不显影。间接征象包括肺野楔形密度增高影，条带状的高密度区或盘状肺不张，中心肺动脉扩张及远端血管分支减少或消失等。同时也可以对右心室的形态和室壁厚度等右心室改变的征象进行分析。

（六）CT 肺动脉造影

本项检查是二线诊断手段，在急诊的应用价值有限，通常禁用于肾功能不全、造影剂过敏或者妊娠妇女。严重肺动脉高压，中度以上心脏内右向左分流及肺内分流者禁用此诊断方法。典型征象是与通气显像不匹配的肺段分布灌注缺损。其诊断肺栓塞的敏感性为 92%，特异性为 87%，且不受肺动脉直径的影响，尤其在诊断亚段以下肺动脉血栓栓塞中具有特殊意义。

（七）放射性核素肺通气灌注扫描

放射性核素肺通气灌注扫描是公认诊断 PE 的金指标，属有创性检查，不作为 PTE 诊断的常规检查方法。肺动脉造影可显示直径 1.5 mm 的血管栓塞，其敏感性为 98%，特异性为 95%～98%。肺动脉造影影像特点：直接征象为血管腔内造影剂充盈缺损，伴或不伴轨道征的血流阻断；间接征象为栓塞区域血流减少及肺动脉分支充盈及排空延迟。多在患者需要介入治疗如导管抽吸栓子、直接肺动脉内溶栓时应用。

（八）肺动脉造影

单次屏气 20 秒内完成 MRPA 扫描，可直接显示肺动脉内栓子及肺栓塞所致的低灌注区。与 CT 肺动脉造影相比，MRPA 的一个重要优势在于可同时评价患者的右心功能，对于无法进行造影的碘过敏患者也适用，缺点在于不能作为独立排除急性肺栓塞的检查。

（九）磁共振肺动脉造影（MRPA）

对于 PE 来讲这项检查十分重要，可寻找 PE 栓子的来源。血管超声多普勒检查为首选方法，可对血管腔大小、管壁厚度及管腔内异常回声均可直接显示。除下肢静脉超声外，对可疑的患者应推荐加压静脉超声成像（compression venous ultrasonography，CUS）检查，即通过探头压迫静脉等技术诊断 DVT，静脉不能被压陷或静脉腔内无血流信号为 DVT 的特定征象。CUS 诊断近端血栓的敏感度为 90%，特异度为 95%。

五、病情观察与评估

（1）监测生命体征，观察患者有无呼吸、脉搏增快，血压下降。

（2）观察有无剧烈胸痛、晕厥、咯血"肺梗死三联征"。

（3）观察有无口唇及肢端发绀、鼻翼扇动、三凹征、辅助呼吸肌参与呼吸等呼吸困难的表现。

（4）观察患者有无下肢肿胀、疼痛或压痛，皮肤发红或色素沉着等深静脉血栓的表现。

（5）评估辅助检查结果 D-二聚体在肺血栓栓塞症（PTE）急性期升高；动脉血气分析表现为低氧血症、低碳酸血症、肺泡-动脉血氧分压差增大；深静脉超声检查发现血栓。

（6）评估有无活动性出血、近期自发颅内出血等溶栓禁忌证。

六、护理措施

（一）体位与活动

抬高床头，绝对卧床休息。

（二）氧疗

根据缺氧严重程度选择鼻导管或面罩给氧。如患者有意识改变，氧分压（PaO_2）<8.0 kPa（60 mmHg），二氧化碳分压（$PaCO_2$）>6.7 kPa（50 mmHg）时行机械通气。

（三）用药护理

1.溶栓药

常用尿激酶、链激酶、重组纤溶酶原激活物静脉输注。

2.抗凝药物

常用普通肝素输注、低分子肝素皮下注射、华法林口服。

3.镇静止痛药物

常用吗啡或哌替啶止痛。

4.用药注意事项

溶栓、抗凝治疗期间观察大小便颜色,有无皮下、口腔黏膜、牙龈、鼻腔、穿刺点出血等。观察患者神志,警惕颅内出血征象。使用吗啡者观察有无呼吸抑制。定时测定国际标准化比值(INR)、部分凝血活酶时间(APTT)、凝血酶原时间(PT)及血小板。

七、健康指导

(1)告知患者避免挖鼻、剔牙及肌内注射,禁用硬毛牙刷,以免引起出血。

(2)禁食辛辣、坚硬、多渣饮食,服用华法林期间,避免食用萝卜、菠菜、咖啡等食物。

(3)告知患者戒烟,控制体重、血压、血脂、血糖。

(4)告知下肢静脉血栓患者患肢禁止按摩及冷热敷。

(5)定期随访,定时复查 INR、APTT、PT 及血小板。

(孙　潇)

第七节　肺动脉高压

肺动脉高压(pulmonary arterial hypertension,PAH)是发病率较低、预后较差的恶性肺血管疾病,表现为肺动脉压力和肺血管阻力进行性升高,最终导致右心室衰竭和死亡。肺动脉高压是一种肺动脉循环血流受限引起肺血管阻力病理性增高,并最终导致右心衰竭的综合征。从血流动力学角度来看,是指海平面水平,右心导管测得平均肺动脉压(mPAP)≥3.3 kPa(25 mmHg),同时心排血量减少或正常和肺小动脉楔压(PAWP)≤2.0 kPa(15 mmHg)和肺血管阻力(PVR)>3 WU(wood units)。

20 世纪 80 年代进行的美国原发性 PAH 登记注册研究(NIH)显示,其 1 年、3 年、5 年生存率分别为 68%、48%、34%。近 10 余年来随着 PAH 规范化诊治的推广、新的靶向药物的应用,2000 年后进行的 PAH 登记注册研究结果均显示预后较前有所改善,2002－2003 年进行的法国登记注册研究显示 PAH 的 1 年、2 年、3 年生存率分别为 85.7%、69.6%、54.9%。

一、肺动脉高压病因、分类与发病机制

(一)病因、分类

2013 年 Nice 举行的第五次世界肺高血压会议对肺高血压的诊断分类再次进行更新。

(二)发病机制

PAH 的研究已有 100 多年,但其发病机制尚未完全明了。PAH 的病理改变为肺小动脉闭塞及有效循环血管床数量的锐减,肺血管内皮细胞损伤引起血管收缩反应增强和肺动脉平滑肌细胞增生、肥厚,外周小血管肌化,以及细胞外基质的增多,导致肺血管重构。研究认为与肺血管

内皮功能异常、血管收缩及血栓形成有关。从病理学角度分析,是由于各种原因引起肺动脉内皮细胞,平滑肌细胞,包括离子通道的损伤,导致细胞内钙离子浓度升高,平滑肌细胞过度收缩和增殖,及凋亡减弱等一系列血管重构过程,引起肺血管闭塞,血管阻力增加。可能与缺氧、神经体液、先天性、遗传等因素有关。其组织病理学改变主要累及内径为 $100\sim1\,000\,\mu m$ 的肺毛细血管前肌型小动脉,早期病变为血管中层平滑肌细胞和内膜细胞增生,晚期为血管壁纤维化,胶原沉着,呈特征性的丛样病变。

随着 PAH 发病机制的深入研究,发现一氧化氮(NO)、内皮素(ET-1)、5-羟色胺(5-HT)、血栓烷(TX2)和前列环素失衡,血管生成素等细胞因子、基因分子等成分对肺血管的舒张和收缩调节失衡,引起肺血管收缩、增厚、内皮细胞瘤样增生、血栓形成等病理形态学改变,导致血管重塑、心力衰竭、静脉淤血等使病情进行性加重。近年来,细胞生物学和分子遗传学的飞速发展促进了对肺动脉高压发病机制的深入研究,进而带动了肺动脉高压诊断学和治疗学研究的进步。

二、临床表现

肺动脉高压缺乏特异性的临床症状,患者早期可无自觉症状或仅出现原发疾病的临床表现,随肺动脉压力升高出现一些非特异性症状,如劳力性呼吸困难、乏力、晕厥、胸痛、水肿、腹胀等。

(一)气短、呼吸困难

气短、呼吸困难是早期、常见的症状,其特征是劳力性,发生率超过 98%。主要表现为活动后气短,休息时好转;严重患者休息时亦可出现。

(二)疲乏

因心排血量下降,氧交换和运输减少引起的组织缺氧。各人的表现不尽相同,严重程度常与气喘相似。

(三)胸痛

约 30% 的患者会出现胸痛,多在活动时出现。其持续时间、部位和疼痛性质多变,并无特异性表现。

(四)晕厥

PAH 患者由于小肺动脉存在广泛狭窄甚至闭塞样病变,肺血管阻力明显增加,导致心脏排血量下降。患者活动时由于心排血量不能相应增加,脑供血不足,容易引起低血压甚至晕厥。诱发晕厥的可能因素:①肺血管高阻力限制运动心排血量的增加;②低氧性静脉血通过开放的卵圆孔分流向体循环系统;③体循环阻力下降;④肺小动脉痉挛;⑤大的栓子堵塞肺动脉;⑥突发心律失常,特别是恶性心动失常。有些患者晕厥前没有前驱症状,如患者出现胸痛、头晕、肢体麻木感应警惕晕厥发生。

(五)水肿

右心功能不全时可出现身体不同部位的水肿,严重时可有颈静脉充盈、怒张,肝大,腹水、胸腔积液甚至心包积液,这些症状的出现标志着患者右心功能不全已发展到比较严重的程度。

(六)咳嗽、咯血

PAH 患者肺小动脉狭窄、闭塞,引起侧支循环血管开放。由于侧支循环血管的管壁较薄,在高压力血流的冲击下容易破裂出血。出血主要发生在毛细血管前小肺动脉及各级分支和/或肺泡毛细血管。约 20%PAH 患者有咳嗽,多为干咳,有时可能伴痰中带血或咯血。咯血量较少,也可因大咯血死亡。

(七)发绀

1.中心性发绀

多见于先天性心脏病、艾森曼格综合征、心力衰竭、支气管扩张的患者。出现中心性发绀提示患者全身组织缺氧,是疾病严重的标志之一。

2.差异性发绀

差异性发绀是动脉导管未闭、艾森曼格综合征患者特有的临床表现,有很高的诊断价值。

(八)杵状指

有些先天性心脏病和慢性肺疾病的患者,其手指或足趾末端增生、肥厚、呈杵状膨大,这种现象称为杵状指。

(九)雷诺现象

雷诺现象是由于手指和足趾对寒冷异常敏感所致,10%～14%的 PAH 患者存在雷诺现象,提示预后不佳。

(十)其他

如 PAH 患者出现声音嘶哑,系肺动脉扩张挤压左侧喉返神经所致,病情好转后可消失。

所有类型的 PAH 患者症状都类似,但上述症状都缺乏特异性,PAH 以外的疾病也可引起。PAH 患者症状的严重程度与 PAH 的发展程度有直接相关性。

三、肺动脉高压诊断标准与检查

(一)诊断标准

根据肺动脉高压诊治指南,PAH 的诊断标准:静息状态下,右心导管测得的平均肺动脉压(mPAP)≥3.3 kPa(25 mmHg),并且 PAWP≤2.0 kPa(15 mmHg),PVR>3 WU。肺动脉高压的诊断应包含两部分:①确诊肺动脉高压;②确定肺动脉高压的类型和病因。

(二)检查

PAH 的早期诊断和治疗,是决定其预后的关键。美国胸科医师学会(ACCP)PAH 诊断和治疗指南推荐对高危人群进行筛查。2009 年欧洲心脏病学会和欧洲呼吸病学会(ESC/ERS)发布的《肺动脉高压诊治指南》提到下列实验室和辅助检查有助于 PAH 的诊断,确定 PAH 的分类。

1.实验室检查

主要包括脑钠肽、肌钙蛋白、C 反应蛋白水平、代谢生化标志物等。脑钠肽能反应 PAH 患者病情的严重程度、疗效、生存和预后,且与血流动力学变化密切相关,是监测右心衰竭的重要指标。肌钙蛋白 T 检测敏感性和特异性很高,其血浆中浓度与心肌受损程度成正相关。C 反应蛋白水平在 PAH 患者中明显升高,与疾病严重程度密切相关,是预测 PAH 死亡和临床恶化独立的风险因素。

2.心电图

PAH 特征性的心电图改变:①电轴右偏;②Ⅰ导联出现 s 波;③肺型 P 波;④右心肥厚的表现,右胸前导联可出现 ST-T 波低平或倒置。心电图检查作为筛查手段,其敏感性和特异性均不是很高。

3.胸部 X 线

PAH 患者胸片的改变包括肺动脉扩张和周围肺纹理减少。胸片检查可以帮助排除中至重度的肺部疾病或肺静脉高压患者。但肺动脉高压的严重程度和肺部 X 线检查的结果可不一致。

4.肺功能检查和动脉血气分析

PAH 患者的肺功能特点为通气功能相对正常,弥散功能减退,运动肺功能异常。由于过度换气,动脉二氧化碳分压通常降低。

5.超声心动图

超声心动图是筛选 PAH 最重要的无创性检查方法,它提供肺动脉压力估测数值,同时能评估病情严重程度和预后。每个疑似 PAH 患者都应该进行该项检查。右心的形态、功能与 PAH 患者的预后密切相关,也是超声心动图评价 PAH 的核心。研究显示,临床常规采集的一些指标可以反应 PAH 患者的预后。超声探测到中量至大量心包积液的 PAH 患者病死率增加。

6.腹部超声

可以排除肝硬化和门脉高压。应用造影剂和彩色多普勒超声能够提高准确率。门脉高压可以通过右心导管检查阻塞静脉和非阻塞静脉压力差确诊。

7.高分辨率计算机体层成像(CTPA)

作为一种成熟的技术在肺动脉高压鉴别诊断中有重要的作用,也是不明原因的肺动脉高压的一线检查手段。

8.胸部磁共振(MRI)

MRI 诊断 PAH 可以从肺动脉形态改变,也可以从其功能变化上进行较全面分析肺动脉及其分支管径和右心功能情况。

9.通气/灌注显像

用于 PAH 中怀疑慢性血栓栓塞性肺动脉高压(CETPH)的患者。通气/灌注扫描在确诊 CTEPH 中比 CT 的敏感性高。

10.肺动脉造影(PAA)

肺动脉造影是了解肺血管分布、解剖结构、血流灌注的重要手段之一。

11.右心导管检查(RHC)

右心导管检查是目前临床测定肺动脉压力最为准确的方法,也是评价各种无创性测压方法准确性的"金标准",能准确评价血流动力学受损的程度、测试肺血管反应性。

12.急性血管扩张试验

这一试验现已成为国际上公认筛选钙通道阻滞剂敏感患者的最可靠检查手段。研究证实,急性血管扩张试验阳性患者使用钙通道阻滞剂治疗可以使预后得到显著的改善。

四、肺动脉高压患者功能分级评价标准

功能分级是临床上选择用药方案的根据及评价用药后疗效的重要指标。世界卫生组织(WHO)根据 PAH 患者临床表现的严重程度将 PAH 分为 4 级,从 Ⅰ 级到 Ⅳ 级表示病情逐渐加重,是评估患者病情的重要指标。WHO 心功能分级是对患者运动耐力的粗略评估,研究显示心功能分级是预后的强预测因子,与 WHO 心功能 Ⅱ 级患者相比,心功能 Ⅲ 级及 Ⅳ 级的患者预后差,而经治疗后心功能分级改善的患者生存率也改善。

五、肺动脉高压的治疗

目前 PAH 仍是一种无法根治的恶性疾病。现有的治疗手段无法从根本上逆转 PAH,只能

相对延缓病情恶化。

20世纪90年代前对PAH缺少治疗手段,医学界常采用主要针对右心功能不全和肺动脉原位血栓形成的、无特异性的传统治疗(氧疗、利尿、强心和抗凝等)。20世纪90年代后,联合新型靶向药物治疗(目前公认的PAH三大治疗途径靶向药物,如钙通道阻滞剂、内皮素受体拮抗剂、前列环素及其类似物、吸入一氧化氮和5型磷酸二酯酶抑制等),生存率得到明显提高。但PAH患者的治疗不能仅仅局限于单纯的药物治疗,专科医师根据PAH的不同临床类型、PAH的功能分类,评估患者的病情、血管反应性、药物有效性和不同药物联合治疗等,制订一套完整的个体化治疗方案,其中包括原发病、基础疾病的治疗,靶向治疗及手术治疗。

(一)肺动脉高压的传统治疗

吸氧、强心、利尿、抗凝是肺动脉高压的基本治疗措施。低氧是强烈的肺血管收缩因子,可影响肺动脉高压的发生和发展。通常认为将患者的动脉血氧饱和度持续维持在90%以上很重要。肺动脉高压患者合并右心衰竭失代偿时使用利尿剂可明显减轻症状。在使用利尿剂时,应密切观察电解质和肾功能的变化。肺动脉高压患者常有心力衰竭和体力活动减少等危险因素存在,易发生静脉血栓栓塞,抗凝治疗可提高患者生存率。

(二)肺动脉高压靶向药物治疗

包括钙通道阻滞剂类、前列环素类似物(贝前列素钠、吸入用伊洛前列素溶液)、内皮素受体拮抗剂(波生坦、安立生坦)、5型磷酸二酯酶抑制剂(西地那非、伐地那非)、Rho激酶抑制剂等。

1.钙通道阻滞剂(CCB)

钙通道阻滞剂在急性血管反应试验阳性患者中有较好的疗效,长期应用大剂量CCB可以延长此类患者的生存期,与CCB治疗无效的患者相比,其5年生存率明显提高,分别为95%和27%。但须指出的是,其仅对5%~10%的急性血管扩张试验阳性的轻、中度PAH患者有效,在不出现不良事件的情况下,可以最高耐受量进行治疗。

2.前列环素及类似物(PGI2)

能明显扩张肺循环和体循环,抑制血小板聚集,抑制平滑肌细胞的迁移和增殖,延缓肺血管结构重建,抑制ET合成和分泌等作用。PGI2类似物伊洛前列素、曲前列环素等药物相继在欧洲、美国、日本等国家上市用于治疗肺动脉高压,均取得较好疗效。

3.内皮素受体拮抗剂(ET)

ET-A受体激活引起血管收缩和血管平滑肌细胞增殖,ET-B受体激活后调节血管内皮素的清除和诱导内皮细胞产生NO和前列环素。内皮素受体拮抗剂有双重内皮素受体拮抗剂波生坦和选择性内皮素A受体拮抗剂西他生坦。多中心对照临床试验结果证实,该药可改善肺动脉高压患者的临床症状和血流动力学指标,提高运动耐量,改善生活质量和生存率,推迟临床恶化的时间。欧洲和美国的指南认为,该药是治疗心功能Ⅲ级肺动脉高压患者首选治疗药物。

4.磷酸二酯酶(PDE-5)抑制剂

西地那非是一种选择性口服PDE-5的抑制剂,通过升高细胞内环磷鸟苷水平舒张血管并起到抗血管平滑肌细胞增殖的作用。多项临床试验证实,西地那非能够改善PAH患者的运动力,降低肺动脉压力和改善血流动力学。

肺动脉高压是由多因素导致肺血管损伤的病理生理过程。药物联合治疗可以使药物的治疗作用相互叠加,互相促进,从而疗效增加。开展药物联合治疗可能寻找到长期有效的肺动脉高压治疗方案。

(三)肺动脉高压的外科治疗

介入和手术治疗适用于重度 PAH 患者,行房间隔造瘘术可提高生存率,但经导管或手术行房间隔造瘘术均是姑息方法,适应证为内科治疗无效或者为肺移植过渡治疗的患者。

六、肺动脉高压的护理

(一)护理评估

1.一般情况评估

(1)一般资料:包括护理对象的姓名、性别、年龄、民族、职业、婚姻状况、受教育水平、家庭住址、联系人等。

(2)目前健康状况:包括此次患病的情况,主述,当前的饮食、营养、排泄、睡眠、自理和活动等情况。

(3)既往健康状况:包括既往患病史、创伤史、手术史、过敏史、烟酒嗜好,女性患者的婚育史和月经史、家族史等。

(4)心理状态:包括护理对象对疾病的认识和态度,康复的信心,患病后精神、情绪及行为的改变等。

(5)社会文化状况:包括护理对象的职业、经济状况、卫生保健待遇,以及家庭、社会的支持系统状况等。

2.症状评估

(1)评估神志,面色,颈静脉充盈情况,皮肤温度、湿度;有无发绀、咯血、胸痛、晕厥、声音嘶哑、杵状指(趾)、四肢厥冷等症状。

(2)评估心率、心律、节律等变化。

(3)评估呼吸频率、节律、呼吸方式等变化,监测动脉血气等。

(4)评估血压、脉压的变化,询问患者有无头晕、乏力等症状。

(5)评估体温变化,尤其是危重患者及合并肺部感染患者。

(6)评估患者有无双下肢水肿、腹水等情况。

(二)病情观察

(1)加强患者生命体征情况的观察,及时发现病情变化,异常时及时通知医师,准确执行各项医嘱。

(2)观察患者神志,面色,颈静脉充盈情况,皮肤温度、湿度;有无发绀、咯血、胸痛、晕厥、声音嘶哑、杵状指(趾)、四肢厥冷等症状。

(3)心力衰竭患者输液速度控制在 20～30 滴/分,观察药物作用及不良反应。

(4)准确记录 24 小时出入量,每天测量腹围、体重等。

(三)氧疗护理

低氧会引起肺血管收缩,能加重肺动脉高压。氧疗可以缓解支气管痉挛、减轻呼吸困难,改善通气功能障碍;能改善睡眠和大脑供氧状况,提高运动耐力和生命质量;能减轻红细胞增多症,降低血液黏稠度,减轻右心室负荷,延缓右心衰竭的发生、发展。

(1)PAH 患者需要长期氧疗,使患者动脉血氧饱和度＞90%。通常氧流量控制在 2～3 L/min,每天吸氧时间一般不少于 6 小时;静息时指末氧饱和度低于 90%患者吸氧不少于 15 h/d。

(2)合并心力衰竭患者缺氧严重而无二氧化碳潴留时氧流量为 6～8 L/min;低氧血症,伴二氧化碳潴留时氧流量为 1～2 L/min。

（3）观察氧疗效果，如呼吸困难缓解，心率下降，发绀减轻，氧分压（PaO_2）上升等，表示纠正缺氧有效。若出汗、球结膜充血、呼吸过缓、意识障碍加深，二氧化碳分压（$PaCO_2$）升高，须警惕二氧化碳潴留加重，遵医嘱予呼吸兴奋剂静脉滴注或无创呼吸机辅助呼吸。

（4）为了预防呼吸道感染，清洁鼻腔 2 次/天，75％乙醇棉球消毒鼻导管 2 次/天，湿化瓶每天消毒。

（四）饮食护理

（1）指导患者进食易消化、低盐、低蛋白、维生素丰富和适量无机盐的食物。进餐时取端坐位，少量多餐，切忌过饱，避免餐后胃肠过度充盈及横膈抬高，增加心脏负荷；避免摄入过多碳酸饮料、进食产气、油腻食物；饭后取坐位或半卧位 30 分钟。香烟中的尼古丁可损伤血管内皮细胞，引起静脉收缩，影响血液循环，禁忌吸烟。

（2）合并心力衰竭的饮食护理：指导患者进流质、半流质饮食，病情好转后进食软饭；吃新鲜蔬菜、水果，适量吃鱼、瘦肉、牛奶等；维生素 B_1 及维生素 C，可以保护心肌。低钾血症时会出现心律失常，长期利尿治疗的患者应多吃含钾丰富的食物及水果，如土豆、紫菜、油菜、西红柿、牛奶、香蕉、红枣、橘子等；限制钠盐摄入，每天 2～3 g 为宜。忌食用各种咸菜、豆制品、腌制食品等；一般情况下，量出而入，可根据患者的运动量、排尿量计算入水量；每天蛋白质可控制在 25～30 g。一般情况下，量出而入，WHO 心功能Ⅰ、Ⅱ级患者 24 小时液体摄入量为 1 500 mL 左右，夏季可稍增加；WHO 心功能Ⅲ级、Ⅳ级者应严格控制饮水量，一般 24 小时不超过 600～800 mL。

（3）抗凝治疗的饮食护理：适当减少摄入酸奶酪、猪肝、蛋黄、豆类、海藻类、绿色蔬菜和维生素 E 制剂。因为绿色蔬菜中含有丰富的维生素 K，维生素 K 可以增加凝血酶的生成，导致华法林的作用减弱。

（五）用药观察

目前临床应用于 PAH 的药物有强心药、抗凝剂、利尿剂、靶向药物等。

1.地高辛

使用地高辛时应观察有无恶心、厌食、腹泻、腹痛、头痛、精神错乱、幻觉、抑郁、视力变化（黄绿色晕）等中毒反应；测心率、心律；心率小于 60 次/分或大于 120 次/分，心律不齐等及时报告医师，必要时停药。

2.抗凝剂

应用抗凝剂时，应重点观察患者口腔黏膜、牙龈、鼻腔及皮下的出血倾向；关注华法林用量、INR 的监测间隔时间是否需要进行调整，还应指导患者规律服药，不能漏服、重复及延迟用药。

3.利尿剂

使用利尿剂的患者，应观察患者血电解质情况，要准确记录出入水量，观察其下肢水肿有无加重。

4.靶向药物

治疗者观察药物不良反应，如有无头晕、头痛、面部潮红、腹泻等症状。护士应落实药物宣教，必要时提供专用的分药器，指导患者正确分药，尽量使药物分割均匀，保证每次剂量准确。

（1）钙通道阻滞剂：患者可出现头痛、面红、心悸等不良反应，密切观察心律、心率，血压的变化。

（2）前列环素及类似物：如吸入性伊洛前列素（商品名：万他维）是一种治疗 PAH 安全有效的药物，主要不良反应有潮热、面部发红、头痛、颊肌痉挛（口腔开合困难）、咳嗽加重、血压降低（低血压）、抑制血小板功能和呼吸窘迫等。伊洛前列素雾化吸入时患者尽量取坐位或半卧位，如果患者出现呼吸困难、气急，可暂停，予吸氧。伊洛前列素的血管扩张作用，会引起颜面部血管扩张充血，皮肤潮红，在雾化治疗期间避免使用面罩，仅使用口含器来给药。有晕厥史的患者应避免情绪激动，每天清醒未下床时吸入首剂。

（3）内皮素受体拮抗剂：如波生坦，主要不良反应是肝功能异常，需要每个月检测 1 次肝功能，当转氨酶升高大于正常、血红蛋白减少时应减少剂量或停药；并对患者做好安抚工作。

（4）磷酸二酯酶（PDE-5）抑制剂：如西地那非。口服西地那非的患者常会出现晕厥现象。因此，护理人员要重视安全护理，患者服药后卧床休息 30～60 分钟，防止直立性低血压。另外，西地那非联合利尿剂使用会导致患者口渴，应注意控制饮水量在 600～800 mL/d，并向患者讲解限水的重要性。将湿纱布含于清醒无睡眠的患者口中，可起到解渴作用。

5.其他

如有异常及时报告医师，停止用药。

（六）休息与排便

1.建立良好的睡眠卫生习惯

根据心功能状况合理安排活动量。WHO 肺高压功能 Ⅲ 级的患者，护理人员协助进食、洗漱、大小便等生活护理，严格限制体力活动；WHO 肺高压功能 Ⅳ 级的患者需绝对卧床、进食、洗漱、大小便均在床上，由护理人员帮助完成一切生活护理。

2.养成按时排便习惯

保持大便通畅，避免发生便秘。如果排便不畅，予温水按摩腹部或开塞露纳肛，必要时甘油灌肠剂灌肠等通便治疗，严禁排便时用力屏气，防止诱发阿-斯综合征。

（七）心理护理

靶向药物基本上是进口药，价格较贵，目前大部分地区尚未列入医保。患者需要长期治疗，医疗费用高，精神压力、经济压力巨大。患者易生气，产生悲观、焦虑、抑郁、烦躁等心理。抑郁、焦虑、生气等会使肺动脉压力升高，不利于疾病恢复。护士提供持续的情感支持，加强与患者沟通，提供优质护理服务，尽量满足患者的需求，鼓励、帮助患者树立战胜疾病的信心，积极配合治疗与护理。

（八）出院指导

（1）加强锻炼，按时作息，注意休息，避免劳累，劳累后易诱发心力衰竭。

（2）消除患者紧张、焦虑、恐惧情绪，保证睡眠质量。

（3）外出时注意保暖，尽量不要去人群密集的地方，避免感冒，因为感冒后易诱发心力衰竭。

（4）长期家庭氧疗。

（5）扩张肺血管、激素、抗凝、利尿、补钾等治疗药，必须规律、足量、全程用药，必须在专业医师指导下用药，不能擅自停药或减量。

（6）有咳嗽、胸闷、气急、呼吸困难、尿量减少、下肢水肿等病情变化，及时就医。

（7）禁烟，可以适量喝红葡萄酒。

（8）定期随访。

（孙　潇）

第八节　慢性肺源性心脏病

慢性肺源性心脏病简称慢性肺心病,是由肺组织、肺动脉血管或胸廓的慢性病变引起肺组织结构和/或功能异常,致肺血管阻力增加,肺动脉压力增高,使右心室扩张和/或肥厚,伴或不伴有右心功能衰竭的心脏病,并排除先天性心脏病和左心病变引起者。

慢性肺心病是一种常见病,在各种失代偿性心功能衰竭中占 10％～30％。从肺部基础疾病发展为慢性肺心病一般需 10～20 年。本病急性发作以冬、春季多见,以急性呼吸道感染为心肺功能衰竭的主要诱因。以往研究显示,慢性肺心病的患病率存在地区差异,北方地区患病率高于南方地区,农村患病率高于城市,并随年龄增高而增加,吸烟者比不吸烟者患病率明显增高,男女明显差异。

慢性肺心病常反复急性加重,随肺功能的进一步损害病情逐渐加重,多数预后不良,病死率在 10％～15％,但经积极治疗可以延长寿命,提高患者生活质量。

一、病因与发病机制

(一)病因

根据原发病的部位,可分为如下 3 类。

1.支气管、肺疾病

支气管、肺疾病最常见,慢性阻塞性肺疾病(COPD)是我国肺心病最主要的病因,占 80％～90％,其次为支气管哮喘、支气管扩张、肺结核、间质性肺疾病等。

2.胸廓运动障碍性疾病

胸廓运动障碍性疾病较少见,严重脊椎后凸、侧凸,脊椎结核,类风湿关节炎、胸廓广泛粘连及胸廓成形术后造成的严重胸廓或脊椎畸形,以及神经肌肉疾病(如脊髓灰质炎等),均可引起胸廓活动受限、肺受压、支气管扭曲或变形,以致肺功能受损。气道引流不畅,肺部反复感染,并发肺气肿或纤维化。

3.肺血管疾病

特发性肺动脉高压、慢性血栓栓塞性肺动脉高压及肺小动脉炎等,均可引起肺血管阻力增加、肺动脉高压和右心室负荷加重,发展为慢性肺心病。

4.其他

原发性肺泡通气不足及先天性口咽畸形、睡眠呼吸暂停综合征等均可产生低氧血症,引起肺血管收缩,导致肺动脉高压,发展为慢性肺心病。

(二)发病机制

疾病不同,所致肺动脉高压的机制也有差异,本文主要论述低氧性肺动脉高压,尤其是COPD 所致肺动脉高压的机制及病理生理改变。

1.肺动脉高压的形成

(1)肺血管阻力增加的功能性因素:肺血管收缩在低氧性肺动脉高压的发生中起着关键作用。缺氧、高碳酸血症和呼吸性酸中毒使肺血管收缩、痉挛,其中缺氧是肺动脉高压形成最重要的因素。缺氧时收缩血管的活性物质增多,如白三烯、5-羟色胺(5-HT)、血管紧张素Ⅱ、血小板活化因子(PAF)等使肺血管收缩,血管阻力增加。其次,内皮源性舒张因子(EDRF)和内皮源性收缩因子(EDCF)的平衡失调,在缺氧性肺血管收缩中也起一定作用。缺氧使平滑肌细胞膜对Ca^{2+}的通透性增加,细胞内Ca^{2+}含量增高,肌肉兴奋-收缩耦联效应增强,直接使肺血管平滑肌收缩。此外,高碳酸血症,由于H^+产生过多,使血管对缺氧的收缩敏感性增强,致肺动脉压增高。

(2)肺血管阻力增加的解剖学因素:各种慢性胸、肺疾病可导致肺血管解剖结构的变化,形成肺循环血流动力学障碍。主要原因如下。①长期反复发作的慢阻肺及支气管周围炎,可累及邻近肺小动脉,引起血管炎,管壁增厚、管腔狭窄或纤维化,甚至完全闭塞,使肺血管阻力增加,产生肺动脉高压。②肺气肿导致肺泡内压增高,压迫肺泡毛细血管,造成毛细血管管腔狭窄或闭塞。肺泡壁破裂造成毛细血管网的毁损,肺泡毛细血管床减损超过70%时肺循环阻力增大。③肺血管重构,慢性缺氧使肺血管收缩,管壁张力增高,同时缺氧时肺内产生多种生长因子(如多肽生长因子),可直接刺激管壁平滑肌细胞、内膜弹力纤维及胶原纤维增生,使肺血管构型重建。④血栓形成,部分慢性肺心病急性发作期患者存在多发性肺微小动脉原位血栓形成,引起肺血管阻力增加,加重肺动脉高压。

(3)血液黏稠度增加和血容量增高:慢性缺氧产生继发性红细胞增高,血液黏稠度增加。缺氧可使醛固酮分泌增加,导致水、钠潴留;缺氧又使肾小动脉收缩,肾血流减少也加重水、钠潴留,血容量增多。血液黏稠度增加和血容量增多,可致肺动脉压进一步升高。

2.心脏病变和心力衰竭肺循环阻力增加

心脏病变和心力衰竭肺循环阻力增加导致肺动脉高压,右心发挥代偿功能,在克服肺动脉阻力升高时发生右心室肥厚。肺动脉高压早期,右心室尚能代偿,舒张末期仍正常。随着病情进展,特别是急性加重期,肺动脉高压持续升高,超过右心室的代偿能力,右心失代偿,右心排血量下降,右心室收缩末期血量增加,舒张末期压增高,促使右心室扩大和右心衰竭。

慢性肺心病除发现右心室改变外,也有少数可见左心室肥厚。由于缺氧、高碳酸血症、酸中毒、相对血流量增多等因素,使左心负荷加重。如病情进展,则可发生左心室肥厚,甚至导致左心衰竭。

3.其他重要器官的损害缺氧和高碳酸血症

除影响心脏外,还导致其他重要脏器如脑、肝、肾、胃肠及内分泌系统、血液系统等发生病理改变,引起多脏器的功能损害。

二、临床表现

本病发展缓慢,临床上除原有支气管、肺和胸廓疾病的各种症状和体征外,主要是逐步出现肺、心功能障碍及其他脏器功能损害的表现。按其功能的代偿期与失代偿期进行分述。

(一)肺、心功能代偿期

1.症状

咳嗽、咳痰、气促,活动后可有心悸、呼吸困难、乏力和劳动耐力下降。感染可加重上述症状。少数患者有胸痛或咯血。

2.体征

可有不同程度的发绀,原发肺脏疾病体征,如肺气肿体征,干、湿性啰音,$P_2 > A_2$,三尖瓣区可出现收缩期杂音或剑突下心脏搏动增强,提示有右心室肥厚。部分患者因肺气肿使胸腔内压升高,阻碍腔静脉回流,可有颈静脉充盈甚至怒张,或使横隔下降致肝界下移。

(二)肺、心功能失代偿期

1.呼吸衰竭

(1)症状:呼吸困难加重,夜间为甚,常有头痛、失眠、食欲下降,白天嗜睡,甚至出现肺性脑病的表现(如表情淡漠、神志恍惚、谵妄等)。

(2)体征:发绀明显,球结膜充血、水肿,严重时可有颅内压升高的表现(如视网膜血管扩张、视盘水肿等)。腱反射减弱或消失,出现病理反射。因高碳酸血症可出现周围血管扩张的表现,如皮肤潮红、多汗。

2.右心衰竭

(1)症状:明显气促、心悸、食欲缺乏、腹胀、恶心等。

(2)体征:发绀明显,颈静脉怒张,心率增快,可出现心律失常,剑突下可闻及收缩期杂音,甚至出现舒张期杂音。肝大并有压痛,肝颈静脉回流征阳性,下肢水肿,重者可有腹水。少数患者可出现肺水肿及全心衰竭的体征。

三、检查与诊断

根据患者有 COPD 或慢性支气管炎、肺气肿病史,或其他胸、肺疾病病史,并出现肺动脉压增高、右心室增大或右心功能不全的征象,如颈静脉怒张、$P_2 > A_2$、剑突下心脏搏动增强、肝大压痛、肝颈静脉反流征阳性、下肢水肿等,心电图、X线胸片、超声心动图有肺动脉增宽和右心增大、肥厚的征象,可以作为诊断。

(一)X 线检查

除肺、胸基础疾病及急性肺部感染的特征外,尚有肺动脉高压征。X 线诊断标准如下(具备以下任一条均可诊断):①右下肺动脉干扩张,其横径≥15 mm 或右下肺动脉横径与气管横径比值≥右下肺动,或动态观察右下肺动脉干增宽>2 mm。②肺动脉段明显突出或其高度≥3 mm。③中心肺动脉扩张和外周分支纤细,形成"残根"征。④圆锥部显著凸出(右前斜位 45 度)或其高度≥7 mm。⑤右心室增大。

(二)心电图检查

心电图对慢性肺心病的诊断阳性率为 60.1%～88.2%。其诊断标准为(具备以下任一条均可诊断):①额面平均电轴≥面平均电;②$V_1R/S2$;③重度顺钟向转位(V_5R/S 钟向);④$R_{v1} + S_{v5}$≥1.05 mV;⑤aVRR/S或 R/Q≥1;⑥V_1-V_3呈 QS、Qr 或 qr(酷似心肌梗死,应注意鉴别);⑦肺型 P 波。

(三)超声心动图检查

超声心动图诊断肺心病的阳性率为 60.6%～87.0%。诊断标准为:①右心室流出道内径≥30 mm;②右心室内径≥20 mm;③右心室前壁厚度≥5 mm 或前壁搏动幅度增强;④左、心室内径比值<2;⑤右肺动脉内径≥18 mm 或肺动脉干≥20 mm;⑥右心室流出道/左心房内径>1.4;⑦肺动脉瓣曲线出现肺动脉高压征象者(a 波低平或<2 mm,或有收缩中期关闭征等)。

(四)血气分析

慢性肺心病肺功能失代偿期可出现低氧血症甚至呼吸衰竭或合并高碳酸血症。当 PaO_2<8.0 kPa(60 mmHg)、$PaCO_2$>6.7 kPa(50 mmHg)时,提示呼吸衰竭。

(五)血液检查

红细胞及血红蛋白可升高。全血及血浆黏滞度增加,红细胞电泳时间常延长;合并感染时白细胞总数增高,中性粒细胞增加。部分患者血清学检查可有肾功能或肝功能异常,以及电解质异常(如血清钾、钠、氯、钙、镁、磷)。

(六)其他

慢性肺心病合并感染时痰病原学检查可指导抗生素的选用。早期或缓解期慢性肺心病可行肺功能检查评价。

四、治疗

(一)肺、心功能代偿期

原则上采用中西医结合的综合治疗措施,延缓基础支气管、肺疾病的进展,增强患者的免疫功能,预防感染,减少或避免急性加重。如通过长期家庭氧疗、加强康复锻炼和营养支持等,以改善患者的生活质量。

(二)肺、心功能失代偿期

治疗原则为积极控制感染,保持呼吸道通畅,改善呼吸功能,纠正缺氧和二氧化碳潴留,控制呼吸衰竭和心力衰竭,防治并发症。

1.控制感染

呼吸系统感染是引起慢性肺心病急性加重以致肺、心功能失代偿的常见原因,需积极控制感染。可参考痰细菌培养及药物敏感实验选择抗生素。在结果出来前,根据感染环境及痰涂片革兰染色选用抗生素。院外感染以革兰阳性菌占多数,院内感染则以革兰阴性菌为主。或选用二者兼顾的抗菌药物。选用广谱抗菌药时必须注意可能继发的真菌感染。培养结果出来后,根据病原微生物的种类,选用针对性强的抗生素。以 10~14 天为 1 个疗程,但主要是根据患者情况而定。

2.控制呼吸衰竭

给予扩张支气管、祛痰等治疗,通畅呼吸道,改善通气功能。合理氧疗,予鼻导管或面罩给氧,以纠正缺氧。必要时给予无创正压通气或气管插管有创正压通气治疗。具体参见"呼吸衰竭"相关护理内容。

3.控制心力衰竭

慢性肺心病患者一般在积极控制感染、改善呼吸功能、纠正缺氧和二氧化碳潴留后,心力衰竭便能得到改善,患者尿量增多,水肿消退,不需常规使用利尿药和正性肌力药。但对经上述治疗无效或严重心力衰竭患者,可适当选用利尿药、正性肌力药或扩血管药物。

(1)利尿药:可减少血容量、减轻右心负荷、消除水肿。由于应用利尿药后易出现低钾、低氯性碱中毒,痰液黏稠不易排痰和血液浓缩,故原则上宜选用作用温和的利尿药,联合保钾利尿药,短期、小剂量使用。如氢氯噻嗪 25 mg,1~3 次/天,联用螺内酯 20~40 mg,1~2 次/天。

(2)正性肌力药:慢性肺心病患者由于慢性缺氧和感染,对洋地黄药物的耐受性降低,易发生毒性反应。应选用作用快、排泄快的洋地黄类药物,剂量宜小,一般为常规剂量的 1/2 或 2/3。应用指征如下。①感染已控制,低氧血症已纠正,使用利尿药后仍反复水肿的心力衰竭患者;②以右心衰竭为主要表现而无明显感染的患者;③出现急性左心衰竭者;④合并室上性快速性心律失常,如室上性心动过速、心房颤动伴快速心室率者。

（3）血管扩张药：钙通道阻滞剂、一氧化氮（NO）、川芎嗪等有一定的降低肺动脉压效果，对部分顽固性心力衰竭可能有一定效果，但并不像治疗其他心脏病那样效果明显。血管扩张药在扩张肺动脉时也扩张体动脉，可造成体循环血压下降，反射性产生心率增快、氧分压下降、二氧化碳分压上升等不良反应，因而限制了血管扩张药在慢性肺心病的临床应用。

4.控制心律失常

一般经抗感染、纠正缺氧等治疗后，心律失常可自行消失，如持续存在可根据心律失常的类型选用药物。

5.抗凝治疗

应用普通肝素或低分子肝素防止肺微小动脉原位血栓的形成。

五、护理措施

(一)护理评估

1.一般情况评估

（1）一般资料：包括护理对象的姓名、性别、年龄、民族、职业、婚姻状况、受教育水平、家庭住址、联系人等。

（2）目前健康状况：包括此次患病的情况，主述，当前的饮食、营养、排泄、睡眠、自理和活动等情况。

（3）既往健康状况：包括既往患病史、创伤史、手术史、过敏史、烟酒嗜好，女性患者的婚育史和月经史、家族史等。

（4）心理状态：包括护理对象对疾病的认识和态度，康复的信心，患病后精神、情绪及行为的改变等。

（5）社会文化状况：包括护理对象的职业、经济状况、卫生保健待遇，以及家庭、社会的支持系统状况等。

2.症状评估

（1）评估神志，面色，颈静脉充盈情况，皮肤温度、湿度；有无发绀、杵状指（趾）、四肢厥冷等症状。

（2）评估心率、心律、节律等变化。

（3）评估呼吸频率、节律、呼吸方式等变化，监测动脉血气等。

（4）评估血压、脉压的变化，询问患者有无头晕、乏力等症状。

（5）评估体温变化，尤其是危重患者及合并肺部感染患者。

（6）评估患者有无双下肢水肿、腹水等情况。

(二)病情观察

（1）观察患者的生命体征及意识状态，注意有无发绀和呼吸困难及其严重程度。

（2）定期检测动脉血气分析，观察有无右心衰竭的表现。

（3）警惕肺性脑病，密切观察患者有无头痛、烦躁不安、表情淡漠、神志恍惚、精神错乱、嗜睡和昏迷等症状，及时通知医师并协助处理。

(三)呼吸功能锻炼

（1）长期卧床、久病体弱无力咳嗽者及痰液黏稠不易咳出者，应鼓励患者勤翻身，协助拍背排痰，及时清除痰液改善肺泡通气功能。

（2）可针对患者有目的地进行肺康复呼吸功能锻炼，指导患者练习腹式呼吸、吹气球、做呼吸操等，以逐步增加呼吸肌力，提高呼吸功能，进而提高整体活动能力。

（四）氧疗护理

（1）持续低流量、低浓度给氧，氧流量 $1\sim2$ L/min，浓度在 $25\%\sim29\%$。防止高浓度吸氧抑制呼吸，加重缺氧和二氧化碳潴留。

（2）为了预防呼吸道感染，清洁鼻腔 2 次/天，75％乙醇棉球消毒鼻导管 2 次/天，湿化瓶每天消毒。

（3）观察氧疗效果，如呼吸困难缓解，心率下降，发绀减轻，氧分压（PaO_2）上升等，表示纠正缺氧有效。若出汗、球结膜充血、呼吸过缓、意识障碍加深，二氧化碳分压（$PaCO_2$）升高，须警惕二氧化碳潴留加重，遵医嘱予呼吸兴奋剂静脉滴注或无创呼吸机辅助呼吸。

（五）用药观察

（1）对二氧化碳潴留、呼吸道分泌物多的重症患者慎用镇静剂、麻醉药、催眠药，若必须用药，使用后注意观察是否有抑制呼吸和咳嗽反射减弱的情况。

（2）应用利尿剂后易出现低钾、低氯性碱中毒而加重缺氧，过度脱水引起血液浓缩、痰液黏稠不易咳出等不良反应，应注意观察及预防。使用排钾利尿剂时，督促患者遵医嘱补钾。利尿剂尽可能在白天给药，避免患者由于夜间频繁排尿而影响睡眠。

（3）应用洋地黄类药物时，应询问有无洋地黄用药史，遵医嘱准确用药，注意观察药物毒性反应。

（4）应用血管扩张剂时，注意观察患者心率及血压情况。血管扩张药在扩张肺动脉的同时也扩张体循环动脉，往往造成患者血压下降，反射性心率增快、氧分压下降、二氧化碳分压上升等不良反应。

（5）应用抗生素时，注意观察感染控制的效果、有无继发性感染。

（6）应用呼吸兴奋剂时，观察药物的疗效和不良反应。出现心悸、呕吐、震颤、惊厥等症状，立即通知医师。

（六）皮肤护理

注意观察全身水肿情况，有无压疮发生。肺心病患者常有营养不良和身体下垂部位水肿，若长期卧床，极易形成压疮。可指导患者穿宽松、柔软的衣物；定时更换体位，在受压处垫气圈或海绵垫，或使用气垫床。

（七）饮食护理

（1）给予高纤维、易消化、清淡饮食，防止患者因便秘、腹胀而加重呼吸困难。

（2）避免含糖高的食物，以防引起痰液黏稠。

（3）如患者出现水肿、腹水或尿少时，应限制钠水摄入，每天钠盐<3 g、水分$<1\,500$ mL，蛋白质 $1.0\sim1.5$ g/kg。

（4）少食多餐，减少用餐时的疲劳，进餐前后漱口，保持口腔清洁，增进食欲。必要时遵医嘱静脉补充营养。

（八）休息与活动

应使患者充分了解休息有助于心肺功能的恢复，同时也让其了解适宜活动的必要性和正确的方式方法。

（1）在心肺功能失代偿期，应绝对卧床休息，协助患者采取舒适体位（如半卧位或坐位），以减少机体耗氧量,促进心肺功能的恢复,减慢心率及减轻呼吸困难,意识障碍者给予床档进行安全保护,必要时专人护理。

(2)代偿期以量力而行、循序渐进为原则,鼓励患者进行适量活动,活动量以不引起疲劳、不加重症状为度。对卧床患者,应协助定时翻身、更换姿势。根据患者的耐受能力指导患者在床上进行缓慢的肌肉松弛活动,如上肢交替前伸、握拳,下肢交替抬离床面,使肌肉保持紧张 5 秒后,松弛平放床上。鼓励患者进行呼吸功能锻炼,提高活动耐力。指导患者采取既有利于气体交换又能节省能量的姿势,如站立时,背倚墙,使膈肌和胸廓松弛,全身放松;坐位时,凳高合适,两足平放在地,身体稍前倾,两手摆放于双腿上或趴在小桌上,桌上放软枕,使患者胸椎与腰椎尽可能在一直线上;卧位时,抬高床头,略抬高床尾,使下肢关节轻度屈曲。

(九)健康指导

1.疾病预防指导

慢性肺心病是各种原发肺、胸疾病晚期的并发症,应针对高危人群加强宣传教育,劝导戒烟,积极防治 COPD 等慢性支气管肺疾病,以降低发病率。

2.疾病知识指导

向患者和家属介绍疾病发生、发展过程,减少反复发作的次数。积极防治原发病,避免各种可能导致病情急性加重的诱因,坚持家庭氧疗等。加强营养支持,保证机体康复的需要。病情缓解期应根据肺、心功能及体力情况进行适当的体育锻炼和呼吸功能锻炼,如散步、气功、太极拳、腹式呼吸、缩唇呼吸等,改善呼吸功能,提高机体免疫功能。

3.病情监测指导

告知患者及家属病情变化的征象,如体温升高、呼吸困难加重、咳嗽剧烈、咳痰不畅、尿量减少、水肿明显或发现患者神志淡漠、嗜睡、躁动、口唇发绀加重等,均提示病情变化或加重,需及时就诊。

(孙　潇)

第九节　胸　腔　积　液

一、疾病概述

(一)概念和特点

胸膜腔内液体简称胸液,其形成与吸收处于动态平衡状态,正常情况下胸膜腔内仅有 13~15 mL 的微量液体,在呼吸运动时起润滑作用。任何原因使胸液形成过多或吸收过少时,均可导致胸液异常积聚,称为胸腔积液,简称胸腔积液。胸腔积液可以根据其发生机制和化学成分不同分为漏出液、渗出液、血液(称为血胸)、脓液(称为脓胸)和乳糜液。

(二)相关病理生理

胸液的形成主要取决于壁层和脏层毛细血管与胸膜腔内的压力梯度,有两种方向相反的压力促使液体的移动,即流体静水压和胶体渗透压。胸膜腔内液体自毛细血管的静脉端再吸收,其余的液体由淋巴系统回收至血液,滤过与吸收处于动态平衡。许多肺、胸膜和肺外疾病破坏了此种动态平衡,致使胸膜腔内液体形成过快或吸收过缓,从而导致液体不正常地积聚在胸膜腔内引起胸腔积液。

(三)病因与诱因

1.胸膜毛细血管内静水压增高

体循环静水压的增加是生成胸腔积液最重要的因素,充血性心力衰竭、缩窄性心包炎、血容量增加、上腔静脉或奇静脉受阻等因素均可使胸膜毛细血管内静水压增高,胸膜液体滤出增加,产生胸腔漏出液。

2.胸膜毛细血管通透性增加

胸膜炎症、结缔组织病(如系统性红斑狼疮、类风湿关节炎)、胸膜肿瘤、肺梗死等,可使胸膜毛细血管通透性增加,毛细血管内细胞、蛋白和液体等大量渗入胸膜腔,产生胸腔渗出液。

3.胸膜毛细血管内胶体渗透压降低

如低蛋白血症、肝硬化、肾病综合征、急性肾小球肾炎等,产生胸腔漏出液。

4.壁层胸膜淋巴引流障碍

如淋巴导管阻塞、发育性淋巴引流异常等,产生胸腔渗出液。

5.损伤

如主动脉瘤破裂、食管破裂、胸导管破裂等,产生血胸、脓胸和乳糜胸。

(四)临床表现

1.症状

胸腔积液局部症状的轻重取决于积液量,全身症状取决于原发疾病。

(1)呼吸困难:最常见,与胸腔积液的量有关。少量胸腔积液常无症状或仅有咳嗽,常为干咳。当胸腔积液量超过 500 mL 时,大量积液可使胸廓顺应性下降、膈肌受压、纵隔移位和肺容量下降,患者出现胸闷和呼吸困难,并随积液量的增多而加重。

(2)胸痛:多为单侧锐痛,并随呼吸或咳嗽加重,可向患侧肩、颈或腹部放射,疼痛程度随着胸腔积液增多反而缓解。

(3)伴随症状:病因不同,其伴随症状不同。炎性积液多为渗出性,伴有咳嗽、咳痰和发热;心力衰竭所致胸腔积液为漏出液,伴有心功能不全的其他表现;结核性胸膜炎多见于青年人,常有发热、干咳;恶性胸腔积液多见于中年以上患者,伴有消瘦和呼吸道或原发部位肿瘤的症状;肝脓肿所致的右侧胸腔积液可为反应性胸膜炎,亦可为脓胸,常伴有发热和肝区疼痛。

2.体征

少量积液时,体征不明显或可闻及胸膜摩擦音。典型积液患者的体征为患侧肋间隙饱满,呼吸运动减弱;语颤减弱或消失,可伴有气管、纵隔向健侧移位;局部叩诊呈浊音;积液区呼吸音减弱或消失。肺外疾病引起的胸腔积液可有原发病的体征。

(五)辅助检查

相关辅助检查可帮助医师确定患者有无胸腔积液,区别漏出液和渗出液,寻找胸腔积液的病因。

1.X线检查

少量胸腔积液时,仅见患侧肋膈角变钝;中等量积液时,呈内低外高的弧形积液影;平卧时积液散开,使整个肺野透亮度降低;大量积液时整个患侧胸部呈致密阴影,气管和纵隔推向健侧。CT检查有较高的敏感性与密度分辨率,有助于病因诊断。

2.B超检查

可探查胸液掩盖的肿块,估计胸腔积液的量和深度,协助胸腔穿刺的定位。

3.胸腔积液检查

(1)外观:漏出液常为清晰、透明的淡黄色液体,静置不凝固,渗出液可因病因不同而颜色不一,以草黄色多见,可有凝块。血性胸液呈程度不等的洗肉水样或静脉血样。乳糜胸的胸腔积液呈乳状。

(2)细胞:正常胸液中有少量间皮细胞或淋巴细胞。漏出液细胞数较少,常$<100 \times 10^6$/L(与渗出液鉴别时以500×10^6/L为界),以淋巴细胞与间皮细胞为主。渗出液的细胞数较多,以白细胞为主,常$>500 \times 10^6$/L。中性粒细胞增多时,提示为急性炎症;淋巴细胞为主则多为结核性或恶性。胸液中红细胞$>5 \times 10^9$/L时呈淡红色,多由恶性肿瘤或结核所致。

(3)pH:正常胸液pH在7.6左右,pH降低见于脓胸、食管破裂、结核性和恶性胸腔积液。

(4)生化检查:包括葡萄糖、蛋白质、类脂、酶和肿瘤标志物。漏出液和大多数渗出液葡萄糖定量与血糖近似,当葡萄糖含量<3.35 mmol/L时可能为脓胸、类风湿关节炎所致的胸腔积液、结核性或恶性胸腔积液,当葡萄糖和pH均较低,提示肿瘤广泛浸润。类脂用于鉴别乳糜胸。胸腔积液中乳酸脱氢酶(LDH)水平则是反映胸膜炎症程度的指标,其值越高,炎症越明显。胸腔积液淀粉酶升高可见于急性胰腺炎、恶性肿瘤等。结核性胸膜炎时,胸腔积液中腺苷脱氨酶(ADA)多高于45 U/L。肿瘤标志物的测定可以用于区别良、恶性胸腔积液。

(5)病原体:胸液涂片查找细菌及培养,有助于病原学诊断。

(6)免疫学检查:结核性胸膜炎胸腔积液的T细胞增高;系统性红斑狼疮及类风湿关节炎引起的胸腔积液中补体C3、C4成分降低,免疫复合物的含量增高。

4.胸膜活检

经皮闭式胸膜活检或胸膜针刺活检对确定胸腔积液的病因具有重要意义;CT或B超引导下活检可提高成功率,但脓胸或有出血倾向者不宜做胸膜活检。

5.纤维支气管镜检查

用于咯血或疑有气道阻塞患者。

(六)治疗原则

病因治疗最重要,因胸腔积液为胸部或全身疾病的一部分。漏出液常在纠正病因后可吸收,渗出液常见于结核性胸膜炎、类肺炎性胸腔积液、脓胸及恶性肿瘤。

1.结核性胸膜炎

(1)胸腔抽液:结核性胸膜炎患者胸腔积液中的蛋白含量高,为防止和减轻胸膜粘连,故应尽早抽尽胸腔内积液。抽液治疗可解除积液对心肺和血管的压迫作用,使被压迫的肺迅速复张,改善呼吸,减轻结核中毒症状。大量胸腔积液者首次抽液量不超过700 mL,每周抽液2~3次,每次抽液量不应超过1 000 mL,直至胸腔积液完全消失。抽液后无需向胸腔注入抗结核药物,但可注入链激酶预防胸膜粘连。

(2)抗结核药物治疗:执行早期、联合、适量、规律和全程的化疗原则。

(3)糖皮质激素:全身中毒症状严重、有大量胸腔积液者,需在有效抗结核药物治疗的同时,加用糖皮质激素治疗至体温正常,全身中毒症状消退、胸腔积液明显减少。通常用泼尼松每天30 mg,分3次口服,一般疗程为4~6周。

2.类肺炎性胸腔积液和脓胸

少量类肺炎性胸腔积液经有效抗生素治疗后可吸收,大量胸腔积液时需胸腔穿刺抽液,胸腔积液pH<7.2时需行胸腔闭式引流。脓胸治疗原则是控制感染、引流胸腔积液、促使肺复张、恢复肺功能。

(1)抗生素治疗：原则是足量和联合用药,可全身和/或胸腔内给药。体温正常后还需继续用药2周以上,以防复发。

(2)引流：反复抽脓或胸腔闭式引流为脓胸最基本的治疗方法。可用2%碳酸氢钠或生理盐水反复冲洗胸腔,然后注入抗生素及链激酶,使脓液稀释易于引流。支气管胸膜瘘患者不宜进行胸腔冲洗,以免窒息或感染播散。慢性脓胸应改进原有的胸腔引流,也可采用外科胸膜剥脱术等治疗。

3.恶性胸腔积液

恶性胸腔积液是晚期恶性肿瘤的常见并发症,肺癌、乳腺癌、淋巴瘤、卵巢癌的转移是恶性胸腔积液最常见的病因,治疗方法包括原发病的治疗和胸腔积液的治疗。

(1)去除胸腔积液：恶性胸腔积液的生长速度极快,常因大量积液的压迫引起严重呼吸困难,甚至导致死亡,需反复穿刺抽液。可用细管做胸腔内插管进行持续闭式引流,细管引流具有创伤小、易固定、效果好、可随时胸腔内注入药物等优点。

(2)减少胸腔积液的产生：化学性胸膜固定术和免疫调节治疗可减少胸腔积液的产生。化学性胸膜固定术指在抽吸胸腔积液或胸腔插管引流后,在胸腔内注入博来霉素、顺铂、丝裂霉素等抗肿瘤药物,也可注入胸膜粘连剂如滑石粉等,使胸膜发生粘连,以减缓胸腔积液的产生。免疫调节治疗是在胸腔内注入生物免疫调节剂如短小棒状杆菌疫苗、白介素-2、干扰素等,可抑制恶性肿瘤细胞、增强淋巴细胞局部浸润及活性,并使胸膜粘连。

(3)外科治疗：经上述治疗仍不能使肺复张者,可行胸腹腔分流术或胸膜切除术。

二、护理评估

(一)一般评估

1.患者主诉

有无胸闷、气促、咳嗽、咳痰、疲倦、乏力等症状。

2.生命体征

体温正常或偏高,结核性胸膜炎患者可为午后潮热,脓胸患者体温可为高热。

3.通气功能

严密监测呼吸的形态、频率、节律、深浅和音响,观察患者的痰液情况和排痰能力。观察患者意识状态、皮肤黏膜的颜色、血氧饱和度的变化,判断呼吸困难的程度。患者呼吸可正常或增快,大量积液或感染严重时可伴随不同程度的呼吸困难和发绀。

4.疼痛情况

观察患者体位,疼痛的部位、范围、性质、程度、持续时间、伴随的症状和影响因素等。

5.其他

血气分析、血氧饱和度、体重、体位、出入量等记录结果。

(二)身体评估

1.头颈部

有无心慌气促、鼻翼扇动、口唇发绀等呼吸困难和缺氧的体征;患者的意识状态,呼吸方式,有无急性面容。

2.胸部

判断患者有无被迫体位;检查胸廓的弹性,两肺呼吸运动是否一致,有无胸廓的挤压痛,是否存在气管、纵隔向健侧移位。病变部位叩诊呈浊音。积液区呼吸音减弱或消失,可闻及胸膜摩擦音。

3.其他

重点观察胸腔引流液的量、颜色、性质、气味和与体位的关系,记录 24 小时胸腔引流液排出量。

(三)心理-社会评估

询问健康史,发病原因、病程进展时间及以往所患疾病对胸腔积液的影响,评估患者对胸部疼痛的控制能力、疲劳程度和应激水平。

(四)辅助检查阳性结果评估

血氧饱和度的数值;血气分析结果报告;组织灌注情况;胸腔积液生化检查结果;胸部 CT 检查明确的病变部位。

(五)常用药物治疗效果的评估

1.抗结核药物

严密观察体温、体重的变化;补充 B 族维生素可减轻胃肠道不良反应;注意观察的药物的毒性反应,定期检查视力和听力,定期复查肝、肾功能。

2.糖皮质激素及免疫抑制剂

严密观察患者有无体温过高及上呼吸道、泌尿道、皮肤等继发感染的表现。定期检查肝、肾功能和外周血象,及时发现骨髓抑制这一极为严重的不良反应。

三、主要护理诊断/问题

(一)气体交换受损

其与气体交换面积减少有关。

(二)疼痛

胸痛与胸膜摩擦或胸腔穿刺术有关。

(三)体温过高

其与感染有关。

(四)营养失调

营养低于机体需要量:与机体高消耗状态有关。

四、护理措施

(一)环境

提供安全舒适的环境,保持室内空气新鲜流通,维持适宜的温湿度,减少不良刺激。

(二)休息和活动

大量胸腔积液致呼吸困难或发热者,应卧床休息减少氧耗,以减轻呼吸困难症状。按照胸腔积液的部位采取舒适的体位,抬高床头,半卧或患侧卧位,减少胸腔积液对健侧肺的压迫以利呼吸。胸腔积液消失后,患者还需继续休养 2～3 个月,可适当进行户外活动,但要避免剧烈活动。

(三)饮食护理

给予高蛋白质、高热量、高维生素、营养丰富的食物,增强机体抵抗力。大量胸腔积液患者应控制液体入量,保持水、电解质平衡。

(四)促进呼吸功能

1.保持呼吸道通畅

避免剧烈咳嗽,鼓励患者积极排痰,保持呼吸道通畅。

2.给氧

大量胸腔积液影响呼吸时按患者的缺氧情况给予低、中流量持续吸氧(2~4 L/min,30%~40%),增加氧气吸入可弥补气体交换面积的不足,改善患者的缺氧状态。

3.缓解胸痛

胸腔积液患者常有随呼吸运动而加剧的胸痛,为了减轻疼痛,患者常采取浅快的呼吸方式,可导致缺氧加重和肺不张。因此,需协助患者取患侧卧位,必要时用宽胶布固定胸壁,以减少胸廓活动幅度,减轻疼痛,或遵医嘱给予止痛剂。

4.呼吸锻炼

胸膜炎患者在恢复期,应每天督导患者进行缓慢的腹式呼吸。经常进行呼吸锻炼可减少胸膜粘连的发生,提高通气量。

(五)病情观察

注意观察患者胸痛及呼吸困难的程度、体温的变化;监测血氧饱和度或动脉血气分析的改变;正确记录每天胸腔引流液的量及性状,必要时留取标本。有呼吸困难者准备好气管插管机械通气、吸痰、吸氧设备。

(六)用药护理

遵医嘱使用抗生素、抗结核药物、糖皮质激素,指导患者掌握药物的疗效、剂量、用法和不良反应。注意观察抗结核药物的毒性反应,糖皮质激素治疗时停药速度不宜过快,应逐渐减量至停用,避免出现反跳现象。

(七)胸腔闭式引流的护理

胸腔引流管是指放置在胸膜腔用于排出胸腔内积气或积液的管道。留置胸腔引流管可达到重建胸腔负压,维持纵隔的正常位置,平衡两侧胸腔压力,促使患侧肺复张,防止感染的作用。胸腔闭式引流是胸腔内插入引流管,管下端连接至引流瓶水中,维持引流单一方向,避免逆流,以重建胸腔负压。引流液体时,选腋中线和腋后线之间的第6~8肋间;引流气体时,一般选锁骨中线第2肋间或腋中线第3肋间插管。

1.体位

胸腔闭式引流术后常置患者于半卧位,以利呼吸和引流。鼓励患者进行有效咳嗽和深呼吸运动,利于积液排出,恢复胸膜腔负压,使肺扩张。

2.保持胸腔引流管的无菌

严格执行无菌操作,防止感染。胸壁伤口引流管周围,用油纱布包盖严密,每48~72小时更换。管道与水封瓶做好时间、刻度标识,接口处用无菌纱布包裹,并保持干净,每天更换。

3.保持管道的密闭性和有效固定

确认整个引流装置固定妥当、连接紧密,水封瓶长管应浸入水中3~4 cm,并确保引流瓶保持直立状态。运送患者或更换引流瓶时必须用两把钳双向夹闭管道,防止气体进入胸膜腔。若引流管从胸腔滑脱,应迅速用无菌敷料堵塞、包扎胸壁引流管处伤口。

4.维持引流通畅

注意检查引流管是否受压、折曲、阻塞、漏气等,通过观察引流液的情况和水柱波动来判断引流是否通畅,一般水柱上下波动在 4～6 cm。定期以离心方向闭挤捏引流管,以免管口被血凝块堵塞。若患者出现胸闷气促,气管向健侧偏移等肺受压的症状,应疑为引流管被血块堵塞,需设法挤捏或使用负压间断抽吸引流管的短管,促使其通畅,并通知医师。

5.观察记录

观察引流液的量、颜色、性状、水柱波动范围,并准确记录。

6.拔管

24 小时引流液小于 50 mL,脓液小于 10 mL,无气体溢出,患者无呼吸困难,听诊呼吸音恢复,X 线检查肺膨胀良好,即可拔管。拔管后应观察患者有无胸闷、呼吸困难、切口漏气、渗液、出血、皮下气肿等症状。

(八)心理护理

耐心向患者解释病情,消除悲观、焦虑不安的情绪,配合治疗。教会患者调整自己的情绪和行为,指导使用各种放松技巧,采取减轻疼痛的合适体位。

(九)健康教育

1.饮食指导

向患者及家属讲解加强营养是胸腔积液治疗的重要组成部分,需合理调配饮食,高热量、高蛋白、富含维生素饮食。

2.合理安排休息与活动

指导患者合理安排休息与活动,适当进行户外运动以增加肺活量,但应避免剧烈活动或突然改变体位。

3.指导患者呼吸技巧

指导患者有意识地使用控制呼吸的技巧,如进行缓慢的腹式呼吸、有效咳嗽运动等。

4.用药指导

向患者及家属解释本病的特点及目前的病情,介绍所采用的治疗方法,药物剂量、用法和不良反应。对结核性胸膜炎的患者需特别强调坚持用药的重要性,即使临床症状消失,也不可自行停药。

5.病情监测

遵从治疗、定期复查,每 2 个用复查胸腔积液 1 次。

6.及时到医院就诊的指标

体温过高,出现胸闷、胸痛、气促、呼吸困难、发绀、面色苍白、出冷汗、烦躁不安等症状。

五、护理效果评估

(1)患者无气体交换障碍的发生,血氧饱和度、动脉血气分析值在正常范围。

(2)患者主动参与疼痛治疗护理,疼痛程度得到有效控制。

(3)患者胸腔闭式引流留置管道期间能保持有效的引流效果,患者自觉症状好转,无感染等并发症的发生。

(孙　潇)

第十节　自发性气胸

自发性气胸是在没有创伤或人为因素的情况下,肺组织及脏层胸膜自发性破裂,空气进入胸膜腔,导致肺组织受压,引发的一系列综合征,是常见的急诊疾病之一,如不及时诊断和抢救则危及患者生命。因此,熟悉掌握气胸的类型及病因、并发症、急救措施、护理等方面的知识和技能是极其重要的。

一、病因

任何原因引起的肺或胸壁穿孔,破坏了胸膜腔的密闭性,导致气体进入胸膜腔内,均可形成气胸。诱发气胸的因素为剧烈运动、咳嗽、提重物或上臂高举、举重运动和用力解大便等。当剧烈咳嗽或用力解大便时,肺泡内压力升高,致使原有病损或缺陷的肺组织破裂引起气胸。使用人工呼吸器,若送气压力太高,就可能发生气胸。据统计,有 $50\%\sim60\%$ 病例找不到明显诱因,有 6% 左右患者甚至会在卧床休息时发病。

二、临床表现及分类

(一)临床表现
在气胸同侧胸部突然发生胸痛,继以胸闷、气急、呼吸困难和刺激性咳嗽。

(二)分类
根据有无原发疾病,自发性气胸可分为原发性和继发性气胸两种类型。原发性气胸好发于青年人,特别是男性瘦长者。根据国外文献报道,原发性气胸占自发性气胸首位,而国内则以继发性气胸为主。根据气胸性质可分为闭合性、开放性和张力性 3 种。

1.闭合性气胸

胸膜破口小,可随肺萎缩而自行闭合,不再有空气进入胸膜腔,胸膜腔内压增高,抽气后压力下降,不再复升,表明其破口已闭合。

2.开放性气胸

破口较大或因两层胸膜间有粘连或牵拉,使其破口持续的开启,吸气与呼气时,空气自由进入胸膜腔。

3.张力性气胸

破口成活瓣样阻塞,吸气时开启,空气进入胸膜腔;呼气时关闭,使胸膜腔内空气越积越多形成高压。由于肺脏明显萎缩,纵隔移位,静脉回流受阻,回心血量减少而引起急性心肺功能衰竭。此型胸膜腔内压明显增高,甚至高达 $2.0\ kPa(20\ cmH_2O)$,抽气成负压后迅速转为正压,此型为内科急症,必须紧急抢救处理。

三、诊断要点

(一)X 线检查
X 线检查是诊断气胸可靠的方法,可显示肺萎陷的程度,肺部情况,有无胸膜粘连,胸腔积液及纵隔移位等。少量气胸时,往往局限于胸腔上部,常被骨骼掩盖,此时嘱患者深呼气,使萎陷的肺更为缩小,密度增高,与外带积气透光区形成更鲜明的对比,从而显示气胸带;大量气胸时,患侧肺被压缩,聚集在肺门区呈球形阴影,有些患者在 X 线胸片上可以见到肺尖部肺大疱;根据 X 线影像,大致可计算气胸后肺脏受压缩的程度,这对临床处理气胸有一定指导意义。

(二)胸部 CT 扫描

能清晰显示胸腔积气的范围和积气量,肺被压缩的程度,有些患者可以见到肺尖部肺大疱的存在,同时胸部 CT 还能显示胸腔积液的多少,尤其是对含极少量气体的气胸和主要位于前中胸膜腔的局限性气胸。

四、急救与治疗要点

(一)急救

1.闭合性气胸

肺萎缩 30% 以上需做胸腔穿刺抽气,应用抗生素预防感染。

2.开放性气胸

迅速用凡士林纱布加厚敷料,于呼气末封闭胸腔伤口。清创,闭式胸膜腔引流,抗休克,预防感染。

3.张力性气胸

在伤侧锁骨中线第 2 肋间穿刺排气。闭式胸膜腔引流,抗休克,预防感染,必要时手术治疗。

(二)治疗

吸氧是气胸治疗的基本措施,通常氧流量为 3 L/min。单纯抽气:在腋前线第 4、5 肋间进行抽气,直至不能抽出气体或发生突然咳嗽时停止。胸管闭式引流术:适用于经单纯抽气治疗失败的绝大部分患者,是目前治疗各种气胸常用的方法。手术治疗:剖胸或胸腔镜术。如剖胸术间进行胸膜机械性摩擦或胸膜剥离,可降低术后的气胸复发率。手术适应证:持续漏气;复发性气胸;两侧自发性气胸;首次发生气胸。

五、护理

(一)一般护理

给予高蛋白,适量进粗纤维饮食;半卧位,给予吸氧,氧流量一般在 3 L/min 以上;卧床休息。

(二)病情观察

观察患者胸痛、咳嗽、呼吸困难的程度,及时与医师联系采取相应措施。根据病情准备胸腔穿刺术、胸腔闭式引流术的物品及药物,并及时配合医师进行有关处理。观察患者呼吸、脉搏、血压及面色变化。胸腔闭式引流术后应观察创口有无出血、漏气、皮下气肿及胸痛情况。

(三)并发症

1.液气胸(血气胸、脓气胸)

宜尽早抽吸完积液或做低位闭式引流,肺复张后出血多能停止。如继续出血不止,除应适当输血外,需给予抗感染治疗。

2.皮下气肿

一般在胸腔内减压后可自行吸收。如皮下气肿过重,可将积气用手推挤至一处,用注射器经皮穿刺抽出。

3.纵隔气肿

产生压迫症状时,除胸腔排气外,必要时采用胸骨上窝穿刺或切口排气。

(四)胸腔闭式引流护理

1.常规护理

(1)术后患者如血压平稳,应取半卧位,以利体位引流和呼吸。给予吸氧,氧流量一般在3 L/min以上。

(2)水封瓶内的液面应低于胸腔60 cm,以利引流。

(3)胸腔引流管接于引流瓶的水封管。连接时要用两把止血钳交叉夹紧胸腔引流管,消毒引流管连接接口,固定接口处,松钳。

(4)妥善固定胸腔引流管的位置,将引流管留出足够患者翻身活动的长度,不宜过长以免扭曲。

(5)在搬动患者时需用止血钳两把将引流管夹紧,以免搬动过程中发生管道脱节、漏气或倒吸等意外情况。

(6)保持引流管通畅,引流管不扭曲、受压、各接口衔接良好。观察水封瓶内水柱波动情况,如水封管内液面高于瓶内液面且随呼吸运动而波动,或水封管内有气泡溢出,表示引流良好。如水封管内液面不动,可自上而下交替挤压引流管,防止血块阻塞。如无效即通知医师。

(7)观察并记录胸腔引流液的量和色。如每小时引流液在100 mL以上,呈血性,持续3小时,提示有活动性出血的可能,应与医师联系。

(8)引流期间应观察患者有无呼吸困难及发绀等情况。鼓励患者咳嗽及深呼吸,以利肺的扩张。

(9)严格执行无菌操作,引流瓶24小时更换。

(10)做好拔管时配合工作,拔管后24小时内应注意患者呼吸情况及局部有无渗血、渗液或漏气,必要时通知医师。

2.负压吸引的护理

(1)负压引流装置应低于穿刺点60 cm,放在易于观察且不易踢倒的地方。

(2)调节好负压,初设置为−1 kPa,然后根据病情变化进行缓慢微调,一般不超过−2 kPa。告知患者及家属不可自行调节负压,医护人员调节负压应遵医嘱并有记录。

(3)注意观察引流情况,负压吸引瓶中是否有气泡溢出,负压吸引最初阶段,气泡溢出较多,之后会逐渐减少。如气泡突然停止溢出,应查找原因及时配合医师处理。

(4)注意询问患者的感受及观察病情变化,负压吸引最初阶段,若患者气促等症状改善,发绀减轻,呼吸音恢复,提示负压吸引有效。肺复张过程中过大的负压吸引,会促使肺微血管内液体外渗,造成复张性肺水肿。若患者出现呼吸困难缓解后再次出现胸闷,并伴有顽固性咳嗽,肺部湿罗音,提示可能发生了复张性肺水肿,应暂停负压吸引,立即通知医师积极配合处理。

(5)更换负压吸引时应先关闭负压调节开关,另加用两把止血钳反方向夹紧导管,再断开负压吸引,避免空气进入胸腔。同时要严格无菌操作,预防逆行性胸腔感染。

(6)负压吸引过程中,不要随意中断负压,至无气泡溢出且患者症状改善时,多表示肺组织已复张,可遵医嘱停止负压吸引,观察24小时症状未加重,复查X线或B超,证实肺已复张,方可拔除引流管。

3.固定法

(1)胸管的固定:要求双固定,一是用胶布在伤口敷料处的固定;二是在距离伤口 2 cm 左右用纱带固定在对侧的胸廓上。

(2)带针胸管的固定:要求双固定,一是用胶布在伤口敷料处的固定;二是在带针胸管的蓝色接口处一上一下系上纱带,根据蓝色接口的长度固定在对侧的胸腹部上。

(3)微管的固定:一是用 7 cm×8 cm 的 3 M 透明敷贴 2 张,一张贴于伤口处,一张贴于微管的蝶翼处;二是用纱带固定在对侧的腹部上。

(4)嘱患者离床活动时,防止引流管移位脱出,勿使引流瓶和连接管高于胸壁引流口水平,以防引流液逆流进入胸腔。

(五)健康指导

(1)饮食护理,多进高蛋白饮食,不挑食,不偏食,适当进食粗纤维素食物。

(2)气胸痊愈后,1 个月内避免剧烈运动,避免抬、举重物,避免屏气。

(3)保持大便通畅,2 天以上未解大便应采取有效措施。

(4)预防上呼吸道感染,避免剧烈咳嗽。

(孙　潇)

第十一节　肺　　癌

一、概述

肺癌大多数起源于支气管黏膜上皮,因此也称支气管肺癌,是肺部最常见的恶性肿瘤。肺癌的发生与环境的污染及吸烟密切相关,肺部慢性疾病、人体免疫功能低下、遗传因素等对肺癌的发生也有一定影响。根据肺癌的生物学行为及治疗特点,将肺癌分为小细胞肺癌、鳞癌、腺癌、大细胞癌。根据肿瘤的位置分为中心型肺癌及周边型肺癌。肺癌转移途径有直接蔓延、淋巴结转移、血行转移及种植性转移。

二、诊断

(一)症状

肺癌的临床症状根据病变的部位、肿瘤侵犯的范围、是否有转移及肺癌副癌综合征全身表现不同而异,最常见的症状是咳嗽、咯血、气短、胸痛和消瘦,其中以咳嗽和咯血最常见,咳嗽的特征往往为刺激性咳嗽、无痰;咯血以痰中夹血丝或混有粉红色的血性痰液为特征,少数患者咯血可出现整口的鲜血,肺癌在胸腔内扩散侵犯周围结构可引起声音嘶哑、Hornet 综合征、吞咽困难和肩部疼痛。当肺癌侵犯胸膜和心包时可能表现为胸腔积液和心包积液,肿瘤阻塞支气管可引起阻塞性肺炎而发热,上腔静脉综合征往往是肿瘤或转移的淋巴结压迫上腔静脉所致。小细胞肺癌常见的副癌综合征主要表现恶病质、高血钙和肺性骨关节病或非恶病质患者清/球蛋白倒置、高血糖和肌肉分解代谢增加等。

（二）体征

1.一般情况

以消瘦和低热为常见。

2.专科检查

如前所述,肺癌的体征根据其病变的部位、肿瘤侵犯的范围、是否有转移及副癌综合征全身表现不同而异。肿瘤阻塞支气管可致一侧或叶肺不张而使该侧肺呼吸音消失或减弱,肿瘤阻塞支气管可继发肺炎出现发热和肺部啰音,肿瘤侵犯胸膜或心包造成胸腔或心包积液出现相应的体征,肿瘤淋巴转移可出现锁骨上、腋下淋巴结增大。

（三）检查

1.实验室检查

痰涂片检查找癌细胞是肺癌诊断最简单、最经济、最安全的检查,由于肺癌细胞的检出阳性率较低,因此往往需要反复多次的检查,并且标本最好是清晨首次痰液立即检查。肺癌的其他实验室检查往往是非特异性的。

2.特殊检查

（1）X线摄片:可见肺内球形灶,有分叶征、边缘毛刺状、密度不均匀,部分患者见胸膜凹陷征（兔耳征）,厚壁偏心空洞、肺内感染、肺不张等。

（2）CT检查:已成为常规诊断手段,特别是对位于肺尖部、心后区、脊柱旁、纵隔后等隐蔽部位的肿瘤的发现有益。

（3）MRI检查:在于分辨纵隔及肺门血管,显示隐蔽部的淋巴结,但不作为首选。

（4）痰细胞学:痰细胞学检查阳性率可达80%,一般早晨血性痰涂片阳性率高,至少需连查3次以上。

（5）支气管镜检查:可直接观察气管、主支气管、各叶、段管壁及开口处病变,可活检或刷检取分泌物进行病理学诊断,对手术范围及术式的确定有帮助。

（6）其他:①经皮肺穿刺活检,适用于周围型肺内占位性病变的诊断,可引起血胸、气胸等并发症;②对于有胸腔积液者,可经胸穿刺抽液离心检查,寻找癌细胞;③PET对于肺癌鉴别诊断及有无远处转移的判断准确率可达90%,但目前价格昂贵。

其他诊断方法如放射性核素扫描、淋巴结活检、胸腔镜下活检术等,可根据病情及条件酌情采用。

（四）诊断要点

（1）有咳嗽、咯血、低热和消瘦的病史和长期吸烟史;晚期患者可出现声音嘶哑、胸腔积液及锁骨淋巴结肿大。

（2）影像学检查有肺部肿块并具有恶性肿瘤的影像学特征。

（3）病理学检查发现癌细胞。

（五）鉴别诊断

1.肺结核

（1）肺结核球:易与周围型肺癌混淆。肺结核球多见于青年,一般病程较长,发展缓慢。病变常位于上叶尖后段或下叶背段。在X线片上肿块影密度不均匀,可见到稀疏透光区和钙化点,肺内常另有散在性结核病灶。

（2）粟粒型肺结核:易与弥漫型细支气管肺泡癌混淆。粟粒型肺结核常见于青年,全身毒性症状明显,抗结核药物治疗可改善症状,病灶逐渐吸收。

(3)肺门淋巴结结核:在 X 线片上肺门肿块影可能误诊为中心型肺癌。肺门淋巴结结核多见于青少年,常有结核感染症状,很少有咯血。

2.肺部炎症

(1)支气管肺炎:早期肺癌产生的阻塞性肺炎,易被误诊为支气管肺炎。支气管肺炎发病较急,感染症状比较明显。X 线片上表现为边界模糊的片状或斑点状阴影,密度不均匀,且不局限于一个肺段或肺叶。经抗菌药物治疗后,症状迅速消失。肺部病变吸收也较快。

(2)肺脓肿:肺癌中央部分坏死液化形成癌性空洞时,X 线片上表现易与肺脓肿混淆。肺脓肿在急性期有明显感染症状,痰量多,呈脓性,X 线片上空洞壁较薄,内壁光滑,常有液平面,脓肿周围的肺组织或胸膜常有炎性变。支气管造影空洞多可充盈,并常伴有支气管扩张。

3.肺部其他肿瘤

(1)肺部良性肿瘤:如错构瘤、纤维瘤、软骨瘤等有时需与周围型肺癌鉴别。一般良性肿瘤病程较长,生长缓慢,临床上大多没有症状。X 线片上呈现接近圆形的块影,密度均匀,可以有钙化点,轮廓整齐,多无分叶状。

(2)支气管腺瘤:是一种低度恶性肿瘤。发病年龄比肺癌轻,女性发病率较高。临床表现与肺癌相似,常反复咯血。X 线片表现有时也与肺癌相似。经支气管镜检查,诊断未能明确者宜尽早做剖胸探查术。

4.纵隔淋巴肉瘤

纵隔淋巴肉瘤可与中心型肺癌混淆。纵隔淋巴肉瘤生长迅速,临床上常有发热和其他部位浅表淋巴结肿大。在 X 线片上表现为两侧气管旁和肺门淋巴结肿大。对放射疗法高度敏感,小剂量照射后即可见到肿块影缩小。纵隔镜检查也有助于明确诊断。

三、治疗

治疗肺癌的方法主要有外科手术治疗、放射治疗(简称放疗)、化学药物治疗、中医中药治疗及免疫治疗等。尽管 80% 的肺癌患者在明确诊断时已失去手术机会,但手术治疗仍然是肺癌最重要和最有效的治疗手段。然而,目前所有的各种治疗肺癌的方法效果均不能令人满意,必须适当地联合应用,进行综合治疗以提高肺癌的治疗效果。具体的治疗方案应根据肺癌的分级和 TNM 分期、病理细胞学类型、患者的心肺功能和全身情况,以及其他有关因素等,进行认真详细地综合分析后再做决定。

(一)手术治疗

手术治疗的目的是彻底切除肺部原发癌肿病灶和局部及纵隔淋巴结,并尽可能保留健康的肺组织。

肺切除术的范围决定于病变的部位和大小。对周围型肺癌,一般施行肺叶切除术;对中心型肺癌,一般施行肺叶或一侧全肺切除术。有的病例,癌变位于一个肺叶内,但已侵及局部主支气管或中间支气管,为了保留正常的邻近肺叶,避免行一侧全肺切除术,可以切除病变的肺叶及一段受累的支气管,再吻合支气管上下切端,临床上称为支气管袖状肺叶切除术。如果相伴的肺动脉局部受侵,也可同时做部分切除,端端吻合,此手术称为支气管袖状肺动脉袖状肺叶切除术。

手术治疗效果:非小细胞肺癌、T_1 或 $T_2N_0M_0$ 病例经手术治疗后,约有半数的患者能获得长期生存,有的报道其 5 年生存率可达 70% 以上。Ⅱ期及Ⅲ期病例生存率则较低。据统计,我国目前肺癌手术的切除率为 85%～97%，术后 30 天病死率在 2% 以下，总的 5 年生存率为 30%～40%。

手术禁忌证：①远处转移，如脑、骨、肝等器官转移（即 M_1 患者）；②心、肺、肝、肾功能不全，全身情况差的患者；③广泛肺门、纵隔淋巴结转移，无法清除者；④严重侵犯周围器官及组织，估计切除困难者；⑤胸外淋巴结转移，如锁骨上（N_3）等，肺切除术应慎重考虑。

（二）放疗

放疗是局部消灭肺癌病灶的一种手段。临床上使用的主要放疗设备有 ^{60}Co 治疗机和加速器等。

在各种类型的肺癌中，小细胞癌对放射疗法敏感性较高，鳞癌次之，腺癌和细支气管肺泡癌最低。通常是将放射疗法、手术与药物疗法综合应用，以提高治愈率。临床上常采用的是手术后放射疗法。对癌肿或肺门转移病灶未能彻底切除的患者，于手术中在残留癌灶区放置小的金属环或金属夹做标记，便于术后放疗时准确定位。一般在术后 1 个月左右患者健康状况改善后开始放射疗法，剂量为 40～60 Gy，疗程约 6 周。为了提高肺癌病灶的切除率，有的病例可手术前进行放疗。

晚期肺癌病例，并有阻塞性肺炎、肺不张、上腔静脉阻塞综合征或骨转移引起剧烈疼痛者，以及癌肿复发的患者，也可进行姑息性放射疗法，以减轻症状。

放射疗法可引起倦乏、胃纳减退、低热、骨髓造血功能抑制、放射性肺炎、肺纤维化和癌肿坏死液化空洞形成等放射反应和并发症，应给予相应处理。

下列情况一般不宜施行放疗：①健康状况不佳，呈现恶病质者；②高度肺气肿放疗后将引起呼吸功能代偿不全者；③全身或胸膜、肺广泛转移者；④癌变范围广泛，放疗后将引起广泛肺纤维化和呼吸功能代偿不全者；⑤癌性空洞或巨大肿瘤，后者放疗将促进空洞形成。

对于肺癌脑转移患者，若颅内病灶较局限，可采用 γ 刀放疗，有一定的缓解率。

（三）化疗

有些分化程度低的肺癌，特别是小细胞癌，疗效较好。化学疗法作用遍及全身，临床上可以单独应用于晚期肺癌病例，以缓解症状，或与手术、放射等疗法综合应用，以防止癌肿转移复发，提高治愈率。

常用于治疗肺癌的化学药物有：环磷酰胺、氟尿嘧啶、丝裂霉素、多柔比星、表柔比星、丙卡巴肼（甲基苄肼）、长春碱、甲氨蝶呤、洛莫司汀（环己亚硝脲）、顺铂、卡铂、紫杉醇等。应根据肺癌的类型和患者的全身情况合理选用药物，并根据单纯化疗还是辅助化疗选择给药方法、决定疗程的长短，以及哪几种药物联合应用、间歇给药等，以提高化疗的疗效。

需要注意的是，目前化学药物对肺癌疗效仍然较低，症状缓解期较短，不良反应较多。临床应用时，要掌握药物的性能和剂量，并密切观察不良反应。出现骨髓造血功能抑制、严重胃肠道反应等情况时要及时调整药物剂量或暂缓给药。

（四）中医中药治疗

按患者临床症状、脉象、舌苔等表现，应用辨证论治法则治疗肺癌，一部分患者的症状得到改善，生存期延长。

（五）免疫治疗

近年来，通过实验研究和临床观察，发现人体的免疫功能状态与癌肿的生长发展有一定关系，从而促使免疫治疗的应用。免疫治疗的具体措施有以下几种。

1.特异性免疫疗法

用经过处理的自体肿瘤细胞或加用佐剂后,皮下接种进行治疗。此外尚可应用各种白介素、肿瘤坏死因子、肿瘤核糖核酸等生物制品。

2.非特异性免疫疗法

用卡介苗、短小棒状杆菌、转移因子、干扰素、胸腺肽等生物制品,或左旋咪唑等药物以激发和增强人体免疫功能。

当前肺癌的治疗效果仍不能令人满意。由于治疗对象多属晚期,其远期生存率低,预后较差。因此,必须研究和开展以下几方面的工作,以提高肺癌治疗的总体效果:①积极宣传,普及肺癌知识,提高肺癌诊断的警惕性,研究和探索早期诊断方法,提高早期发现率和诊断率;②进一步研究和开发新的有效药物,改进综合治疗方法;③改进手术技术,进一步提高根治性切除的程度和同时最大范围地保存正常肺组织的技术;④研究和开发分子生物学技术,探索肺癌的基因治疗技术,使之能有效地为临床服务。

四、护理措施

(一)做好心理支持,克服恐惧绝望心理

当患者得知自己患肺癌时,会面临巨大的身心应激,而心理应对结果会对疾病产生明显的积极或消极影响,护士通过多种途径给患者及家属提供心理与社会支持。根据患者的性别、年龄、职业、文化程度、性格等,多与其交谈,耐心倾听患者诉说,尽量解答患者提出的问题和提供有益的信息,帮助患者正确估计所面临的情况,让其了解肺癌的有关知识及将接受的治疗、患者和家属应如何配合、在治疗过程中的注意事项,请治愈患者现身说法,增强对治疗的信心,积极应对癌症的挑战,与疾病作斗争。

(二)保持呼吸道通畅,做好咳嗽、咳痰的护理

分析患者病情,判断引起呼吸困难的原因,根据不同病因,采取不同的护理措施。

(1)如肿瘤转移至胸膜,可产生大量胸腔积液,导致气体交换面积减少,引起呼吸困难,要配合医师及时行胸腔穿刺置管引流术。

(2)若患者肺部感染痰液过多、纤毛功能受损、机体活动减少,或放疗、化疗导致肺纤维化,痰液黏稠,无力咳出而出现呼吸困难,应密切观察咳嗽、咳痰情况,详细记录痰液的色、量、质,正确收集痰标本,及时送检,为诊断和治疗提供可靠的依据,并采取以下护理措施。①提供整洁、舒适的环境,减少不良刺激,病室内维持适宜的温度(18~20 ℃)和相对湿度(50%~60%),以充分发挥呼吸道的自然防御功能;避免尘埃与烟雾等刺激,对吸烟的患者与其共同制定有效的戒烟计划;注意患者的饮食习惯,保持口腔清洁,避免油腻、辛辣等刺激性食物,一般每天饮水 1 500 mL以上,可保证呼吸道黏膜的湿润和病变黏膜的修复,利于痰液稀释和排除。②促进有效排痰。指导患者掌握有效咳嗽的正确方法:患者坐位,双脚着地,身体稍前倾,双手环抱一个枕头。进行数次深而缓慢的腹式呼吸,深吸气末屏气,然后缩唇,缓慢地通过口腔尽可能呼气(降低肋弓、使腹部往下沉)。在深吸一口气后屏气 3~5 秒,身体前倾,从胸腔进行 2~3 次短促有力的咳嗽,张口咳出痰液,咳嗽时收缩腹肌,或用自己的手按压上腹部,帮助咳嗽,有效咳出痰液。湿化和雾化疗法:湿化疗法可达到湿化气道、稀释痰液的目的。适用于痰液黏稠和排痰困难者。常用湿化液有蒸馏水、生理盐水、低渗盐水。临床上常在湿化的同时加入药物以雾化方式吸入。可在雾化液中加入痰溶解剂、抗生素、平喘药等,达到祛痰、消炎、止咳、平喘的作用。胸部叩击与胸壁震荡:适

用于肺癌晚期长期卧床、体弱、排痰无力者,禁用于肺癌伴肋骨转移、咯血、低血压、肺水肿等患者。操作前让患者了解操作的意义、过程、注意事项,以配合治疗,肺部听诊,明确病变部位。叩击时避开乳房、心脏和骨突出部位及拉链、纽扣部位。患者侧卧,叩击者两手手指并拢,使掌侧呈杯状,以手腕力量,从肺底自下而上、由外向内、迅速而有节律地叩击胸壁,震动气道,每一肺叶叩击1~3分钟,120~180次/分,叩击时发出一种空而深的拍击音则表明手法正确。胸壁震荡法时,操作者双手掌重叠置于欲引流的胸壁部位,吸气时手掌随胸廓扩张慢慢抬起,不施加压力,从吸气最高点开始,在整个呼气期手掌紧贴胸壁,施加一定的压力并做轻柔的上下抖动,即快速收缩和松弛手臂和肩膀,震荡胸壁5~7次,每一部位重复6~7个呼吸周期,震荡法在呼气期进行,且紧跟叩击后进行。叩击力量以患者不感到疼痛为宜,每次操作时间5~15分钟,应在餐后2小时至餐前30分钟完成,避免治疗中呕吐。操作后做好口腔护理,除去痰液气味,观察痰液情况,复查肺部呼吸音及啰音变化。③机械吸痰:适用于意识不清、痰液黏稠无力咳出、排痰困难者。可经患者的口、鼻腔、气管插管或气管切开处进行负压吸痰,也可配合医师用纤维支气管镜吸出痰液。

(三)对于咯血或痰中带血的患者

应予以耐心解释,消除其紧张情绪,嘱患者轻轻将气管内存留的积血咯出,以保持呼吸道通畅,咯血时不能屏气,以免诱发喉头痉挛,血液引流不畅导致窒息。小量咯血者宜进少量凉或温的流质饮食,多饮水,多食富含纤维素食物,以保持大便通畅,避免排便时腹压增加而咯血加重;密切观察咯血的量、色,大咯血时,护理方法见应急措施。大量咯血不止者,可采用丝线固定双腔球囊漂浮导管经纤支镜气道内置入治疗大咯血的方法(详见应急措施);同时做好应用垂体后叶素的护理,静脉滴注速度勿过快,以免引起恶心、便意、心悸、面色苍白等不良反应,监测血压、血氧饱和度;冠心病患者、高血压病患者及孕妇忌用;配血备用,可酌情适量输血。

(四)疼痛的护理

(1)采取各种护理措施减轻疼痛。提供安静的环境,调整舒适的体位,小心搬动患者,避免拖、拉、拽动作,滚动式平缓地给患者变换体位,必要时支撑患者各肢体,指导、协助胸痛患者用手或枕头护住胸部,以减轻深呼吸、咳嗽或变换体位所引起的胸痛;对于胸腔积液引起的疼痛,可嘱患者患侧卧位,必要时用宽胶布固定胸壁,以减少胸部活动幅度,减轻疼痛;采用按摩、针灸、经皮肤电刺激止痛穴位或局部冷敷等,以降低疼痛的敏感性。

(2)药物止痛,按医嘱用药,根据患者疼痛再发时间,提前按时用药。在应用镇痛药期间,注意预防药物的不良反应,如便秘、恶心、呕吐、镇静和精神紊乱等,嘱患者多进食富含纤维素的蔬菜和水果,缓解和预防便秘。

(3)患者自控镇痛,可自行间歇性给药,做到个体化给药,增加了患者自我照顾和对疼痛的自主控制能力。

(五)饮食支持护理

根据患者的饮食习惯,给予高蛋白、高热量、高维生素、易消化饮食,调配好食物的色、香、味,以刺激食欲,创造清洁舒适、愉快的进餐环境,促进食欲。病情危重者应采取喂食、鼻饲或静脉输入脂肪乳、复方氨基酸和含电解质的液体。对于有大量胸腔积液的患者,应酌情输血、血浆或清蛋白,以减少胸腔积液的产生,补充癌肿或大量抽取胸腔积液等因素所引起的蛋白丢失,增强机体抗病能力。有吞咽困难者应给予流质饮食,进食宜慢,取半卧位以免发生吸入性肺炎或呛咳,甚至窒息。

(六)做好口腔护理

向患者讲解放疗、化疗后口腔唾液腺分泌减少,pH 下降,易发生口腔真菌感染和牙周病,使其理解保持口腔卫生的重要性,以便主动配合。患者睡前及三餐后进行口腔护理;戒烟酒,以防刺激黏膜;忌食辛辣及可能引起黏膜创伤的食物,如带刺或碎骨头的食物,用软牙刷刷牙,勿用牙签剔牙,并延期牙科治疗,防止黏膜受损;进食后,用盐水或复方硼砂溶液漱口,控制真菌感染;口唇涂润滑剂,保持黏膜湿润,黏膜口腔溃疡,按医嘱应用表面麻醉剂止痛。

(七)化疗药物毒性反应的护理

1.骨髓抑制反应的护理

化疗后机体免疫力下降,发生感染、出血。护士接触患者之前要认真洗手,严格执行无菌操作,避免留置尿管或肛门指检,预防感染;告知患者不可到公共场所或接触感冒患者;在做全身卫生处置时,要特别注意易感染部位,如鼻腔、口腔、肛门、会阴等,各部位使用毛巾要分开,以免交叉感染;监测体温,观察皮肤温度、色泽、气味,早期发现感染征象;当白细胞总数降至 $1×10^9/L$ 时,做好保护性隔离。对血小板计数小于 $50×10^9/L$ 时,密切观察有无出血倾向,采取预防出血的措施,避免患者外出活动,防止身体受挤压或外伤,保持口腔、鼻腔清洁湿润,勿用手抠鼻痂、牙签剔牙,尽量减少穿刺次数,穿刺后应实施局部较长时间按压,必要时,遵医嘱输血小板控制出血。

2.恶心呕吐的护理

化疗期间如患者出现恶心呕吐,按医嘱给予止吐药,嘱患者深呼吸,勿大动作转动身体,给予高营养清淡易消化的饮食,少食多餐,不催促患者进食,忌食辛辣等刺激性食物,戒烟酒,不要摄入加香料、肉汁和油腻的食物,建议平时咀嚼口香糖或含糖果,加强口腔护理去除口腔异味。对已有呕吐患者灵活掌握进食时间,可在其间歇期进食,多饮清水,多食薄荷类食物及冷食等。

3.静脉血管的保护

在给化疗药时,要选择合适的静脉,给化疗药前,先观察是否有回血,强刺激性药物护士应在床旁监护,或采用静脉留置针及中小静脉插管;观察药物外渗的早期征象,如穿刺部位疼痛、烧灼感、输液速度减慢、无回血、药液外渗,应立即停止输注,应用地塞米松加利多卡因局部封闭,24 小时内给予冷敷,50%硫酸镁湿敷,24 小时后可给予热敷。

4.应用化疗药后

常出现脱发,影响患者形象,增加其心理压力。护士要告诉患者脱发是暂时的,停药后头发会再生,鼓励其诉说自己的感受,帮助其调整外观的变化,让患者戴假发或帽子、头巾遮挡,改善自我形象,夜间睡眠可佩戴发帽,减轻头发掉在床上而至的心理不适;指导患者头发的护理,如动作轻柔减少头发梳、刷、洗、烫等,可用中性洗发护发素。

五、健康教育

(1)宣传吸烟对健康的危害,提倡不吸烟或戒烟,并注意避免被动吸烟。

(2)对肺癌高危人群要定期进行体检,早期发现肿瘤,早期治疗。

(3)改善工作和生活环境,防止空气污染。

（4）给予患者和家属心理上的支持，使之正确认识肺癌，增强治疗信心，维持生命质量。

（5）督促患者坚持化疗或放疗，告诉患者出现呼吸困难、咯血或疼痛加重时应立即到医院就诊。

（6）指导患者加强营养支持，合理安排休息，适当活动，保持良好精神状态，避免呼吸道感染以调整机体免疫力，增强抗病能力。

（7）对晚期癌肿转移患者，要指导家属对患者临终前的护理，告知患者及家属对症处理的措施，使患者平静地走完人生最后一程。

（孙　潇）

第七章

内分泌科护理

第一节　甲状腺功能亢进症

护理工作是临床工作的重要组成部分,治疗计划必须依靠周密的护理来落实。甲状腺功能亢进症是一组常见的内分泌疾病,临床主要表现高代谢综合征,神经、心血管系统等功能异常,甲状腺肿大等特征,对患者的全身影响较大。对这些患者,护理人员要根据病情变化给予适当护理,创造各种有利的康复条件;尤其是手术前后的观察与护理是否仔细、合理、周到、及时,直接关系到手术的成败和患者的生命。因此,每一位护理工作者都必须具有高度的责任感,十分重视并切实做好护理工作,促使患者早日康复。

一、内科治疗的护理

(一)心理护理

甲亢患者往往有神经过敏、焦虑、多疑、易怒等表现,因此,医护人员应关心、体贴与谅解患者,态度和蔼,语言温和,给予精神安慰,耐心解释病情,说明病情与精神因素的关系,避免各种不良刺激,使患者解除思想顾虑,保持情绪稳定,树立战胜疾病的信心,并协助医师指导患者密切配合治疗方案的实施和护理工作正常开展。

(二)充分休息

病情重、心功能不全或合并严重感染的患者,要严格卧床休息,保持环境安静、清洁、空气流通,室温以 20 ℃左右为最佳,无强光,避免不良环境刺激;有条件时,安排患者住安静的单间或小房间。病情轻的患者可下床活动,以不感到疲劳为度;对精神过度紧张或失眠严重者可口服安眠药。

(三)饮食护理

由于患者代谢率高,能量消耗较大,易饿且食欲亢进,故应供应足够的热量、丰富的维生素和蛋白质,餐次可以根据患者病情需要适当调整并多给饮料。对血容量不足者,每天补充水分3 000 mL以上,以弥补因出汗多而丢失的水分。但应禁饮浓茶或咖啡之类刺激性饮料,以免患者过于兴奋。患者腹泻时应给含纤维素少且容易消化的软食。

(四)加强生活护理

甲亢患者多汗、易受凉感冒,需要给患者温水洗澡或擦身,勤更换内衣及床单、被套,保持衣服、床铺清洁干燥,使患者舒适。保持皮肤卫生,促进皮肤代谢。

(五)病情观察

患者入院时应测体重(甲亢患者的主要特征是食欲亢进而渐消瘦),以后每周应测量体重一次,以观察其变化,每天测脉率、体温四次,以提供治疗是否有效及病情有无好转的参考依据。

(六)抗甲状腺药物治疗的护理

护理人员应按时发药,并协助患者服下,同时告诉患者坚持服药的重要性,使患者主动配合。此类药物的主要不良反应是粒细胞减少(常有咽痛、发热、乏力、关节酸痛等表现)与药疹(表现为瘙痒、荨麻疹和非常少见的血清病),因此在服药期间应注意观察其不良反应。为加强监测,应将上述症状告诉患者,一旦出现,马上与医师联系及时处理,并进行保护性隔离,房间内要定时进行紫外线照射,严格执行隔离制度,避免交叉感染。

此外,还需观察患者服药后有无怕冷、乏力、水肿、嗜睡、体重增加过快等甲状腺功能减退等的表现,如有上述症状及时报告医师,以提供减少药量的依据。

(七)特殊检查的护理

1.摄取^{131}I率测定

嘱患者禁服含碘的药物或食物1个月以上,如含碘中药、海产品、碘剂、溴剂,甲状腺制剂和硫脲类药物也要停服1个月以上;如用含碘造影剂至少要间隔3个月以后才能进行此项检查,否则影响测定结果。妊娠、哺乳期不宜做此检查。检查日清晨空腹。

2.T_3抑制试验

除了摄取碘率的要求外,对老年人或冠心病者,不宜做此试验。在进行此项试验期间,口服甲状腺制剂,要密切观察药物反应,如有心率明显增快或明显高代谢状态等不良反应时,及时报告医师停止试验,以防意外。

3.TRH兴奋试验

进行此项试验时,抽取TRH试剂,剂量要准确,推注过程中要严密观察恶心、呕吐、心悸、心率增快等不良反应。一旦发生,及时与医师联系进行处理。

(八)症状护理

1.甲状腺危象

发现甲状腺危象时,应速告医师积极配合抢救。

(1)安排患者住单人房间,保持安静,温度、湿度凉爽适宜,夏天可用冰块、电扇或空调使室温下降,保证通风良好,注意房间卫生,使患者有一个舒适的环境,避免各种因素刺激及精神紧张。

(2)嘱患者绝对卧床,做好心理和生活护理,鼓励患者多饮水,进高热量、高蛋白、高维生素饮食。

(3)保证静脉输液通道畅通,抢救药品及时,输入适量液体及维生素,如静脉点滴复方碘溶液,应使用黑纸将输液瓶、输液管全部包上,避免光照,同时注意变态反应,根据病情及时调整滴速,注意不要使液体渗出血管外,以免造成组织损伤,因碘溶液对血管刺激性大,温度过高或滴速过快都会引起静脉炎,故需密切观察预防静脉炎的发生。年纪大有心脏病的患者应注意输液速度不要太快,避免加重心脏负担,必要时给予吸氧以减轻组织缺氧。

(4)治疗、护理时间尽量安排集中,控制探视人员,以保证患者安静休息。

(5)患者如有发热,则按高热护理常规用退热药物、冬眠药物、物理降温等综合方法,尽量保持患者体温在37℃左右。腹泻严重者应注意肛周护理,便后清洁肛门,预防肛周感染。

（6）对有精神症状或昏迷患者，除按昏迷患者常规护理外，要注意患者的安全，必要时加床档，防止坠床。术后患者引流管保持通畅，要固定可靠，不可因翻身等活动而滑落。

（7）准确记录出入量及护理记录，密切观察神志及生命体征，并及时与医师联系，配合抢救。

2.浸润性突眼

患者由于高度突眼，不能闭合，结膜和角膜经常暴露，夜眠时易受外界刺激，引起充血、水肿，继而感染，故应加强对眼睛的保护。患者白天戴墨镜，以防灰尘刺激，应用抗生素眼膏，防止角膜干燥；睡前涂眼药膏，并用清洁纱布覆盖；睡眠时取垫高头部卧位，以减轻眼部肿胀；限制食盐及入水量，必要时可用适量利尿剂。应用糖皮质激素及其他免疫抑制剂的过程中，必须严密观察各种药物的不良反应，加定期检测末梢血常规、血压等变化，经常与医师联系，一旦出现不良反应，以便及时治疗。

3.心悸、心律失常

测脉搏时应注意心率和节律，发现异常及时告知医师。

（九）出院指导

（1）帮助患者了解发生甲亢或使甲亢加重的有关因素，避免精神刺激和过度疲劳，保持身心愉快和健康。

（2）树立战胜疾病的信心，坚持在医师指导下服药，不能随意停药。出院后定期门诊就医，需要遵照医师的嘱咐调整药物剂量，并定时检查血常规，防止白细胞减少等不良反应。

（3）注意进行高蛋白、高热量饮食，保证足够饮料，以防出汗过多丢失水分。不喝浓茶和咖啡等刺激性饮料，尽可能不吃含碘高的海产品食物。

二、^{131}I 治疗的护理

甲亢^{131}I 治疗的护理包括治疗前护理、治疗中护理、治疗后护理。

（一）治疗前护理

（1）治疗前 4 周应告知患者禁用影响甲状腺摄取^{131}I 功能的物质，以便较多的^{131}I 进入甲状腺组织，发挥其放射作用。这些食物、药物有：①含碘食物，如海带、紫菜、海鱼、海蟹、海米等。②含碘药物，如卢戈液、碘化钾、非油剂 X 线造影剂、外用碘酒、油剂 X 线造影剂等。③含溴等药物，如水合氯醛、健脑合剂、三溴片、溴丙胺太林、过氯酸钾等。④含碘中药，如海藻、昆布等。

（2）严重甲亢和甲亢性心脏病患者，应在服^{131}I 前先用抗甲状腺药物控制症状，然后停药 3～5 天，再给^{131}I 治疗。

（3）服药前应向患者解释^{131}I 治疗甲亢的原理及有关注意事项，以消除患者对放射性治疗的恐惧心理，积极配合治疗。^{131}I 治疗后释放的 β 射线射程仅数毫米（0.5～2 mm），半衰期短（半衰期为 8.04 天，在甲状腺内有效半衰期平均为 3.5～4.5 天）；同时甲状腺具有高度选择性摄取^{131}I 的能力，对周围组织一般无影响（一般年龄大敏感性较差，年龄小敏感性较高），因此治疗是十分安全的。必须要求患者密切配合，按时按量服用。

（4）甲状腺癌患者治疗时应住在有放射防护的病室。

（5）治疗前应作有关的检查，如甲状腺摄^{131}I 率、有效半衰期、甲状腺扫描、血常规、尿常规、胸透、心电图及基础代谢率测定等。

（6）口服药物前应事先了解患者有无药物过敏史，如有过敏史，应做好处理变态反应的准备。

(二)治疗中的护理

^{131}I治疗中的药物反应、不良反应的观察与处理是护理工作的重点。

1.全身反应

^{131}I治疗后,患者常见的是消化系统反应,在服药后当天或数天后出现,如厌食、恶心、呕吐等。此外,尚有周身乏力、头晕、皮肤瘙痒、皮疹等,少数患者诉有甲状腺部位疼痛。以上反应常与个体敏感性有关,经对症处理及休息后均能消失。

2.局部反应

主要是由于应用^{131}I后引起甲状腺水肿及放射性甲状腺炎所致。患者有甲状腺部位发痒、有压迫感、喉痛、颈部不适等,常持续数天或数周。症状明显者可给予对症处理,一般均会自愈,不需特殊处理。

3.白细胞减少

多数病例服^{131}I后白细胞变化不大,个别病例使用较大剂量后,可产生暂时性白细胞减少,但大多数均能恢复正常。

4.甲亢症状加剧

多发生于^{131}I治疗后的最初两周内。甲亢症状较治疗前明显,如心悸、出汗、头昏、手抖、腹泻及消瘦等。凡甲亢症状严重的患者,最好先以抗甲状腺药物进行预备治疗,控制症状后,再行^{131}I治疗,这样可减少^{131}I治疗后出现甲亢症状加重的现象。如果病情严重,事先未以抗甲状腺药物进行预备治疗,少数患者用^{131}I治疗后甚至可出现甲状腺危象,但多有诱因,如感染等,严重者可危及生命,故应提高警惕。为了防止甲状腺危象的发生,甲亢症状明显者,宜采用分次给药法。分次给药时,如第一个剂量服用后发生不良反应,则应暂停给第二个剂量,并需立即进行适当处理,观察一个阶段,待不良反应改善后,再给第二个剂量。

患者发生甲状腺危象后表现为:精神烦躁不安、心跳加快、心房纤颤、脉压增大、出汗、高热、水肿等。一旦发生甲状腺危象应立即通知医师并马上抢救,可注射或服用大量碘剂,服用足量的抗甲状腺药物,同时采用降温、人工冬眠、镇静、抗生素、激素、输液等。如伴有心率过快或心房纤颤应给予洋地黄、普萘洛尔等药物以控制心动过速和心律不齐。

(三)治疗后的护理

(1)服^{131}I后两小时方可进食,以免影响^{131}I的吸收。

(2)治疗后需禁用含碘食物及药物,以免影响^{131}I的吸收而影响治疗效果。

(3)患者服^{131}I后,应根据其病情休息一段时间,避免剧烈活动。

(4)治疗甲亢时,应收集服^{131}I后开始1～2天的小便,并用水稀释至允许剂量(^{131}I在露天水源中的限制浓度为22.2 MBq/L)后,再排入下水道内或在专门的厕所内处理。

治疗甲状腺癌时,因用量较大,在服治疗量的^{131}I后,患者应予隔离,在规定范围内活动。服药后一周内的小便应按上述方法处理。

(5)注意甲状腺功能减退的发生:^{131}I治疗后,少数患者(约12%)可发生甲状腺功能减退的并发症,多在2～6个月内发生,有的可在数年后发生。多数患者甲状腺功能减退症状较轻,一般经6～9个月即可自行缓解(这是由于暂时受射线抑制的甲状腺细胞有所恢复或残留的甲状腺组织代偿增生所致);但少数(2%～5%)可发生永久性甲状腺功能减退。

甲状腺功能减退发生的主要原因,一是由于^{131}I的用药剂量过大,破坏甲状腺组织过多,造成甲状腺功能不足;另一原因是个体敏感性问题,一般认为病程短、未经抗甲状腺药物治疗、甲状腺不大、手术后复发的甲亢患者对^{131}I较敏感,治疗剂量应偏低。

发生甲状腺功能减退后,应根据病情程度,采用甲状腺片做替代治疗,用量可为每次30~60 mg,每天2~3次;亦可采用L-三碘甲状腺原氨酸(L-T$_3$),每次20 mg,每天2~4次;此外,可根据中医辨证论治给予金匮肾气丸、右归丸等。中药治疗能帮助减轻患者症状。

(6)对生育及遗传的影响:国内外的几十年临床实践证明,甲亢患者,经^{131}I治疗后生育力不受影响,生育的子女都是健康的,先天性畸形、早产儿、死胎的发生率未见增加。

(7)如误服过量的^{131}I后,应立即进行处理。尽量减少^{131}I对人体的辐射剂量,避免远期效应的发生。

紧急处理要求:①立即阻断^{131}I进入甲状腺。②加速血液内的^{131}I自肾排出。③使已进入甲状腺的有机^{131}I化合物分泌至血液后,分解下的^{131}I不再被甲状腺重吸收。

处理方法:①口服过氯酸钾200~300 mg,每天3次;口服碘化钾40 mg,每天一次,以阻断^{131}I进入甲状腺。②口服氢氯噻嗪,开始两天每天2次,每次50 mg;亦可用其他利尿措施以加速^{131}I自尿液排出。③口服氯化钾每天3~4次,每次1 g,以补充钾盐。④口服甲巯咪唑,每天3次,每次20 mg,以阻断^{131}I在甲状腺内有机化。如服^{131}I量较大,应收集尿液进行放射性测定,以观察排出量占误服量的百分数。

总之,误服^{131}I后应争分夺秒,及时处理。处理时间越早,尿内放射性排出量就越多。若时间延误,由于^{131}I被甲状腺摄取后,结合成有机^{131}I,其排出率会随之减少。误服后应在数小时内抓紧处理,如发现较迟或因故不能及时处理时(此时体内^{131}I已大部分为甲状腺摄取),应设法促使甲状腺内有机化的^{131}I排出,方能减低辐射剂量。

三、手术前后的护理

(一)术前护理

1.一般准备

术前除做全面体检、必要化验(如血、尿、粪三大常规、出凝血时间、血型)及常规胸部透视外,常需作钡餐检查以显示气管移位和受压情况,喉镜检查以确定声带功能,心电图检查以了解有无心功能异常。必要时,还应对肺、肾、肝等功能进行检查。

2.测定基础代谢率(BMR)

BMR系指机体在清醒安静状态,无精神紧张、进食、活动及外界温度影响下的能量消耗率。甲亢患者手术前必须作BMR的测定,以便了解患者甲状腺的功能状态。可根据脉压和脉率计算,或用基础代谢测定器测定。后者较可靠,前者简便易行。常用公式:

$$BMR(\%)=脉率+脉压-111$$
$$BMR(\%)=0.75\times(脉率+脉压\times0.74)-72$$

应用上面常用公式计算BMR在半数以上的患者有误差,误差率可达10%;也不适用于心律失常。

BMR正常值为±10%。轻度甲亢为+20%~+30%;中度为+30%~+60%;重度则在+60%以上。BMR增高程度与病情严重程度相平行。测定BMR能使外科医师及时了解患者的甲状腺功能情况,以便确定手术时间。一般要求BMR在+20%以下方能手术。

测定BMR时要求患者每天早晨醒后静卧,由当班护士测定患者的血压、脉搏,力求精确,最好连续测定3次,取其平均值。然后按以上公式计算,如此连续测定3天。如用仪器测定时,检查的前1天晚上嘱患者安静休息,必要时服安眠药。检查日早晨,用推车将患者送至基础代谢测定室。在此过程中应尽量让患者少活动。

3.药物准备

甲亢患者伴高代谢情况下进行手术,危险性很大,有可能在术中会发生难以控制的出血和重要组织的损伤,甚至发生甲状腺危象,造成术后死亡,故周密的术前准备,完全控制甲亢症状是保证手术顺利进行和预防并发症的关键。术前准备的方法有多种,基本药物是碘剂,可根据患者具体情况联合其他药物。

(1)抗甲状腺药物加碘剂法:是目前应用最普遍的方法,特点是效果确切,安全性高;缺点是用药时间长。适用于抗甲状腺药物治疗有效并能耐受较长时间用药的甲亢患者。甲亢患者一般先在门诊或内科服用抗甲状腺药物4~8周,症状基本控制后,再入外科治疗,此时应继续服用抗甲状腺药物,同时加用碘剂。碘化物对增生状态中的甲状腺作用如下。①在最初24~48小时内阻滞碘的有机化环节。②阻滞甲状腺球蛋内分解,抑制甲状腺激素释放。③使滤泡细胞退化,甲状腺的血流量减少,脆性降低,腺体因而变小变硬,易于手术。服碘期间应严密观察患者有无变态反应;为减少碘剂对口腔黏膜和胃黏膜的刺激,可用开水稀释并于饭后服下或滴于吸水固体食物上如饼干等服用。硫氧嘧啶类药物可阻止甲状腺激素的合成,但在服用过程中,能使甲状腺肿大、充血,并有白细胞降低或出现药疹等不良反应,应注意观察。

卢戈液的服用方法:卢戈液的配方为碘酊5 g,碘化钾10 g,加蒸馏水100 mL。每滴溶液含无机碘6 mg,明显高于人体每天所需碘量(0.1~1.2 mg)。通常剂量是以每天3次口服,每次3滴开始,逐日每次增加1滴,直到每次16滴为止,然后维持此剂量至手术。而另一种主张每次5~10滴,每天3次。一般经过1~2周联合用药后,患者情绪安定,睡眠好转,体重增加,BMR下降至+20%以下,脉率稳定在90次/分以下;而甲状腺体积缩小,变硬,血管震颤减小。此时为"适当的手术时间",即应施行手术。因为碘剂的抑制作用只是暂时的,如错过这一时机,服用过久或突然停服,可招致大量甲状腺激素进入血循环,使甲亢症状重新出现,甚或加重。因此,在对甲亢患者作术前准备过程中,必须细心观察病情,指导患者正确、准确服用碘剂,严格准确掌握上述"适当的手术时间"。

需要说明,"适当的手术时间"一般是以BMR接近正常与否来决定,但亦不宜完全以此为标准,应同时参考全身情况,尤其是循环系统情况的改善。脉率的降低、脉压的恢复正常等,常是"适当的手术时间"的重要标志。

据河南医大一附院外科观察,采用每次5~10滴,每天3次的服碘方法,1周即有明显缩小甲状腺的效果,因此认为合适的服碘时间为7~10天。经多年实践,术前准备的时间明显缩短,但效果与传统用碘方法无区别。进一步验证了逐日增加服碘量的传统方法,人为地增加了麻烦和工作量,不宜再提倡使用。关于术后用碘问题,河南医大一附院外科经过多年的临床实践发现,只要术前甲状腺功能经血清学检查已达正常,术后在1、3、5天作血清学监测,血清FT_3、FT_4均属正常,服碘病例如此,不服碘病例也如此,认为对于原发性甲亢,只要术前做好充分准备,术后不服碘同样安全。

(2)普萘洛尔加碘剂:普萘洛尔是一种β-肾上腺受体阻滞剂。由于普萘洛尔能较快地控制甲亢患者心率和其他交感神经兴奋症状,一般用药48小时内心率即可明显下降,心悸、出汗、手指震颤等症状亦逐渐好转,所以可以用于快速术前准备的患者以及抗甲状腺药物治疗无效或不能耐受的患者。但是,应用普萘洛尔后,患者血清中甲状腺激素的水平无明显变化,据文献报道其发生甲状腺危象的概率高于常规准备者。因此,目前多数学者不主张单独使用普萘洛尔作原发甲亢的术前准备,仅对某些症状较轻的结节性甲状腺肿合并甲亢或高功能腺瘤的患者单独应用普萘洛尔作术前准备。

对于常规应用抗甲状腺药物不能耐受或作用不显著的病例,或需要在短时间内手术的病例,可采取碘剂联合应用普萘洛尔的准备方法。普萘洛尔的剂量随临床症状及心率而定。一般用10～20毫克/次,若有必要可增加至20～40毫克/次,每6小时口服一次。以后根据每天上午服药前脉率变化而改变普萘洛尔剂量。脉率超过90次/分,可逐渐增加剂量。多数患者术前应用普萘洛尔剂量达240～480毫克/天时,情绪安定,睡眠好转,体重增加,BMR下降至＋20％以下,脉率稳定在90次/分以下,表明准备就绪,即可手术。近5年来,河南医大一附院外科临床仅在术前1天应用,将心率控制在以80次/分左右,次日清晨将患者送手术室前再服一次普萘洛尔,这样术中较安全。术后若心率在90次/分以上者可再按术前剂量服用,至心率稳定在90次/分以下,方可停用普萘洛尔。

应用本法前必须注意:①有支气管哮喘、心肌病或有较严重的心传导阻滞者忌用。②用于甲亢时,所需要的剂量较用于其他疾病时大。③不能口服者可给予静脉注射。④手术后数天内,应继续服药,直至代谢恢复正常。⑤麻醉前忌用阿托品。

(3)地塞米松加碘剂及普萘洛尔法:这是河南医大一附院外科近几年来创用的快速术前准备办法,其优点是大大缩短术前准备时间。具体方法为患者一入院即给以碘剂,一般卢戈液每次5～10滴,每天3次,连续口服7天后加地塞米松每天20 mg加入5％～10％葡萄糖注射液500 mL内静脉滴注,连用3天,术前1天心率仍大于90次/分者加用普萘洛尔10～20 mg,6小时一次,取得了较为满意的效果。

4.术前体位训练

术前3天让患者双肩垫高20～30 cm,仰头平卧2小时,每天1～2次,利于耐受手术时的特殊体位。

(二)术前一天准备

1.患者身体的卫生准备

术前一天患者需洗澡、理发、更换衣服。然后准备皮肤,其范围:上至下唇,下至乳头平面,两侧至斜方肌前缘。备皮时注意不要把皮肤刮破,并仔细检查该部皮肤有无毛囊炎及小疖肿。皮肤用肥皂和温水擦洗干净。

2.药物过敏试验

术前一天做普鲁卡因、青霉素或其他抗生素过敏试验,并将皮试结果记录入病历,阳性者应立即通知医师。

3.备血

甲状腺手术中可能出血较多,特别是甲亢或较大甲状腺肿,故术前必须鉴定血型,进行交叉配血试验,做好输血准备。

4.饮食准备

术前6小时禁食禁饮,避免麻醉时呕吐误吸。

5.充足的睡眠

手术前一夜,要保证患者充足的睡眠,一般睡前给安眠药或镇静剂。

(三)术后护理

1.术后病房的准备

(1)患者进入手术室后要准备好病房床位,将病床铺成麻醉床,更换床单、被套、枕套。

(2)在床旁常规准备气管切开包、清创包、气管套管、吸痰器、氧气、沙袋等物品。

(3)给全麻患者准备"全麻盘"。

(4)甲亢患者最好置于单间或 ICU 病房,使患者安静休息,同时便于观察护理。

(5)准备好各种有关急救药品。

2.一般护理

(1)体位:当甲状腺手术后,全麻患者未清醒前取平卧位,头偏向一侧,防止呕吐物误吸。苏醒后改为半卧位。于头颈部两侧各放一小沙袋固定,限制头颈部活动,避免伤口出血,并有利于伤口的引流,减轻伤口疼痛。一般甲状腺手术后沙袋固定 12~24 小时。甲亢手术后用沙袋固定时间可较一般甲状腺手术适当延长。沙袋大小为长 15 cm,宽 10 cm。经过高压消毒后应用,沙袋外面可包以塑料薄膜,以保持清洁。

(2)定时测体温,每 30 分钟测脉率、呼吸、血压一次,直至平稳。

(3)继续服用卢戈液,每天 3 次,每次 15 滴开始,逐日每次减少一滴,至每次 3 滴时止。

(4)密切注意切口渗血、引流管引流、发音和吞咽情况,以及是否出现手足抽搐等。引流管一般于术后 24~48 小时拔除。

(5)注意饮食:一般术后 1~2 天内遵照医嘱给予流质饮食,以后根据情况调整饮食。患者有喉上神经内支损伤的呛咳时,为避免误吸,不宜给予流质饮食,应改为成形软食或半流质饮食。若发现甲状旁腺有损伤表现时,饮食中要适当限制肉类和蛋。

(6)保持口腔卫生:患者术后常因伤口疼痛不愿吞咽,口腔内分泌物较多,故术后 1~2 天应给含漱液间断含漱,并加强口腔护理。

(7)防止切口污染:为防止术后呕吐物污染切口,可在颈部下方垫一中单、毛巾或布垫。一旦敷料被污染,要及时更换。

(8)甲状腺术后头痛:术后患者常出现枕部头痛,这可能与手术时头部过度后仰有关,一般几天后可自行消失。若出现上述症状,应向患者耐心解释,消除顾虑,必要时对症处理。

3.术后并发症及护理

甲亢术后可能发生许多严重并发症,必须严密观察,以便及早发现并作紧急处理。

(1)术后出血:术后伤口出血多发生在 24~48 小时内,尤其多发生在 12 小时之内,故在此时间内更应经常巡视,加强观察。若发现伤口引流量较多或敷料渗血较多时,应及时通知医师并更换敷料。除观察伤口有无出血外,还应注意颈部两侧及背后,因为有的患者伤口出血时,虽然敷料上染血不多,但血液沿颈部两侧流向背后,此点不可忽视。对甲亢术后,伤口引流管的护理特别重要。要经常检查颈部负压引流管,防止扭曲、折叠和脱落,并 30~60 分钟挤压一次,保持其通畅;对其引流液的性状、数量要有准确记录。引流管一般放置 24~48 小时,以观察切口内出血情况和及时引流伤口内的渗血渗液。

正常情况下,一般甲状腺大部切除术后引流的血液来自毛细血管渗血,术后 2 小时的流血量不应超过 20~30 mL,以后每经过 2 小时引流血量依次减半。术后 12~24 小时渗液颜色逐渐变淡,仅有少量血清渗出时,即可拔除引流管。

在术后 24~48 小时内,如患者颈部迅速增粗,呼吸不畅,同时可有皮下淤血,引流管的引流液异常,严重时发生窒息者,多为伤口出血并压迫气管所致。遇此情况应马上通知医师,立即拆除缝线,敞开伤口,清除血肿,结扎出血的血管。必要时需行气管切开术。

(2)呼吸困难及窒息:是甲亢术后最危急的并发症。多发生在术后 48 小时内。其原因如下。①切口内出血压迫气管,多为手术时止血不彻底或血管结扎线滑脱所致。②喉头水肿,由于手术创伤或气管插管引起。③气管塌陷,因气管软骨环长期受甲状腺压迫而软化,术后失去周围组织支撑所致。④黏痰堵塞,患者术后不敢咳嗽,黏稠痰液堵塞于气管中。⑤双侧喉返神经损伤,使声带麻痹。⑥伤口敷料包扎过紧、软组织异常肿胀等造成气管受压。上述这些原因可造成呼吸困难,甚至发生窒息,其中以前三种原因常见。因此在护理过程中必须注意以下几点。

应注意发音情况,有无声嘶、失语等。

注意呼吸频率和深浅,呼吸声音有无改变,口唇是否发绀等。

患者自述有胸闷、气憋感时,要检查敷料包扎是否过紧,有无出血及颈部皮下淤血和软组织肿胀和引流管的引流情况。

为防止发生窒息,须注意下述情况的处理:①术后痰多而又不易咳出者,要针对原因,做好保持呼吸道通畅的护理,警惕痰液堵塞呼吸道。首先鼓励患者将痰咳出;对痰黏稠者应给予超声雾化吸入,使痰液稀释易咳出;对痰液咳出困难者,应立即吸痰或协助患者将痰咳出,必要时作气管插管或气管切开。②全麻术后患者发生喉头水肿的机会较多,术后可给予蒸气吸入。一旦发生,应遵医嘱给地塞米松吸入或用肾上腺素、麻黄素行喉头喷雾。③当发现颈部软组织肿胀时,及时报告医师。④有气管软化者为防止气管塌陷窒息,术后要特别注意观察呼吸情况。一般在术后 4~5 小时,若出现吸气性呼吸困难时,应即刻报告医师。必要时立即行气管切开术,再根据情况作进一步处理。⑤术后出血处理(详见上面"术后出血"所述)。

(3)喉上、喉返神经损伤:喉上神经外侧支受损伤,可使声带松弛,音调降低,但不引起误咽;喉上神经内侧支损伤,进食时(尤其是饮水时),由于喉部黏膜感觉失灵,食物容易进入气管而呛咳,要注意防止误吸,应遵照医嘱给予成形软食或半流质饮食。

喉返神经被损伤(切断、钳夹或缝扎等)时多出现声嘶、失声,一般手术中多能立即发觉;如在术后 2~3 天出现者,多因血肿压迫或瘢痕粘连、牵拉等引起。一侧喉返神经损伤时,手术后有不同程度的声音嘶哑;双侧喉返神经损伤时,大都使患者失声,并可造成严重的呼吸困难,甚至窒息,此时,多需行气管切开术。

护理上述神经损伤患者时,要细致、耐心并认真观察。此类患者一般经过针刺、理疗等治疗后,可自行恢复部分功能或完全恢复功能。

(4)对手足抽搐的护理:手足抽搐与甲状旁腺被误切、挫伤或因血液供应障碍所致甲状旁腺分泌不足有关。症状多在手术后 1~4 天出现,多数患者症状轻而短暂,只有面部、唇部或手足部的针刺感、麻木感或强直感,经过 2~3 周后,未受损伤的甲状旁腺代偿性增生肥大,起到代偿作用,症状便可消失。重症患者则有面肌及手足的疼痛性痉挛,肘、腕及掌指关节屈曲,指间关节伸直,大拇指内收,呈鸡爪状。每天多次发作,每次持续 10~20 分钟或更长,严重时可发生喉及膈肌痉挛或窒息致死。

一旦发生此并发症,应适当限制肉类、乳制品和蛋类等食品(含磷较高,能影响钙的吸收)的摄入。抽搐发作时,立即静脉注射 10% 的葡萄糖酸钙或 5% 氯化钙 10~20 mL,可解除痉挛。静脉注射钙剂时,速度要慢,每 5 分钟不超过 1~2 mL,以防止心脏停搏的意外发生;切勿将药液漏于皮下,以免发生组织坏死。症状轻者可口服葡萄糖酸钙或乳酸钙 2~4 g,每天 3 次,并可加服

维生素 D_2，每天 5～10 万 U，以促进钙在肠道内的吸收。

(5)甲状腺危象的观察和护理：甲状腺危象发病机制尚不十分清楚，目前认为危象的发生是由多种因素综合作用所引起的。①儿茶酚胺受体增多。②应激，如急性疾病、感染、外科手术等应激状态引起儿茶酚胺释放增多。③血清游离 T_3、T_4 的高水平。④肾上腺皮质激素分泌不足，甲亢时肾上腺皮质激素的合成、分泌和分解代谢率加速，久之使其功能减退，对应激反应减弱等有关。甲状腺危象虽不多见，但危险极大，病死率很高。主要原因是术前准备不充分，在甲亢症状尚未得到控制的情况下，由手术刺激而诱发。症状多出现于术后 12～36 小时内，尤其是术后24 小时内发生的机会较多，表现为高热、脉速（每分钟达 120 次以上）、烦躁不安，甚至谵妄，有时伴呕吐或腹泻。

具体观察要注意以下几点。①术后体温：突然升高至 39 ℃以上，可伴有抽搐、烦躁不安、谵妄等。在排除输液反应而持续高热 4～5 小时不退，多为甲状腺危象体温，也可视为甲状腺危象先兆症状。②术后脉率：应 30～60 分钟测量一次，危象早期可有脉率加快，当脉率超过 100 次/分，除考虑其他原因外，还应注意有无危象先兆。③血压的观察：术后应1～2 小时测一次血压。若发现收缩压较术前增高 4.0 kPa(30 mmHg)时，可考虑有危象先兆；当收缩压较术前增高 5.3 kPa(40 mmHg)或达到 18.7 kPa(140 mmHg)以上（术前无高血压病史），脉压在 6.7 kPa(50 mmHg)以上时，心率超过 120 次/分，应按甲状腺危象处理，并及时通知医师进行抢救。④除上述观察外，还应注意患者是否有恶心、呕吐、腹泻、呼吸困难等症状。⑤对于甲状腺危象患者的护理，除严密观察体温、脉率、血压、呼吸的变化外，对烦躁不安、谵妄或昏迷的患者要加床档，防止患者坠床；对高热患者可用冰袋，冰盐水灌肠或酒精擦浴等物理降温。及时应用肾上腺皮质激素、镇静剂、氧气吸入，口服复方碘溶液，严重者可给碘化钠 1～2 g 加入等渗盐水中作静脉点滴。经上述抢救，病情一般于 36～72 小时开始好转，危象的持续时间可自 1～14 天不等，恢复者多在 1 周左右。⑥做好术前充分准备，待基础代谢率接近正常、循环系统情况改善后始行手术，以及术后继续给予普萘洛尔、碘剂等，都是预防甲状腺危象的重要措施。

(6)甲状腺功能减退：是最主要的远期并发症，其发生率国内文献报道在 15% 左右，多因甲状腺组织切除过多所引起，也可由于残留腺体的血液供应不足所致。临床上出现轻重不等的黏液性水肿症状，皮肤和皮下组织水肿，面部尤甚，按压不留凹痕，且较干燥，毛发疏落。患者常疲乏，性情淡漠，智力较迟钝，动作缓慢，性欲减退；此外，脉率慢、体温低，基础代谢率降低。对于甲状腺功能减退的患者，要加强心理护理，因 BMR 低，故应注意保暖，并采用甲状腺激素替代治疗，根据临床表现及实验室检查调整用药量。

(7)甲亢复发：复发率 4%～5%，常见于年轻患者，或在妊娠和闭经期妇女；多发生于术后 2～5 年。其原因为残留甲状腺组织过多、术后血中仍有甲状腺刺激免疫球蛋白(TSI)、饮食中缺碘等。临床表现为手术后重新出现甲亢的症状体征，实验室检查 T_3、T_4 增高，TSH 降低。甲亢复发的再次手术的困难难以估计，易损伤喉返神经和甲状旁腺，因此，除非合并有癌变或有严重的压迫症状者，才考虑手术。对复发甲亢，一般以非手术疗法为主。

(8)术后恶性突眼：原发性甲亢手术后，轻度突眼一般在 1 年内可逐渐好转或无变化，仅少数患者术后突眼会恶化。表现为流泪、畏光、眼内灼痛；部分眼球肌水肿、肥厚，发生运动障碍乃至引起复视。由于眼睑肿胀，不能盖住角膜，致角膜干燥受损，发生溃疡；又由于视神经受到牵拉，逐渐引起视神经萎缩，甚至造成失明。在治疗与护理方面，首先是保护眼睛，如戴墨镜，用 0.5% 醋酸可的松溶液点眼，每晚睡前用抗生素眼膏敷眼，并用胶布闭合眼睑，以避免角膜过度暴露；其次是大量应用泼尼松及甲状腺干制剂。

（翟迎春）

第二节　甲状腺功能减退症

甲状腺功能减退症简称甲减,是由各种原因导致的低甲状腺激素血症或机体对甲状腺激素抵抗而引起的全身性低代谢综合征,其病理特征为黏液性水肿。甲减分类方法有两种:根据病变部位分为甲状腺病变引起的原发性甲减、垂体病变引起的继发性甲减和下丘脑病变引起的三发性甲减;根据病变原因分为药物性甲减、^{131}I治疗后甲减、手术后甲减和特发性甲减等。以下重点介绍成人原发性甲减。

一、护理评估

(一)病因及发病机制

成人原发性甲减占成人甲减的 90%～95%,病因包括自身免疫损伤引起自身免疫性甲状腺炎;手术、放射碘治疗引起甲状腺破坏;摄碘过量诱发和加重自身免疫性甲状腺炎;锂盐、硫脲类等抗甲状腺药物所致的甲减。

(二)健康史

评估患者发病的原因、主要症状、检查治疗经过,用药情况,既往疾病史,家族史等。

(三)身体状况

1.一般表现

易疲劳、怕冷、体重增加、记忆力减退、反应迟钝、嗜睡、精神抑郁等。体检可见表情淡漠,面色苍白,皮肤干燥发凉、粗糙脱屑,眼睑、颜面和手皮肤水肿,毛发稀疏,眉毛外 1/3 脱落。因高胡萝卜素血症,手足皮肤呈姜黄色。

2.肌肉与关节

肌肉软弱乏力,可有暂时性肌强直、痉挛、疼痛等,部分肌肉可出现进行性肌萎缩。

3.心血管系统

表现为心动过缓、心排血量下降,易并发冠心病等。

4.消化系统

患者有厌食、腹胀、便秘等,严重者出现麻痹性肠梗阻或黏液水肿性巨结肠。

5.血液系统

可出现贫血,因甲状腺激素缺乏引起血红蛋白合成障碍或铁、叶酸、维生素 B_{12} 吸收障碍而导致。

6.内分泌系统

女性常月经过多或闭经,部分患者有溢乳。

7.黏液性水肿昏迷

见于病情严重者。其诱因有寒冷、感染、手术、严重躯体疾病、中断甲状腺激素替代治疗和使用麻醉、镇静剂等。临床表现为嗜睡,低体温(体温<35 ℃),呼吸减慢,心动过缓,血压下降,四肢肌肉松弛,反射减弱或消失,甚至昏迷、休克,心肾功能不全而危及患者生命。

(四)实验室及其他检查

1.一般检查

血常规检查有轻、中度贫血;血生化检查常有甘油三酯、胆固醇增高。

2.甲状腺功能检查

血清 TSH 升高、FT_4 降低是诊断本病的必备指标;血清 TT_4 降低,TT_3、FT_3 常正常;甲状腺摄 ^{131}I 率降低。

3.TRH 兴奋试验

用于病变部位鉴定。静脉注射 TRH 后,血清 TSH 不增高提示垂体性甲减;延迟升高者提示下丘脑性甲减;TSH 在增高的基值上进一步增高,提示原发性甲减。

(五)心理、社会评估

评估患者对疾病的心理反应,有无焦虑、抑郁等;患者参与社交活动的能力,家人对疾病的理解及接受程度等。

二、主要护理诊断及医护合作性问题

(一)排便异常,便秘

与代谢率降低及体力活动减少引起的肠蠕动减慢有关。

(二)体温过低

与机体基础代谢率降低有关。

(三)潜在并发症

黏液性水肿昏迷。

三、护理目标

患者能够保持大便通畅,不发生便秘;体温恢复正常;皮肤能够保持完整性,无受损;能够进行正常的社交;无并发症的发生。

四、护理措施

(一)一般护理

1.环境安排

室温在 $22\sim23$ ℃,加强保暖。避免病床靠窗,以免患者受凉。

2.饮食护理

给予高蛋白、高维生素、低钠、低脂肪饮食,细嚼慢咽,少量多餐,食物注重色、香、味,以增加患者的食欲。因桥本甲状腺炎所致甲状腺功能减退症者应避免摄取含碘食物和药物,以免诱发严重黏液性水肿。

3.保持大便通畅

指导患者每天定时排便,养成规律排便的习惯。为卧床患者创造良好的排便环境。指导患者促进便意的技巧,如适当按摩腹部,或以手指按摩肛门四周括约肌,以促进胃肠蠕动而促进排便。指导患者每天进行适度的运动,如散步、慢跑等。多进粗纤维食物,如蔬菜、水果等。必要时根据医嘱给予轻泻剂。

4.皮肤护理

皮肤干燥、粗糙时,可局部涂抹乳液和润肤油以保护皮肤。洗澡时避免使用肥皂。协助患者按摩受压部位,经常翻身或下床活动,避免血液循环不良而导致压疮。

(二)病情观察

(1)观察神志、体温、脉搏、呼吸、血压的变化,每天记录患者体重。患者若出现体温低于35 ℃、呼吸浅慢、心动过缓、血压降低、嗜睡等表现,或出现口唇发绀、呼吸深长、喉头水肿等黏液性水肿昏迷的症状,应迅速建立静脉通路,立即通知医师并积极配合抢救。

(2)注意黏液性水肿变化,每天观察皮肤弹性与水肿情况,及服药后改善情况。观察皮肤有无发绀、发红、起水疱或破损等。

(3)观察大便的次数、性质、量的改变,观察有无腹胀、腹痛等麻痹性肠梗阻的表现。

(三)用药护理

本病一般不能治愈,需终生替代治疗。替代治疗首选左甲状腺素(L-T$_4$)口服。遵医嘱从小剂量开始,逐渐增加至维持剂量,注意个体差异,避免剂量过大诱发和加重冠心病、引起骨质疏松。指导患者按时服用药物,观察药物疗效及服用过量的症状。如出现多食消瘦、发热、脉搏＞100 次/分、大汗、情绪激动等情况时,提示用药过量,应及时报告医师。替代治疗最佳的效果为血 TSH 恒定在正常范围内。长期替代者应每 6～12 个月检测一次。对有高血压、心脏病、肾炎患者,应特别注意剂量的调整,不能随意增减剂量。同时服用利尿剂时,需记录液体出入量。

(四)黏液性水肿昏迷的护理

积极配合医师做好如下处理:①立即补充甲状腺激素,首选 L-T$_3$ 静脉注射,至患者症状改善、清醒后改为口服。②保温,给氧,保持呼吸道通畅,必要时行气管插管或气管切开。③氢化可的松持续静脉滴注,待患者清醒及血压稳定后逐渐减量。④遵医嘱根据需要补液,但入液量不宜过多。⑤控制感染,抢救休克、昏迷。

(五)心理护理

1.心理评估

评估患者有无焦虑、抑郁等心理反应,患者参与社交活动的能力,家人对疾病的理解及接受程度。

2.建立良好的护患关系

安排安静及安全的环境,尽可能安排单人病房和固定的医护人员照顾患者,以减少环境的压力与刺激;多与患者沟通,关心患者;鼓励患者倾诉自己的想法,说出对自己外观及性格改变的感受,及时给予鼓励,使患者保持乐观的情况和受到重视;鼓励患者家属及亲友多与患者沟通,理解患者的行为,提供心理支持,使患者感到温暖和关怀,从而增强自信心。

3.活动安排

帮助患者制订活动计划,由简单活动开始,逐渐增加活动量或复杂的活动。鼓励患者做简单的家务事,给予较多的时间学习自我照顾的技巧。鼓励患者多参与社交活动,并多与患有相同疾病且病情已改善的病友交流,以降低社交障碍的危机。

(六)健康指导

(1)告知患者发病原因及注意事项,如药物引起者应调整剂量和停药;注意个人卫生,冬季要注意保暖,避免到公共场所,以预防感染和创伤。慎用镇静、安眠、麻醉、止痛等药物。

（2）对需终生替代治疗者，向其解释终生服药的重要性和必要性，不可随意停药或变更剂量。否则可能导致心血管疾病，如心肌缺血、梗死或心力衰竭。告知患者甲状腺激素服用过量的症状，指导其进行自我监测。

（3）给患者讲解甲减发生的原因、表现及黏液性水肿发生的原因，使患者学会自我观察病情。若出现低血压、心动过缓、体温降低（体温＜35 ℃）等，应立即就诊。

五、护理评价

患者能够大便保持通畅，无便秘的发生；体温恢复正常；能够保持皮肤完整，不发生受损；能够进行正常的社会交往；无黏液性水肿昏迷的发生。

（翟迎春）

第三节 糖 尿 病

糖尿病是一常见的代谢内分泌疾病，可分为原发性和继发性两类。原发者简称糖尿病，其基本病理生理改变为胰岛素分泌绝对或相对不足，从而引起糖、脂肪和蛋白质代谢紊乱。临床以血糖升高、糖耐量降低和尿糖以及多尿、多饮、多食和消瘦为特点。长期血糖控制不良可并发血管、神经、眼和肾脏等慢性并发症，急性并发症中以酮症酸中毒和高渗非酮性昏迷最多见和最严重。糖尿病的患病率在国内为2％～3.6％。继发性糖尿病又称症状性糖尿病，大多继发于拮抗胰岛素的内分泌疾病。

一、病因

本病病因至今未明，目前认为与下列因素有关。

（一）遗传因素

遗传因素在糖尿病发病中的重要作用较为肯定，但遗传方式不清。糖尿病患者，尤其成年发病的糖尿病患者有明显的遗传因素已在家系调查中得到证实。同卵孪生子，一个发现糖尿病，另一个发病的机会就很大。

（二）病毒感染

尤以柯萨奇病毒 B、巨细胞病毒、心肌炎、脑膜炎病毒感染后，导致胰岛 β 细胞破坏致糖尿病。幼年型发病的糖尿病患者与病毒感染致胰岛功能减退关系更为密切。

（三）自身免疫紊乱

糖尿病患者常发现同时并发其他自身免疫性疾病，如甲亢、慢性淋巴细胞性甲状腺炎等。此外，在部分糖尿病患者血清中可发现抗胰岛细胞的抗体。

（四）胰高血糖素过多

胰岛细胞分泌胰高血糖素，其分泌受胰岛素和生长激素抑制因子的抑制。糖尿病患者常发现胰高血糖素水平增高，故认为糖尿病除有胰岛素相对或绝对不足外，还有胰高血糖素的分泌增多。

(五)其他因素

现公认的现代生活方式、摄入的热量过高而体力活动减少导致肥胖,紧张的生活工作节奏,社会、精神等应激增加等都与糖尿病的发病有密切的关系。

二、糖尿病的分类

(一)1 型糖尿病

1 型糖尿病其特征为起病较急,三多一少症状典型,有酮症倾向,体内胰岛素绝对缺乏,故必须用胰岛素治疗,多为幼年发病。多伴特异性免疫或自身免疫反应,血中抗胰岛细胞抗体阳性。

(二)2 型糖尿病

2 型糖尿病多为成年起病,症状不典型,病情进展缓慢。对口服降糖药反应好,但后期可因胰岛 β 细胞功能衰竭而需胰岛素治疗。本型中有部分糖尿病患者幼年起病、肥胖、有明显遗传倾向,无须胰岛素治疗,称为幼年起病的成年型糖尿病(MODY)。2 型糖尿病中体重超过理想体重的 20% 为肥胖型,余为非肥胖型。

(三)与营养失调有关的糖尿病(MROM,3 型)

近年来在热带、亚热带地区发现一些糖尿病患者表现为营养不良、消瘦;需要但不完全依赖胰岛素,对胰岛素的需要量大,且不敏感,但不易发生酮症。发病年龄在 10~35 岁,有些病例常伴有胰腺炎,提示糖尿病为胰源性,已发现长期食用一种高碳水化合物、低蛋白的木薯与Ⅲ型糖尿病有关。该型中至少存在两种典型情况。

1.纤维结石性胰性糖尿病(FCPD)

小儿期有反复腹痛发作史,病理可见胰腺弥漫性纤维化及胰管的钙化。我国已有该型病例报道。

2.蛋白缺乏性胰性糖尿病(PDPD)

PDPD 该型无反复腹痛既往史,有胰岛素抵抗性但无胰管内钙化或胰管扩张。

(四)其他类型(继发性糖尿病)

(1)因胰腺损伤、胰腺炎、肿瘤、外伤、手术等损伤了胰岛,引起糖尿病。

(2)内分泌疾病引起的糖尿病:如继发于库欣综合征、肢端肥大症、嗜铬细胞瘤、甲状腺功能亢进症等,升糖激素分泌过多。

(3)药物或化学物质损伤了胰岛 β 细胞引起糖尿病。

(4)胰岛素受体异常。

(5)某些遗传性综合征伴发的糖尿病。

(6)葡萄糖耐量异常:一般无自觉症状,多见于肥胖者。葡萄糖耐量显示血糖水平高于正常人,但低于糖尿病的诊断标准。有报道,对这部分人跟踪观察,其中 50% 最终转化为糖尿病。部分经控制饮食减轻体重,可使糖耐量恢复正常。

(7)妊娠期糖尿病(GDM):指妊娠期发生的糖尿病或糖耐量异常。多数患者分娩后,糖耐量可恢复正常,约 1/3 患者以后可转化为真性糖尿病。

三、临床表现

(一)代谢紊乱综合征

1.1 型糖尿病

1 型糖尿病以青少年多见,起病急,症状有口渴、多饮、多尿、多食、善饥、乏力,组织修复力和抵抗力降低,生长发育障碍等,易发生酮症酸中毒。

2.2 型糖尿病

40 岁以上,体型肥胖的患者多发。症状较轻,有些患者空腹血糖正常,仅进食后出现高血糖,尿糖阳性。部分患者饭后胰岛素分泌持续增加,3~5 小时后甚至引起低血糖。在急性应激情况下,患者亦可能发生酮症酸中毒。

(二)糖尿病慢性病变

1.心血管病变

大、中动脉硬化主要侵犯主动脉、冠状动脉、大脑动脉、肾动脉和肢体外周动脉,引起冠心病(心肌梗死)、脑血栓形成、肾动脉硬化、肢体动脉硬化等。患病年龄较轻,病情进展也较快。冠心病和脑血管意外的患病率较非糖尿病者高 2~3 倍,是近代糖尿病的主要死因。肢体外周动脉硬化常以下肢动脉病变为主,表现为下肢疼痛、感觉异常和间歇性跛行等症状,严重者可导致肢端坏疽,糖尿病者肢端坏疽的发生率约为正常人的 70 倍,我国少见。心脏微血管病变及心肌代谢紊乱,可导致心肌广泛损害,称为糖尿病性心肌病。其主要表现为心律失常、心力衰竭、猝死。

2.糖尿病性肾病变

糖尿病史超过 10 年者合并肾脏病变较常见,主要表现在糖尿病性微血管病变,毛细血管间肾小球硬化症,肾动脉硬化和慢性肾盂肾炎。毛细血管间肾小球硬化症表现为蛋白尿、水肿、高血压,1 型糖尿病患者约 40% 死于肾衰竭。

3.眼部病变

糖尿病患者眼部表现较多,血糖增高可使晶体和眼液(房水和玻璃体)中葡萄糖浓度也相应增高,临床表现为视觉模糊、调节功能减低、近视、玻璃体混浊和白内障。最常见的是糖尿病视网膜病变。糖尿病病史超过 10 年,半数以上患者出现这些并发症,并可有小静脉扩张、水肿、渗出、微血管病变,严重者可导致失明。

4.神经病变

神经病变最常见的是周围神经病变,病程在 10 年以上者 90% 以上均出现。临床表现为对称性长袜形感觉异常,轻者为对称性麻木、触觉过敏、蚁行感。典型症状是针刺样或烧灼样疼痛,卧床休息时明显,活动时可稍减轻,以致患者不能安宁,触觉和疼觉在晚期减退是患者肢端易受创伤的原因。亦可有运动神经受累,肌张力低下、肌力减弱、肌萎缩等晚期运动神经损害的表现。自主神经损害表现为直立性低血压、瞳孔小而不规则、光反射消失、泌汗异常、心动过速、胃肠功能失调、胃张力降低、胃内容物滞留、便秘与腹泻交替、排尿异常、尿潴留、尿失禁、性功能减退、阳痿等。

5.皮肤及其他病变

皮肤感染极为常见,如疖、痈、毛囊炎。真菌感染多见于足部感染,阴道炎、肛门周围脓肿。

四、实验室检查

(1)空腹尿糖、餐后 2 小时尿糖阳性。

(2)空腹血糖>7 mmol/L,餐后 2 小时血糖>11.1 mmol/L。

(3)血糖、尿糖检查不能确定糖尿病诊断时,可作口服葡萄糖耐量试验,如糖耐量减低,又能排除非糖尿病所致的糖耐量降低的因素,则有助于糖尿病的诊断。

(4)血浆胰岛素水平:胰岛素依赖型者,空腹胰岛素水平低于正常值。

五、观察要点

(一)病情判断

糖尿病患者入院后首先要明确患者是属于哪一型的,是1型还是2型。病情的轻重、有无并发症,包括急性和慢性并发症。对于合并急性并发症如糖尿病酮症酸中毒,高渗非酮性昏迷等应迅速抢救,做好给氧、输液、定时检测血糖、血气分析、血电解质及尿糖、尿酮体等检查准备。

(二)胰岛素相对或绝对不足所致代谢紊乱症群观察

(1)葡萄糖利用障碍:由于肝糖原合成降低,分解加速,糖异生增加,临床出现明显高血糖和尿糖,口渴、多饮、多尿,善饥多食症状加剧。

(2)蛋白质分解代谢加速,导致负氮平衡,患者表现为体重下降、乏力,组织修复和抵抗力降低,儿童则出现发育障碍、延迟。

(3)脂肪动用增加,血游离脂肪酸浓度增高,酮体的生成超过组织排泄速度,可发展为酮症及酮症酸中毒。脂肪代谢紊乱可导致动脉粥样硬化,影响眼底动脉、脑动脉、冠状动脉、肾动脉及下肢动脉,发生相应的病变如心肌梗死、脑血栓形成、肾动脉硬化、肢端坏死等。

(三)其他糖尿病慢性病变观察

神经系统症状、视力障碍、皮肤变化,有无创伤、感染等。

(四)生化检验

尿糖、血糖、糖化血红蛋白、血脂、肝功能、肾功能、血电解质、血气分析等。

(五)糖尿病酮症酸中毒观察

1.诱因

常见的诱因是感染、胰岛素中断或减量过多、饮食不当、外伤、手术、分娩、情绪压力、过度疲劳等,对胰岛素的需要量增加。

2.症状

症状有烦渴、多尿、消瘦、软弱加重,逐渐出现恶心、呕吐、脱水,甚至少尿、肌肉疼痛、痉挛。亦可有不明原因的腹部疼痛,中枢神经系统有头痛、嗜睡,甚至昏迷。

3.体征

(1)有脱水征:皮肤干燥、缺乏弹性、眼球下陷。

(2)库斯莫尔呼吸:呼吸深快和节律不整,呼气有酮味(烂苹果味)。

(3)循环衰竭表现:脉细速、四肢厥冷、血压下降甚至休克。

(4)各种反射迟钝、消失,嗜睡甚至昏迷。

4.实验室改变

血糖显著升高>16.7 mmol/L,血酮增高,二氧化碳结合力降低、尿糖及尿酮体呈强阳性反应,血白细胞增高。酸中毒失代偿期血 pH<7.35,动脉 HCO_3^- 低于 15 mmol/L,剩余碱负值增大,血 K^+、Na^+、Cl^- 降低。

(六)低血糖观察

1.常见原因

糖尿病患者过多使用胰岛素,口服降糖药物,进食减少,或活动量增加而未增加食物的摄入。

2.症状

头晕、眼花、饥饿感、软弱无力、颤抖、出冷汗、心悸、脉快、严重者出现精神、神经症状甚至昏迷。

3.体征

面色苍白、四肢湿冷、心率加快、初期血压上升后期下降,共济失调,定向障碍甚至昏迷。

4.实验室改变

血糖<2.78 mmol/L。

(七)高渗非酮性糖尿病昏迷的观察

1.诱因

最常见于老年糖尿病患者,常突然发作。感染、急性胃肠炎、胰腺炎、脑血管意外、严重肾脏疾病、血液透析治疗、手术及服用加重糖尿病的某些药物(如可的松、免疫抑制剂、噻嗪类利尿剂),在病程早期因误诊而输入葡萄糖液,口服大量糖水、牛奶,诱发或促使病情发展恶化,出现高渗非酮性糖尿病昏迷。

2.症状

多尿、多饮、发热、食欲缺乏、恶心、失水、嗜睡、幻觉、上肢震颤,最后陷入昏迷。

3.体征

失水及休克体征。

4.实验室改变

高血糖>33.0 mmol/L、高血浆渗透压>330 mmol/L,高钠血症>155 mmol/L和氮质血症,血酮、尿酮阴性或轻度增高。

六、检查

(一)血糖

关于血糖的监测目前国内大多地区一直用静脉抽取血浆(或离心取血清)测血糖,这对于病情轻、血糖控制满意者,只需数周观察一次血糖者仍是目前常用方法。但这种方法不可能自我监测。近年来袖珍式快速毛细血管血糖计的应用日渐趋普遍,这种方法可由患者自己操作,进行监测。这种测定仪器体积较小,可随身携带,取手指血或耳垂血,只需一滴血,滴在血糖试纸条的有试剂部分。袖珍血糖计的种类很多,从操作来说大致可分两类:一类是要抹去血液的,另一类则不必抹去血液。1分钟左右即可得到血糖结果。血糖监测的频度应该根据病情而定。袖珍血糖计只要操作正确,即可反映血糖水平,但操作不符合要求,如对于要抹去血液的血糖计,如血液抹得不干净、血量不足、计时不准确等可造成误差。国外医院内设有专门的 DM 教员,由高级护师担任,指导患者正确的使用方法、如何校正血糖计、更换电池等。

1.空腹血糖

一般指过夜空腹 8 小时以上,于晨 6～8 时采血测得的血糖。反映了无糖负荷时体内的基础血糖水平。测定结果可受到前 1 天晚餐进食量及成分、夜间睡眠情况、情绪变化等因素的影响。故于测试前晚应避免进食过量或含油脂过高的食物,在保证睡眠及情绪稳定时检测。一般从肘静脉取血,止血带压迫时间不宜过长,应在几秒内抽出血液,以免血糖数值不准确。采血后立即送检。正常人空腹血糖为3.8～6.1 mmol/L,如空腹血糖大于 7 mmol/L,提示胰岛分泌能力减少 3/4。

2.餐后 2 小时血糖

餐后 2 小时血糖指进餐后 2 小时所采取的血糖。有标准餐或随意餐 2 种进餐方式。标准餐是指按统一规定的碳水化合物含量所进的饮食,如 100 g 或 75 g 葡萄糖或 100 g 馒头等;随意餐多指患者平时常规早餐,包括早餐前、后常规服用的药物,为平常治疗效果的 1 个观察指标。均反映了定量糖负荷后机体的耐受情况。正常人餐后 2 小时血糖应小于 7 mmol/L。

3.即刻血糖

根据病情观察需要所选择的时间采血测定血糖,反映了所要观察时的血糖水平。

4.口服葡萄糖耐量试验(OGTT)

观察空腹及葡萄糖负荷后各时点血糖的动态变化,了解机体对葡萄糖的利用和耐受情况,是诊断糖尿病和糖耐量低减的重要检查。①方法:空腹过夜 8 小时以上,于晨 6～8 时抽血测定空腹血糖,抽血后即饮用含 75 g 葡萄糖的溶液(75 g 葡萄糖溶于 250～300 mL,20 ～30 ℃的温开水中,3～5 分钟内饮完),于饮葡萄糖水后 1 小时、2 小时分别采血测定血糖。②判断标准:成人服 75 g 葡萄糖后 2 小时血糖≥11.1 mmol/L 可诊断为糖尿病。血糖在 7～11.1 mmol/L 之间为葡萄糖耐量低减(IGT)。

要熟知本试验方法,并注意以下影响因素。①饮食因素:试验前 3 天要求饮食中含糖量每天不少于 150 g。②剧烈体力活动:在服糖前剧烈体力活动可使血糖升高,服糖后剧烈活动可致低血糖反应。③精神因素:情绪剧烈变化可使血糖升高。④药物因素影响:如避孕药、普萘洛尔等应在试验前 3 天停药。此外,采血时间要准确,要及时观察患者的反应。

5.馒头餐试验

原理同 OGTT。本试验主要是对已明确诊断的糖尿病患者,须了解其对定量糖负荷后的耐受程度时选用。也可适用于不适应口服葡萄糖液的患者。准备 100 g 的馒头一个,其中含碳化合物的量约等于 75 g 葡萄糖;抽取空腹血后食用,10 分钟内吃完,从吃第 1 口开始计算时间,分别是于食后 1 小时、2 小时采血测定血糖。结果判断同 OGTT。

(二)尿糖

检查尿糖是诊断糖尿病最简单的方法,正常人每天仅有极少量葡萄糖从尿中排出(小于 100 mg/d),一般检测方法不能测出。如果每天尿中排糖量大于 150 mg,则可测出。但除葡萄糖外,果糖、乳糖或尿中一些还原性物质(如吗啡、水杨酸类、水合氯醛、氨基比林、尿酸等)都可发生尿糖阳性。尿糖含量的多少除反映血糖水平外,还受到肾糖阈的影响,故对尿糖结果的判定要综合分析。下面是临床常用的尿糖测定的方法。

1.定性测定

定性测定为较粗糙的尿糖测定方法,依尿糖含量的高低,分为 5 个等级(表 7-1)。因检测方便,易于为患者接受。常用班氏试剂检测法:试管内滴班氏试剂 20 滴加尿液 2 滴煮沸冷却,观察尿液的颜色以判断结果。近年来尿糖试纸亦广泛应用,为患者提供了方便。根据临床需要,常用以下几种测定形式。

表 7-1 尿糖定性结果

颜色	定性	定量(g/dl)
蓝色	0	0
绿色	+<	0.5
黄色	++	0.5～1
橘红	+++	1～2
砖红	++++	>2

2.随机尿糖测定

随机尿糖测定常作为粗筛检查。随机留取尿液测定尿糖,其结果反映测定前末次排尿后至测定时这一段时间所排尿中的含糖量。

3.次尿糖测定

次尿糖测定也称即刻尿糖测定。方法是准备测定前先将膀胱内原有尿液排尽,适量(200 mL)饮水,30 分钟后再留尿测定尿糖,此结果反映了测定当时尿中含糖量,常作为了解餐前血糖水平的间接指标。常用于新入院或首次使用胰岛素的患者、糖尿病酮症酸中毒患者抢救时,可根据三餐前及睡前四次尿糖定性结果,推测患者即时血糖水平,以利随时调整胰岛素的用量。

4.分段尿糖测定

将 1 天(24 小时)按 3 餐进食,睡眠分为 4 个阶段,测定每个阶段尿中的排糖情况及尿量,间接了解机体在 3 餐进餐后及夜间空腹状态下的血糖变化情况,作为调整饮食及治疗药物用量的观察指标。方法为按四段时间分别收集各阶段时间内的全部尿液,测量各段尿量并记录,分别留取四段尿标本 10 mL 测定尿糖。①第 1 段:早餐后至午餐前(上午 7～11 时);②第 2 段:午餐后至晚餐前(上午 11 时～下午 5 时);③第 3 段:晚餐后至睡前(下午 5 时～晚上 10 时);④第 4 段:入睡后至次日早餐前(晚上 10 时～次日上午 7 时)。

5.尿糖定量测定

尿糖定量测定指单位时间内排出尿糖的定量测定。通常计算 24 小时尿的排糖量。此项检查是对糖尿病患者病情及治疗效果观察的一个重要指标。方法如下:留取 24 小时全部尿液收集于一个储尿器内,测量总量并记录,留取 10 mL 送检,余尿弃之。或从已留取的四段尿标本中用滴管依各段尿量按比例(50 mL 取 1 滴)吸取尿液,混匀送检即可。经葡萄糖氧化酶法测定每100 mL尿液中含糖量,结果乘以全天尿量(毫升数),再除以 100,即为检查日 24 小时排糖总量。

七、饮食治疗护理

饮食治疗是糖尿病治疗中最基本的措施。通过饮食控制,减轻胰岛 β 细胞负担,以求恢复或部分恢复胰岛的分泌功能,对于年老肥胖者饮食治疗常常是主要或单一的治疗方法。

(一)饮食细算法

1.计算出患者的理想体重

身高(cm)－105＝体重(kg)。

2.饮食总热量的估计

根据理想体重和工作性质,估计每天所需总热量。儿童、孕妇、乳母、营养不良及消瘦者、伴有消耗性疾病者应酌情增加;肥胖者酌减,使患者体重逐渐下降到正常体重±5%。

3.食物中糖、蛋白质、脂肪的分配比例

蛋白质按成人每天每千克体重$(1～1.5)×10^{-3}$kg 计算,脂肪每天每千克体重$(0.6～1)×10^{-3}$kg,从总热量中减去蛋白质和脂肪所供热量,余则为糖所提供的热量。总括来说:糖类占饮食总热量的50%～60%,蛋白质占 12%～15%,脂肪约占 30%。但近来有实验证明,在总热量不变的情况下,增加糖供热量的比例,即糖类占热量的 60%～65%,对糖尿病的控制有利。此外,在糖类食物中,以高纤维碳水化合物更为有利。

4.热量分布

三餐热量分布约 1/5、2/5、2/5 或 1/3、1/3、1/3,亦可按饮食习惯和病情予以调整,如可以分为四餐等。

(二)饮食粗算法

(1)肥胖患者:每天主食 4～6 两(200～300 g),副食中蛋白质 30～60 g,脂肪 25 g。

(2)体重在正常范围者:轻体力劳动者每天主食 250～400 g,重体力劳动者每天主食 400～500 g。

(三)注意事项

(1)首先向患者阐明饮食治疗的目的和要求,使患者自觉遵守医嘱按规定进食。

(2)应严格定时进食,对于使用胰岛素治疗的患者,尤应注意。如因故不能进食,餐前应暂停注射胰岛素,注射胰岛素后,要定时进食。

(3)除三餐主食外,糖尿病患者不宜食用糖和糕点甜食。水果含糖量多,病情控制不好时应禁止食用;病情控制较好,可少量食用。医护人员应劝说患者亲友不送其他食物,并要检查每次进餐情况,核对数量是否符合要求,患者是否按量进食。

(4)患者需甜食时,一般食用糖精或木糖醇或其他代糖品。

(5)控制饮食的关键在于控制总热量。在治疗开始,患者会因饮食控制而出现易饥的感觉,此时可增加蔬菜,豆制品等副食。在蔬菜中碳水化合物含量少于 5% 的有南瓜、青蒜、小白菜、油菜、菠菜、西红柿、冬瓜、黄瓜、芹菜、大白菜、茄子、卷心菜、茭白、韭菜、丝瓜、倭瓜等。豆制品含碳水化合物为 1%～3% 的有豆浆,豆腐,含 4%～6% 的有豆腐干等均可食用。

(6)在总热量不变的原则下,凡增加一种食物应同时相应减去其他食物,以保证平衡。指导患者熟悉并灵活掌握食品热量交换表。

(7)定期测量体重,一般每周 1 次。定期监测血糖、尿糖变化,观察饮食控制效果。

(8)当患者腹泻或饮食锐减时,要警惕腹泻诱发的糖尿病急性并发症,同时也应注意有无电解质失衡,必要时给予输液以免过度脱水。

八、运动疗法护理

(一)运动的目的

运动能促进血液循环中的葡萄糖与游离脂肪酸的利用,降低血糖、甘油三酯,增加人体对胰岛素的敏感性,使胰岛素与受体的结合率增加。尤其对肥胖的糖尿病患者,运动既可减轻体重,降低血压,又能改善机体的异常代谢状况,改善血液循环与肌肉张力,增强体力,同时还能减轻患者的压力和紧张性。

(二)运动方式

最好做有氧运动,如散步、跑步、骑自行车、做广播操、游泳、爬山、打太极拳、打羽毛球、滑冰、划船等。其中,步行安全简便,容易坚持,可作为首选的锻炼方式。如步行 30 分钟约消耗能量 0.4 J,如每天坚持步行 30 分钟,1 年内可减轻体重 4 kg。骑自行车每小时消耗 1.2 J,游泳每小时消耗 1.2 J,跳舞每小时消耗 1.21 J,球类活动每小时消耗 1.6～2.0 J。

(三)运动时间的选择

2 型患者运动时肌肉利用葡萄糖增多、血糖明显下降,但不易出现低血糖。因此,2 型患者什么时候进行运动无严格限制。1 型患者在餐后 0.5～1.5 小时运动较为合适,可使血糖下降。

(四)注意事项

(1)在运动前,首先请医师评估糖尿病的控制情况,有无增殖性视网膜病变、肾病和心血管病变。有微血管病变的糖尿病患者,在运动时最大心率应限制在同年龄正常人最大心率的 80%~85%,血压升高不要超过 26.6/13.8 kPa,晚期病变者,应限于快步走路或轻体力活动。

(2)采用适中的运动量,逐渐增加,循序渐进。

(3)不在胰岛素作用高峰时间运动,以免发生低血糖。

(4)运动肢体注射胰岛素,可使胰岛素吸收加快,应予注意。

(5)注意运动诱发的迟发性低血糖,可在运动停止后数小时发生。

(6)制订运动计划,持之以恒,不要随便中断,但要避免过度运动,反而使病情加重。

九、口服降糖药物治疗护理

口服降糖药主要有磺胺类和双胍类,是治疗大多数 2 型的有效药物。

(一)磺胺类

磺胺类包括 D860、优降糖、达美康、美吡达、格列波脲、糖适平等。

1.作用机制

主要是刺激胰岛 β 细胞释放胰岛素,还可以减少肝糖原输出,增加周围组织对糖的利用。

2.适应证与禁忌证

只适用于胰岛 β 细胞有分泌胰岛素功能者。①2 型的轻、中度患者。②单纯饮食治疗无效的 2 型。③1 型和重度糖尿病、有酮症史或出现严重的并发症以及肝、肾疾病和对磺胺类药物过敏者均不宜使用。

3.服药观察事项

(1)磺胺类药物,尤其是优降糖,用药剂量过大时,可发生低血糖反应,甚至低血糖昏迷,如果患者伴有肝、肾功能不全或同时服用一些可以延长磺胺类药物作用时间的药物,如普萘洛尔、苯妥英钠、水杨酸制剂等都可能促进低血糖反应出现。

(2)胃肠道反应,如恶心、厌食、腹泻等。出现这些不良反应时,服用制酸剂可以使症状减轻。

(3)出现较少的不良反应如变态反应,表现为皮肤红斑、荨麻疹。

(4)发生粒细胞减少、血小板减少、全血细胞减少和溶血性贫血。这些症状常出现在用药 6~8 周后,出现这些症状或不良反应时,应及时停药和予以相应处理。

(二)双胍类

常用药物有二甲双胍。苯乙双胍现已少用。

1.作用机制

双胍类降糖药可增加外周组织对葡萄糖的利用,减少糖原异生,使肝糖原输出下降,也可通过抑制肠道吸收葡萄糖、氨基酸、脂肪、胆固醇来发挥作用。

2.适应证

(1)主要用于治疗 2 型中经饮食控制失败者。

(2)肥胖需减重但又难控制饮食者。

(3)1 型用胰岛素后血糖不稳定者可加服二甲双胍。

(4)已试用磺胺类药物或已加用运动治疗失效时。

3.禁忌证

(1)凡肝肾功能不好、低血容量等用此药物易引发乳酸性酸中毒。

(2)1 型糖尿病者不能单用此药。

(3)有严重糖尿病并发症。

4.服药观察事项

服用本药易发生胃肠道反应,因有效剂量与发生不良反应剂量很接近,常见胃肠症状有厌食、恶心、呕吐、腹胀、腹泻等;多发生在用药 1～2 天内,易致体重下降,故消瘦者慎用。双胍类药物可抑制维生素 B_{12} 吸收,导致维生素 B_{12} 缺乏;可引起乳酸性酸中毒;长期服用可致嗜睡、头昏、倦怠、乏力。

十、胰岛素治疗护理

胰岛素能加速糖利用,抑制糖原异生以降低血糖,并改善脂肪和蛋白质代谢,目前使用的胰岛素制剂是从家畜(牛、猪)或鱼的胰腺制取,现已有人工基因重组合成的人胰岛素也常用,如诺和灵、优泌林等。因胰岛素是一种蛋白质,口服后易被消化酶破坏而失效,故需用注射法给药。

(一)适应证

胰岛素治疗的适应证:①1 型患者。②重型消瘦型。③糖尿病急性并发症或有严重心、肾、眼并发症的糖尿病。④饮食控制或口服降糖药不能控制病情时。⑤外科大手术前后。⑥妊娠期、分娩期。

(二)制剂类型

可分为速(短)效、中效和长效三种。三种均可经皮下或肌内注射,而仅短效胰岛素可作静脉注射用。

(三)注意事项

(1)胰岛素的保存:长效及中效胰岛素在 5 ℃可放置 3 年效价不变,而普通胰岛素(RI)在 5 ℃放置3个月后效价稍减。一般而言,中效及长效胰岛素比 RI 稳定。胰岛素在使用时放在室温中 1 个月效价不会改变。胰岛素不能冰冻,温度太低可使胰岛素变性。在使用前应注意观察,如发现有异样或结成小粒的情况应弃之不用。

(2)注射胰岛素剂量需准确,用 1 mL 注射器抽吸。要注意剂量换算,有的胰岛素 1 mL 内含 40 U,也有含 80 U、100 U 的,必须分清,注意不要把 U 误认为 mL。

(3)使用时注意胰岛素的有效期,一般各种胰岛素出厂后有效期多为 1～2 年,过期胰岛素影响效价。

(4)用具和消毒:1 mL 玻璃注射器及针头用高压蒸气消毒最理想,在家庭中可采用 75% 酒精浸泡法,每周用水煮沸 15 分钟。现多采用一次性注射器、笔式胰岛素注射器等。

(5)混合胰岛素的抽吸:普通胰岛素(RI)和鱼精蛋白锌胰岛素(PZI)同时注射时要先抽 RI 后抽 PZI 并充分混匀;因为 RI 是酸性,其溶液不含酸碱缓冲液,而 PZI 则含缓冲液,若先抽 PZI 则可能使 RI 因 pH 改变而变性,反之,如果把小量 RI 混至 PZI 中,因 PZI 有缓冲液,对 pH 的影响不大。另外 RI 与 PZI 混合后,在混合液中 RI 的含量减少,而 PZI 含量增加,这是因为 PZI 里面所含鱼精蛋白锌只有一部分和胰岛素结合,一部分没有结合,当 RI 与其混合后,没有结合的一部分能和加入的 RI 结合,使其变成 PZI。大约 1 U 可结合 0.5 U,也有人认为可以结合 1 U。

(6)注射部位的选择与轮替:胰岛素采用皮下注射法,宜选择皮肤疏松部位,如上臂三角肌、臀大肌、股部、腹部等,若患者自己注射以股部和腹部最方便。注射部位要有计划地轮替进行(左肩→右肩→左股→右股→左臀→右臀→腹部→左肩),针眼之间应间隔 1.5～2 cm,1 周内不要在同一部位注射 2 次,以免形成局部硬结,影响药物的吸收及疗效。

(7)经常运动的部位会造成胰岛素吸收太快,应避免注射。吸收速度依注射部位而定,如普通胰岛素(RI)注射于三角肌后吸收速度快于大腿前侧,大腿、腹部注射又快于臀部。

(8)餐前 15～30 分钟注射胰岛素,严格要求患者按时就餐,注射时间与进餐时间要密切配合好,防止低血糖反应的发生。

(9)各种原因引起的食欲缺乏、进食量少或因胃肠道疾病呕吐、腹泻而未及时减少胰岛素用量,都可引起低血糖。因此注射前要注意患者的病情变化,询问进食情况,如有异常,及时报告医师做相应处理。

(10)如从动物胰岛素改换成人胰岛素,则应减少剂量,大约减少 1/4 剂量。

(四)不良反应观察

1.低血糖反应

低血糖反应是最常见不良反应,其反应有饥饿、头晕、软弱、心悸、出汗、脉速等,重者晕厥、昏迷、癫痫等。轻者可进食饼干、糖水,重者静脉注射 50% 的葡萄糖 20～40 mL。

2.变态反应

极少数人有如荨麻疹、血管神经性水肿、紫癜等。可用抗组织胺类药物,重者需调换胰岛素剂型,或采用脱敏疗法。

3.胰岛素性水肿

胰岛素性水肿多在糖尿病控制不良、糖代谢显著失调经胰岛素治疗迅速得到控制时出现。表现为下肢轻度水肿直至全身性水肿,可自然消退。处理方法主要给患者低盐饮食、限制水的摄入,必要时给予利尿剂。

4.局部反应

注射部位红肿、发痒、硬结、皮下脂肪萎缩等,多见于小儿与青年。预防可采用高纯度胰岛素制剂,注射部位轮替、胰岛素深部注射法。

十一、慢性并发症的护理

(一)感染的预防护理

糖尿病患者因三大代谢紊乱,机体抵抗力下降,易发生各种感染,因此,需采取以下护理措施。

(1)加强皮肤护理:因高血糖及 B 族维生素代谢紊乱,可致皮肤干燥、发痒;在酮症酸中毒时酮体自汗腺排出可刺激皮肤而致瘙痒。故须勤沐浴,以减轻刺痒,避免因皮肤抓伤而引起感染,皮肤干燥者可涂擦羊毛脂保护。

(2)女患者因尿糖刺激,外阴常瘙痒,必须每晚用温水清洗,尿后可用 4% 硼酸液冲洗。

(3)对皮肤感觉障碍者,应避免任何刺激。避免用热水袋保暖,防止烫伤。

(4)每晚用温水泡脚,水温不宜过热,防止烫伤。穿宽松柔软鞋袜,修剪趾甲勿损伤皮肤,以免发生感染,形成糖尿病足。

(5)保持口腔卫生,坚持早晚刷牙,饭后漱口,酮症酸中毒患者口腔有烂苹果味,必须加强口腔护理。

(6)嘱患者预防呼吸系统感染,及时增减衣服,注意保暖;已有感染时,应及时治疗,预防并发肺炎。

(7)根据细菌感染的病变部位,进行针对性观察护理。如泌尿道感染时,要注意有无排尿困难、尿少、尿频、尿痛等症状,注意尿标本的收集,保持外阴部清洁;皮肤化脓感染时进行清洁换药。

(二)糖尿病肾脏病变护理

除积极控制高血糖外,主要是限制患者活动,给予低盐高蛋白饮食;对应用激素的患者,注意观察用药效果和不良反应。一旦出现肾衰竭,则需限制蛋白。由于肾衰竭,胰岛素灭活减弱,一些应用胰岛素治疗的患者,常因胰岛素未能及时调整而产生低血糖反应,甚至低血糖昏迷。

(三)神经病变的护理

(1)密切观察病情,及早控制高血糖,以减轻或预防神经病变。

(2)对于因周围神经损害而剧烈疼痛者除用止痛剂及大量维生素 B_1 外,要进行局部按摩和理疗,以改善血液循环。对于那些痛觉异常过敏,不能接触皮肤,甚至接触被服亦难忍受者,要注意室内保暖,用支撑架支撑被褥,以避免接触引起的剧痛,并注意安慰患者,解除其烦恼。教会患者每天检查足部,预防糖尿病足的发生。

(3)如出现五更泻或膀胱收缩无力等自主神经症状,要注意勤换内裤、被褥,做好肛周清洁护理,防止损伤肛周皮肤。

(4)对膀胱收缩无力者,鼓励患者定时自行解小便和按压下腹部尽量排出残余尿,并要训练患者白天每2~3小时排尿一次,以弥补排尿感缺乏造成的不足。尿潴留明显须导尿时,应严格无菌技术操作,采用闭式引流,每天用1∶5 000呋喃西林液冲洗膀胱,病情允许时尽早拔尿管。

(5)颅神经损害者,依不同病变部位采取不同的措施,如面神经损害影响眼睛不能闭合时,应注意保护眼睛,定期涂眼膏、戴眼罩。第Ⅸ、Ⅹ对颅神经损害进食困难者,应鼻饲流质饮食、维持营养,并防止吸入性肺炎、口腔炎及化脓性腮腺炎的发生。

(四)糖尿病足的护理

1.原因

因糖尿病引起神经功能缺损及循环障碍,引起下肢及足部缺血、疼痛、麻木、感觉异常。40岁以上糖尿病患者或糖尿病病史10年以上者,糖尿病足的发病率明显增高。

2.糖尿病足的危险信号

(1)吸烟者,因为吸烟可使循环障碍加重。

(2)末梢神经感觉丧失及末梢动脉搏动减弱或消失者。

(3)足的畸形如高足弓爪形趾者。

(4)有足部溃疡或截肢史者。

3.护理措施

(1)每天查足部是否有水泡、裂口、擦伤以及其他异常改变。如发现有皮肤发红、肿胀或脓肿等感染征象时,应立即到医院治疗。

(2)每天晚上用温水(低于40 ℃)及软皂洗足,用柔软而吸水性强的毛巾,轻柔地将脚擦干。然后用羊毛脂或植物油涂抹并按摩足部皮肤,以保护皮肤的柔软性,防止干燥。

(3)如为汗脚者,可放少许滑石粉于趾间、鞋里及袜中。

(4)勿赤足行走,以免足部受伤。

(5)严禁用强烈的消毒药物如碘酒等,避免使用侵蚀性药物抹擦鸡眼和胼胝。

(6)为防止烫伤足,禁用热水袋、电热毯及其他热源温暖足部。可通过多穿袜子、穿护脚套等保暖,但不要有松紧带,以免妨碍血液循环。

(7)足部变形者应选择质地柔软、透气性好,鞋头宽大的运动鞋或软底布鞋。

(8)每天做小腿和足部运动,以改善血液循环。

(9)若趾甲干脆,可用1%的硼砂温水浸泡半小时,以软化趾甲。

(10)指导患者每天检查并按摩双脚,注意足部皮肤颜色、完整性、表面温度及感染征象等。

十二、急性并发症抢救护理

(一)酮症酸中毒的护理

(1)按糖尿病及昏迷护理常规。

(2)密切观察 T、P、R、BP、神志以及全身症状,尤其要注意呼吸的气味,深度和频度的改变。

(3)留好标本提供诊治依据:尽快留取好血糖、钾、钠、氯、CO_2 结合力,肾功能、动脉血气分析、尿酮体等标本,及时送检。切勿在输液肢体抽取血标本,以免影响化验结果。

(4)患者入院后立即建立两条静脉通道,一条通道用以输入胰岛素,另一条通道主要用于大量补液及输入抗生素和碱性液体、电解质,以维持水电解质及酸碱平衡。

(5)采用小剂量胰岛素疗法,按胰岛素 4~10 U/h,如 24 U 胰岛素加入 1 000 mL 生理盐水中静脉滴注,调整好输液速度 250 mL/h,70 滴/分左右,最好使用输液泵调节。

(6)禁食,待神志清醒后改为糖尿病半流或普食。

(7)做好基础护理,预防皮肤、口腔、肺部及泌尿系统感染等并发症。

(二)低血糖的护理

(1)首先了解胰岛素治疗情况,根据低血糖临床表现做出正确判断(与低血糖昏迷鉴别)。

(2)立即测定血糖浓度。

(3)休息与补糖:低血糖发作时卧床休息,轻者食用少量馒头、饼干等食物,重者(血糖低于 2.7 mmol/L)立即口服或静脉注射 50%葡萄糖 40~60 mL。

(4)心理护理:对神志清楚者,给予精神安慰,嘱其勿紧张,主动配合治疗。

(三)高渗非酮性昏迷的护理

(1)按糖尿病及昏迷护理常规。

(2)严密观察患者神志、精神、体温、脉搏、呼吸、血压、瞳孔等变化。

(3)入院后立即采集血糖、乳酸、CO_2 结合力、血 pH、K^+、Na^+、Cl^- 及血、尿渗透压标本送检,并注意观察其结果,及时提供诊断治疗依据。

(4)立即建立静脉通道,做好补液护理,补液内容应依据所测得的血生化指标参数,正确选择输液种类。无血压下降者遵医嘱静脉滴注低渗盐水(0.45%~0.6%),输入时速度宜慢,慎防发生静脉内溶血及血压下降,注意观察血压、血钠、血糖情况。小剂量应用胰岛素,在血糖稳步下降的同时,严密观察患者有无低血糖的症状,一旦发现及时与医师联系进行处理。补钾时,注意液体勿渗出血管外,以免血管周围组织坏死。

(5)按昏迷护理常规,做好基础护理。

(翟迎春)

第四节 高 脂 血 症

高脂血症是指脂质代谢或运转异常而使血浆中一种或几种脂质高于正常的一类疾病。由于血脂在血液中是以脂蛋白的形式进行运转的,因此高脂血症实际上也可认为是高脂蛋白血症。老年人高脂血症的发病率明显高于年轻人。血浆低密度脂蛋白(LDL)、血清总胆固醇(TC)、高密度脂蛋白(HDL)与临床心血管病事件发生密切相关。

一、护理评估

(一)健康史
(1)询问患者病史,主要是引起高脂血症的相关疾病,如有无糖尿病、甲状腺功能减退症、肾病综合征、透析、肾移植、胆道阻塞等。

(2)询问患者有无高脂饮食、嗜好油炸食物、酗酒、运动少等不良生活和饮食习惯。

(二)临床表现
患者血脂中一项或多项脂质检测指标超过正常值范围。此外,部分患者的临床特征是眼睑黄斑瘤、肌腱黄色瘤及皮下结节状黄色瘤(好发于肘、膝、臀部)。易伴发动脉粥样硬化、肥胖或糖尿病。少数患者有肝、脾大。此外,患者常有眩晕、心悸、胸闷、健忘、肢体麻木等自觉症状,但多数患者虽血脂高而无任何自觉症状。

(三)实验室及其他检查
1.血脂

常规检查血浆 TC 和 TG 的水平。我国血清 TC 的理想范围是低于 5.20 mmol/L,5.23～5.69 mmol/L 为边缘升高,高于 5.72 mmol/L 为升高。TG 的合适范围是低于1.70 mmol/L,高于1.70 mmol/L 为升高。

2.脂蛋白

正常值 LDL<3.12 mmol/L,3.15～3.61 mmol/L 为边缘升高,>3.64 mmol/L 为升高;正常 HDL≥1.04 mmol/L,<0.91 mmol/L 为减低。

(四)心理-社会状况
了解老年患者对高脂血症的认识和患病的态度、治疗的需求。

二、主要护理诊断

(一)活动无耐力
活动无耐力与肥胖导致体力下降有关。

(二)知识缺乏
患者缺乏高脂血症的有关知识。

(三)个人应对无效
个人应对无效与不良饮食习惯有关。

三、护理目标

(1)患者体重接近或恢复正常。

(2)患者血脂指标恢复正常或趋于正常。

(3)患者自觉饮食习惯得到纠正。

四、主要护理措施

(一)建立良好的生活习惯,纠正不良的生活方式

1.饮食

由于降血脂药物的不良反应及考虑治疗费用,并且大部分人经过饮食控制可以使血脂水平有所下降,故提倡首先采用饮食治疗。饮食控制应长期坚持地进行。膳食宜清淡、低脂肪。烹调食用油用植物油,每天低于 25 g。少吃动物脂肪、内脏、甜食、油炸食品及含热量较高的食品,宜多吃新鲜蔬菜和水果,少饮酒、不吸烟。设计饮食治疗方案时应仔细斟酌膳食,尽可能与患者的生活习惯相吻合,以便使患者可接受而又不影响营养需要的最低程度。主食每天不要超过300 g,可适当饮绿茶,以利降低血脂。

2.休息

生活要有规律,注意劳逸结合,保证充足睡眠。

3.运动

鼓励老年人进行适当的体育锻炼,如散步、慢跑、太极拳、门球等,不仅能增加脂肪的消耗、减轻体重,而且可减轻高脂血症。活动量应根据患者的心脑功能、生活习惯和身体状况而定,提倡循序渐进,不宜剧烈运动。运动后个人最大心率的 80%,若经过饮食和调节生活方式达半年以上,血脂仍未降至正常水平,则可考虑使用药物治疗。

(二)用药护理

对饮食治疗无效,或有冠心病、动脉粥样硬化等危险因素的患者应考虑药物治疗。治疗前应向患者进行药物治疗目的、药物的作用与不良反应等方面的详细指导,以利长期合作。向患者详述服药的剂量和时间,并定期随诊,监测血脂水平。常用的调节血脂药有以下几种。

1.羟甲基戊二酰辅酶 A(HMG-CoA)

主要能抑制胆固醇的生物合成。

2.贝特类

此类药不良反应较轻微,主要有恶心、呕吐、腹泻等胃肠道症状。肝肾功能不全者忌用。

3.胆酸螯合树脂质

此类药阻止胆酸或胆固醇从肠道吸收,使其随粪便排出。不良反应有胀气、恶心、呕吐、便秘,并干扰叶酸、地高辛、甲状腺素及脂溶性维生素的吸收。

4.烟酸

有明显的调脂作用。主要不良反应有面部潮红、瘙痒、胃肠道症状。

(三)心理护理

主动关心患者,耐心解答其各种问题,使患者明了本病经过合理的药物和非药物治疗病情可控制;解除患者思想顾虑,使其保持乐观情绪,树立战胜疾病的信心,并长期坚持治疗,以利控制病情。

五、健康教育

(1)向患者及其家属讲解老年高脂血症的有关知识,使其明了糖尿病、肾病综合征和甲减等可引起高脂血症,积极治疗原发病。

(2)引导患者及其家属建立健康的生活方式,坚持低脂肪、低胆固醇、低糖、清淡的饮食原则,控制体重;生活规律,坚持运动,劳逸结合;戒烟、戒酒。

(3)嘱咐患者严格遵医嘱服药,定期监测血脂、肾功能等。

(翟迎春)

第五节 肥 胖 症

肥胖症指体内脂肪堆积过多和/或分布异常、体重增加,是包括遗传和环境因素在内的多种因素相互作用所引起的慢性代谢性疾病。肥胖症分单纯性肥胖症和继发性肥胖症两大类。临床上无明显内分泌及代谢性病因所致的肥胖症,称单纯性肥胖症。若作为某些疾病的临床表现之一,称为继发性肥胖症,约占肥胖症的 1%。据估计,在西方国家成年人中,约有半数人超重和肥胖。我国肥胖症患病率也迅速上升,据《中国居民营养与健康现状(2004 年)》中报道,我国成人超重率为 22.8%,肥胖率为 7.1%。肥胖症已成为重要的世界性健康问题之一。

一、病因与发病机制

病因未明,被认为是包括遗传和环境因素在内的多种因素相互作用的结果。总的来说,脂肪的积聚是由于摄入的能量超过消耗的能量。

(一)遗传因素

肥胖症有家族聚集倾向,但遗传基础未明,也不能排除共同饮食、活动习惯的影响。

(二)中枢神经系统

体重受神经系统和内分泌系统双重调节,最终影响能量摄取和消耗的效应器官而发挥作用。

(三)内分泌系统

肥胖症患者均存在血中胰岛素升高,高胰岛素血症可引起多食和肥胖。

(四)环境因素

通过饮食习惯和生活方式的改变,如坐位生活方式、体育运动少、体力活动不足使能量消耗减少、进食多、喜甜食或油腻食物,使摄入能量增多。

(五)其他因素

(1)与棕色脂肪组织(BAT)功能异常有关:可能由于棕色脂肪组织产热代谢功能低下,使能量消耗减少。

(2)肥胖症与生长因素有关:幼年起病者多为增生型或增生肥大型,肥胖程度较重,且不易控制;成年起病者多为肥大型。

(3)调定点说:肥胖者的调定点较高,具体机制仍未明了。

二、临床表现

肥胖症可见于任何年龄,女性较多见,多有进食过多和/或运动不足、肥胖家族史。引起肥胖症的病因不同,其临床表现也不相同。

(一)体型变化

脂肪堆积是肥胖的基本表现。脂肪组织分布存在性别差异,通常男性型主要分布在腰部以上,以颈项部、躯干部为主,称为苹果形。女性型主要分布在腰部以下,以下腹部、臀部、大腿部为主,称为梨形。

(二)心血管疾病

肥胖患者血容量、心排血量均较非肥胖者增加而加重心脏负担,引起左心室肥厚、扩大;心肌脂肪沉积导致心肌劳损,易发生心力衰竭。由于静脉回流障碍,患者易发生下肢静脉曲张、栓塞性静脉炎和静脉血栓形成。

(三)内分泌与代谢紊乱

常有高胰岛素血症、动脉粥样硬化、冠心病等,且糖尿病发生率明显高于非肥胖者。

(四)消化系统疾病

胆石症、胆囊炎发病率高,慢性消化不良、脂肪肝、轻至中度肝功能异常较常见。

(五)呼吸系统疾病

由于胸壁肥厚,腹部脂肪堆积,使腹内压增高、横膈升高而降低肺活量,引起呼吸困难。严重者导致缺氧、发绀、高碳酸血症,可发生肺动脉高压和心力衰竭,还可引起睡眠呼吸暂停综合征及睡眠窒息。

(六)其他

恶性肿瘤发生率升高,如女性子宫内膜癌、乳腺癌;男性结肠癌、直肠癌、前列腺癌发生率均升高。因长期负重易发生腰背及关节疼痛。皮肤皱褶易发生皮炎、擦烂、并发化脓性或真菌感染。

三、医学检查

肥胖症的评估包括测量身体肥胖程度、体脂总量和脂肪分布,其中后者对预测心血管疾病危险性更为准确。常用测量方法如下。

(一)体重指数(BMI)

测量身体肥胖程度,BMI＝体重(kg)/身长(m)^2,是诊断肥胖症最重要的指标。我国成年人BMI≥24为超重,≥28为肥胖。

(二)腰围(WC)

目前认为测定腰围更为简单可靠,是诊断腹部脂肪积聚最重要的临床指标。WHO建议男性WC＞94 cm、女性 WC＞80 cm 为肥胖。中国肥胖问题工作组建议,我国成年男性WC≥85 cm,女性WC≥80 cm为腹部脂肪积蓄的诊断界限。

(三)腰臀比(WHR)

反映脂肪分布。腰围测量髂前上棘和第12肋下缘连线的中点水平,臀围测量环绕臀部的骨盆最突出点的周径。正常成人 WHR 男性＜0.90,女性＜0.85,超过此值为中央性(又称腹内型或内脏型)肥胖。

（四）CT 或 MRI

计算皮下脂肪厚度或内脏脂肪量。

（五）其他

身体密度测量法、生物电阻抗测定法、双能 X 线（DEXA）吸收法测定体脂总量等。

四、诊断要点

目前国内外尚未统一。根据病史、临床表现和判断指标即可诊断。在确定肥胖后，应鉴别单纯性或继发性肥胖症，并注意肥胖症并非单纯体重增加。

五、治疗

治疗要点：减少热量摄取、增加热量消耗。

（一）行为治疗

教育患者采取健康的生活方式，改变饮食和运动习惯，并自觉地长期坚持。

（二）营养治疗

控制总进食量，采用低热量、低脂肪饮食。对肥胖患者应制订能为之接受、长期坚持下去的个体化饮食方案，使体重逐渐减轻到适当水平，再继续维持。

（三）体力活动和体育运动

体力活动和体育运动与医学营养治疗相结合，并长期坚持，尽量创造多活动的机会、减少静坐时间，鼓励多步行。运动方式和运动量应适合患者具体情况，注意循序渐进，有心血管并发症和肺功能不好的患者必须更为慎重。

（四）药物治疗

长期用药可能产生药物不良反应及耐药性，因而选择药物必须十分慎重，减重药物应根据患者个体情况在医师指导下应用。

（五）外科治疗

外科治疗仅用于重度肥胖、减重失败、又有能通过体重减轻而改善的严重并发症者。对伴有糖尿病、高血压和心肺功能疾病的患者应给予相应监测和处理。可选择使用吸脂术、切脂术和各种减少食物吸收的手术，如空肠回肠分流术、胃气囊术、小胃手术或垂直结扎胃成形术等。

（六）继发性肥胖

应针对病因进行治疗。

六、护理诊断/问题

（一）营养失调

高于机体需要量与能量摄入和消耗失衡有关。

（二）身体意像紊乱

身体意像紊乱与肥胖对身体外形的影响有关。

（三）有感染的危险

有感染的危险与机体抵抗力下降有关。

七、护理措施

(一)安全与舒适管理

肥胖症患者的体育锻炼应长期坚持,并提倡进行有氧运动,包括散步、慢跑、游泳、跳舞、太极拳、球类活动等,运动方式根据年龄、性别、体力、病情及有无并发症等情况确定。

(1)评估患者的运动能力和喜好。帮助患者制订每天活动计划并鼓励实施,避免运动过度和过猛。

(2)指导患者固定每天运动的时间。每次运动 30~60 分钟,包括前后 10 分钟的热身及整理运动,持续运动 20 分钟左右。如出现头昏、眩晕、胸闷或胸痛、呼吸困难、恶心、丧失肌肉控制能力等应停止活动。

(二)饮食护理

(1)评估。评估患者肥胖症的发病原因,仔细询问患者单位时间内体重增加的情况、饮食习惯,了解患者每天进餐量及次数,进食后感觉和消化吸收情况,排便习惯。有无气急、行动困难、腰痛、便秘、怕热、多汗、头晕、心悸等伴随症状及其程度。是否存在影响摄食行为的精神心理因素。

(2)制订饮食计划和目标。与患者共同制订适宜的饮食计划和减轻体重的具体目标,饮食计划应为患者能接受并长期坚持的个体化方案,护士应监督和检查计划执行情况,使体重逐渐减轻(每周降低0.5~1 kg)直到理想水平并保持。①热量的摄入:采用低热量、低脂肪饮食,控制每天总热量的摄入。②采用混合的平衡饮食,合理分配营养比例,进食平衡饮食:饮食中蛋白质占总热量的 15%~20%,碳水化合物占 50%~55%,脂肪占 30%以下。③合理搭配饮食:饮食包含适量优质蛋白质、复合糖类(如谷类)、足量的新鲜蔬菜(400~500 g/d)和水果(100~200 g/d)、适量维生素及微量营养素。④养成良好的饮食习惯:少食多餐、细嚼慢咽、蒸煮替代煎炸、粗细搭配、少脂肪多蔬菜、多饮水、停止夜食及饮酒、控制情绪化饮食。

(三)疾病监测

定期评估患者营养状况和体重的控制情况,观察生命体征、睡眠、皮肤状况,动态观察实验室有关检查的变化。注意热量摄入过低可引起衰弱、脱发、抑郁、甚至心律失常,应严密观察并及时按医嘱处理。对于焦虑的患者,应观察焦虑感减轻的程度,有无焦虑的行为和语言表现;对于活动无耐力的患者,应观察活动耐力是否逐渐增加,能否耐受日常活动和一般性运动。

(四)用药护理

对使用药物辅助减肥者,应指导患者正确服用,并观察和处理药物的不良反应。①服用西布曲明患者可出现头痛、口干、畏食、失眠、便秘、心率加快、血压轻度升高等不良反应,故禁用于冠心病、充血性心力衰竭、心律失常和脑卒中的患者。②奥利司他主要不良反应为胃肠胀气、大便次数增多和脂肪便。由于粪便中含有脂肪多而呈烂便、脂肪泻、恶臭,肛门常有脂滴溢出而容易污染内裤,应指导患者及时更换,并注意肛周皮肤护理。

(五)心理护理

鼓励患者表达自己的感受;与患者讨论疾病的治疗及预后,增加战胜疾病的信心;鼓励患者自身修饰;加强自身修养,提高自身的内在气质;及时发现患者情绪问题,及时疏导,严重者建议心理专科治疗。

八、健康指导

(一)预防疾病

加强患者的健康教育,特别是有肥胖家族史的儿童,妇女产后及绝经期,男性中年以上或病后恢复期尤应注意。说明肥胖对健康的危害,使其了解肥胖症与心血管疾病、高血压、糖尿病、血脂异常等密切相关。告知肥胖患者体重减轻5%～10%,就能明显改善以上与肥胖相关的心血管病危险因素以及并发症。

(二)管理疾病

向患者宣讲饮食、运动对减轻体重及健康的重要性,指导患者坚持运动,并养成良好的进食习惯。

(三)康复指导

运动要循序渐进并持之以恒,避免运动过度或过猛,避免单独运动;患者运动期间,不要过于严格控制饮食;运动时注意安全,运动时有家属陪伴。

(翟迎春)

第八章

心外科护理

第一节 心脏手术的常规护理

一、心脏外科疾病手术一般护理常规

（一）术前护理

（1）重度心力衰竭、夹层动脉瘤、心脏黏液瘤患者术前绝对卧床休息。一般患者多卧床休息，限制活动。心悸、气短或呼吸困难者协助取半坐位并吸氧。

（2）给予高蛋白、高能量、含丰富维生素、易消化饮食；心力衰竭、水肿患者予以低盐饮食。

（3）做好术前准备和指导。①术前戒烟、戒酒2周以上。②冠脉搭桥患者术前一周停用抗凝药；服洋地黄类药者心率低于60次/分时停药。③指导患者练习深呼吸、有效咳嗽、排痰、高半坐卧位等，体验拍背的感受。④指导患者术前禁食、沐浴、更衣。⑤测量身高及体重；备好胸片、胸腔引流瓶及术中用药。⑥清洁口腔，取下活动义齿及首饰，遵医嘱给术前用药。

（二）术后护理

（1）行体外循环的患者术后按体外循环心内直视术护理常规。

（2）全麻术后患者未清醒前取平卧位，头偏向一侧。麻醉醒后，可采取高半坐卧位，有利呼吸和引流。

（3）根据患者的耐受程度，鼓励术后早期活动，逐渐增加活动量。麻醉清醒后，鼓励患者床上活动，如深呼吸、四肢主动活动及间歇翻身等。手术后第2～3天开始，尝试下床活动。先坐床沿片刻，做深呼吸和咳嗽；再床旁站立，试着站立排尿，并稍走动或椅子上略坐片刻，再逐渐增加活动量。

（4）患者术后全身麻醉清醒及恶心、呕吐消失后，可逐步进食。其他术后6小时可逐渐恢复饮食。

（5）保持呼吸道通畅，预防肺部感染。鼓励患者咳嗽、排痰，给予翻身、拍背，雾化吸入每4小时一次。呼吸机辅助呼吸者，给予定时吸痰。

（6）密切观察患者生命体征及神志、尿量、中心静脉压、左房舒张末压（简称左房压）、氧饱和度、引流量、皮肤温度及湿度的变化。

(7)遵医嘱予以补液、输血、抗感染等治疗,严格掌握输液、输血的速度。用微量泵输入正性肌力、血管扩张等特殊药物时,并观察药物疗效及不良反应。

(8)注意手术切口敷料清洁、干燥,观察有无渗血、渗液,预防切口感染。一般胸部切口7~9天拆除缝线。

(9)保持各引流管通畅,注意引流液的性质和量。安置胸腔闭式引流装置者按其护理常规。禁食及留置胃管患者做好口腔护理;留置导尿管的患者做好会阴部护理。

(10)保持急救物品、药品的完好。

二、体外循环心内直视术护理常规

(1)按全身麻醉后护理常规。

(2)了解患者手术、麻醉、术毕恢复心脏循环等情况,妥善固定各种管道,给予患者保暖。

(3)严密监测患者生命体征、神志、尿量、中心静脉压、左心房压、血气分析、凝血功能等,注意低心排血症、酸碱平衡失衡和电解质紊乱、低体温、代谢性酸中毒、代谢性碱中毒、低血钾、肾功能减退、呼吸功能障碍等。

(4)密切观察呼吸机辅助呼吸的情况,及时吸痰,保持呼吸道通畅和有效呼吸。

(5)观察胸腔引流液的量和性状,评估渗血量。

(6)根据患者中心静脉压、左心房压及渗血量,补充血容量。如血容量补足后,仍有低心排血症,需及时报告医师,遵医嘱滴注正性肌力药物,如多巴胺、肾上腺素、多巴酚丁胺等。必要时,应用降低后负荷扩容药物,如硝普钠、酚妥拉明、硝酸甘油等。

(7)及时纠正酸碱平衡失调和电解质紊乱。

三、动脉导管未闭手术护理常规

按心脏外科疾病手术一般护理常规及体外循环心内直视术护理常规。

(一)护理评估

(1)评估患者的生长发育及营养状况、健康史,了解既往病史及治疗经过。

(2)评估患者活动后心悸、气促、疲乏的程度,有无左心衰竭。了解有无感冒或呼吸道感染等,有无呼吸困难、咳嗽、肺部干湿啰音等表现。

(3)了解患者心脏检查、心电图、X线、超声心动图等检查结果。

(4)了解患者及家属对疾病和手术的认识,有无恐惧、害怕等心理表现。

(二)护理措施

1.术前护理

(1)注意保暖,防止呼吸道感染。

(2)心悸、气短或呼吸困难者协助取半坐位并吸氧。

(3)给予高蛋白、高能量、含丰富维生素、易消化饮食。有心力衰竭者予以低盐饮食。

(4)按心脏外科疾病手术一般护理常规做好术前准备。

2.术后护理

(1)术后病情许可后帮助患者取半坐卧位。

(2)监测生命体征及病情变化,预防并发症。密切观察患者的呼吸频率、节律、幅度及听诊两肺呼吸音。术后出现声音嘶哑等喉返神经损伤症状时,早期禁水、禁食,以防误吸,同时遵医嘱使用激素及 B 族维生素等神经营养药。

(3)保持呼吸道通畅,定时为患者翻身、拍背并行雾化吸入。给予麻醉未醒或咳嗽无力的患者吸痰,防止呼吸道感染。

(4)保持手术切口清洁干燥,防止感染。

(5)遵医嘱使用镇静、镇痛药物,保持患者情绪稳定。严格控制液体入量,遵医嘱予药物控制血压。

(6)保持胸腔引流管的通畅,间断挤压引流管,注意观察引流液的量及性状。

(三)健康指导

(1)交代患者出院后,术后半年内避免剧烈运动。

(2)出院后 3 个月复查。如有倦怠、发热等不适,随时就诊。

四、房间隔缺损修补术护理常规

按心脏外科疾病手术一般护理常规及体外循环心内直视术护理常规。

(一)护理评估

(1)评估患者生长发育、营养状况及健康史,了解既往病史,有无反复出现上呼吸道感染。

(2)评估患者有无劳累后气促、心悸、心房颤动,有无右心衰竭、呼吸道感染等。

(3)了解患者心脏检查、X 线、心功能检查、心电图等检查结果。

(4)评估患者对疾病和手术的了解程度及心理状态。

(二)护理措施

1.术前护理

(1)注意保暖,防止呼吸道感染。

(2)气促、心悸者协助取半坐位并吸氧。

(3)给予高蛋白、高能量、含丰富维生素、易消化饮食。

(4)按心脏外科疾病手术一般护理常规做好术前准备。

2.术后护理

(1)术后病情许可后帮助患者取半坐卧位。

(2)术后麻醉清醒及无恶心、呕吐后逐渐恢复饮食及活动。

(3)严密观察病情,监测心率、心律,有无心律失常。听诊有无残余分流的心脏杂音。

(4)保持呼吸道通畅,定时为患者翻身、拍背并行雾化吸入。对于麻醉未醒或咳嗽无力的患者给予吸痰,防止呼吸道感染。

(5)保持手术切口清洁干燥,防止感染。

(6)遵医嘱给予抗心律失常药物,观察药物的疗效。

(7)保持胸腔引流管的通畅,间断挤压引流管,注意观察引流液的量及性状。

(三)健康指导

(1)交代患者及家属半年内患者避免剧烈活动。

(2)保持手术切口清洁干燥,以免感染。

(3)出院后 3 个月复查。如有不适,随时就医。

五、室间隔缺损修补术护理常规

按心脏外科疾病手术一般护理常规及体外循环心内直视术护理常规。

(一)护理评估

(1)了解患者既往病史,有无发育不良、反复呼吸道感染、右心衰竭、肺动脉高压等。

(2)评估有无劳累后气促、心悸,有无心前区隆起,有无心脏杂音。

(3)了解患者心电图、X线、超声心动图等检查结果。

(4)评估患者对疾病和手术的了解程度及心理状况。

(二)护理措施

1.术前护理

(1)注意保暖,防止呼吸道感染。

(2)气促、心悸者协助取半坐位并吸氧。

(3)给予高蛋白、高能量、含丰富维生素、易消化饮食。

(4)按心脏外科疾病手术一般护理常规做好术前准备。

2.术后护理

(1)术后麻醉清醒后,根据病情许可帮助患者取半坐卧位。

(2)术后麻醉清醒及无恶心、呕吐后逐渐恢复饮食及活动。

(3)严密监测心率、心律的变化,及时处理心律失常。

(4)保持呼吸道通畅,定时为患者翻身、拍背并行雾化吸入。对于麻醉未醒或咳嗽无力的患者给予吸痰,防止呼吸道感染。

(5)术后早期应控制静脉输入晶体溶液,以 $1\ mL/(kg \cdot h)$ 为宜,并保持左房压不高于中心静脉压。

(6)注意听诊有无残余分流的心脏杂音,观察是否有影响心脏功能或康复的危险因素。评估是否存在残余分流,如术后血流动力学不稳定、心功能差等。

(7)预防肺高压危象发生。术前有肺高压的患者,术后延长呼吸机辅助呼吸的时间,尽可能减少镇静、吸痰及体疗次数;延长吸氧时间。

(三)健康指导

(1)半年内避免剧烈活动。

(2)保护手术切口清洁、干燥,防止感染。

(3)出院后3个月复查。如出现气促、发绀等不适时,立即就医。

六、法洛四联症手术护理常规

按心脏外科疾病手术一般护理常规及体外循环心内直视术护理常规。

(一)护理评估

(1)评估患者的健康史,了解既往病史,有无发育不良等。

(2)评估缺氧程度,如是否有发绀、杵状指、活动受限等。

(3)了解患者心脏检查、心电图、X线、超声心动图等检查结果。

(4)评估患者的心理反应,如有无社会适应能力差、对父母过分依赖、焦虑、恐惧、易激惹哭闹等。

(二)护理措施

1.术前护理

(1)嘱患者多卧床休息,每天予以吸氧30分钟。

(2)给予高蛋白、高能量、含丰富维生素、易消化饮食。鼓励患者多饮水,每3～4小时1次,每次200 mL,必要时静脉补液。

(3)做好心理护理及术前指导,避免哭闹、用力排便、感染、贫血、寒冷及创伤等可加重缺氧的因素。

(4)按心脏外科疾病手术一般护理常规做好术前准备。

2.术后护理

(1)术后麻醉清醒后,根据病情许可帮助患者取半坐卧位。

(2)术后麻醉清醒及无恶心、呕吐后逐渐恢复饮食及活动。

(3)严密监测心率及心律的变化。带有临时起搏器的患者应固定好起搏导线,按安装心脏起搏器护理常规。

(4)保持呼吸道通畅,定时为患者翻身、拍背并行雾化吸入。术后减少不必要的气管插管及辅助通气,特别注意呼吸道护理,防止呼吸道并发症,如肺部感染、灌注肺等的发生。

(5)术后每小时记录引流液的量及性质,保证引流管通畅;及时发现并处理急性出血,防止出现心包压塞。

(三)健康指导

(1)指导患者及家属出院后视病情逐渐增加活动量,避免剧烈活动。注意保暖,以免受凉感冒。

(2)交代家属出院3个月后复查B超、胸部X片及ECG。出现发绀、气促、水肿等异常时,立即就医。

(3)指导和鼓励家属加强小儿早期心理和智力教育,尽力减小疾病对小儿的影响。

七、心脏瓣膜置换手术护理常规

按心脏外科疾病手术一般护理常规及体外循环心内直视术护理常规。

(一)护理评估

(1)评估患者健康史,了解既往病史及治疗经过。

(2)评估患者血压、体温、心率、心律及呼吸。观察面色、神志、水肿、尿量的变化,有无劳累后气促、阵发性呼吸困难、端坐呼吸,有无心力衰竭等表现。

(3)了解患者心脏检查、心脏B超、凝血功能等检查结果。

(4)评估患者对手术的接受程度及心理状况。

(二)护理措施

1.术前护理

(1)进食高蛋白、清淡及易消化的食物。

(2)卧床休息,减少活动,必要时氧气吸入。

(3)按心脏外科疾病手术一般护理常规做好术前准备。

2.术后护理

(1)术后麻醉清醒后,根据病情许可帮助患者取半坐卧位。

(2)术后麻醉清醒及无恶心、呕吐后逐渐恢复饮食及活动。饮食宜高蛋白、低盐、丰富维生素(不宜进食含丰富维生素K的食物,如菠菜、猪肝、番茄等)的饮食,保持大便通畅。

(3)遵医嘱给药和注意药物的不良反应。①机械瓣置换者定时口服抗凝药,仔细观察牙龈、眼结膜、皮下、鼻有无出血征象,询问女患者是否存在月经量过多等抗凝药过量的现象。出现异常及时处理。②每天清晨测心率,如心率少于 60 次/分,立即报告医师且停止给服地高辛。③服利尿药时,注意观察有无血钾、钠异常表现,维持电解质平衡。

(4)预防肺部感染、压疮等并发症。指导有效咳嗽、排痰,定时拍背,雾化吸入。保持皮肤清洁干燥,预防压疮。

(5)严密观察病情,注意监听瓣膜音质,发现心脏杂音及时通知医师。

(6)给予心理安抚,鼓励患者学会自我护理。

(三)健康指导

(1)指导患者出院后适当活动和劳动,以不感觉心悸、气促为宜。忌烟、忌酒,避免暴饮暴食。

(2)交代患者严格遵医嘱服药,学会自我监测出血倾向和测心率。服用抗凝药者定期复查PT,服用地高辛前自查心率,服利尿药时同时补钾等。

八、冠状动脉搭桥手术护理常规

在体外循环下行冠状动脉搭桥手术按体外循环心内直视术护理常规。非体外循环行冠状动脉搭桥手术按心脏外科疾病手术一般护理常规。

(一)护理评估

(1)评估健康史,了解既往病史及生活、饮食习惯。

(2)评估患者体温、脉搏、呼吸,面色及神志等情况;评估心绞痛的程度、发作时间的长短及频率。

(3)了解患者心脏检查、凝血功能、冠状动脉血管造影等检查结果。

(4)了解患者的心理状况,如有无焦虑、恐惧、悲观等不良情绪。

(二)护理措施

1.术前护理

(1)患者宜选择低脂肪、低胆固醇及足量蛋白质、维生素、粗纤维等饮食。

(2)遵医嘱控制心绞痛发作,必要时给予硝酸甘油持续静脉泵入。

(3)按心脏外科疾病手术一般护理常规做好术前准备。

(4)给予心理护理,消除患者焦虑、恐惧等不良情绪。

2.术后护理

(1)术后麻醉清醒后,根据病情许可帮助患者取半坐卧位。

(2)术后麻醉清醒及无恶心、呕吐后逐渐恢复饮食及活动。饮食宜选择低脂肪、低胆固醇、足够蛋白质、维生素与粗纤维等食物,保持大便通畅。

(3)观察患者术后病情改善情况,有无胸痛、胸闷、心绞痛等。

(4)保持切口敷料清洁、干燥,观察取大隐静脉处及胸部切口有无出血、渗液等。

(5)抬高取大隐静脉的肢体,减轻水肿,评估肢端温度、血运、感觉及运动情况等。发现异常,及时报告医师。

(6)遵医嘱给予抗凝等药物,并观察药物的疗效及不良反应。

(三)健康指导

(1)交代患者出院后逐渐增加活动量,坚持低脂肪、低胆固醇及含丰富粗纤维的饮食,养成定时排便的习惯,防止便秘。禁烟酒。

(2)定期复查。如果出现胸痛、胸闷、心绞痛等不适,及时赴医院就诊。

九、心脏黏液瘤手术护理常规

按心脏外科疾病手术一般护理常规及体外循环心内直视术护理常规。

(一)护理评估

(1)评估健康史及心理状况,了解既往病史及治疗经过。

(2)评估患者有无动脉栓塞的表现,如偏瘫、失语、肢体疼痛等;评估有无二尖瓣狭窄的表现,如心悸、气促、端坐呼吸、晕厥、咯血等;评估有无发热、消瘦、食欲缺乏、乏力、贫血等全身反应。

(3)了解患者心脏检查、X线胸片、凝血功能等检查结果。

(4)评估患者对心脏黏液瘤疾病及手术的认知程度,了解患者的心理状态。

(二)护理措施

1.术前护理

(1)患者给予绝对卧床休息,限制活动,以防瘤体嵌塞房室瓣瓣口导致猝死。

(2)对于贫血、心悸、呼吸困难者,给予氧气吸入。

(3)严密观察病情变化,一旦发现病情变化,立即报告医师,随时做好急救准备。

(4)及时做好术前准备,以便急症手术。

(5)给予患者心理安抚和疏导,缓解患者紧张情绪。

2.术后护理

(1)术后麻醉清醒后,根据病情许可帮助患者取半坐卧位。

(2)术后麻醉清醒及无恶心、呕吐后逐渐恢复饮食及活动。

(3)遵医嘱给予药物治疗,严格控制液体的输入量和速度,防止容量负荷过重,发生心力衰竭。

(4)严密观察病情变化,观察切口有无出血、渗液,保持切口敷料清洁、干燥和引流通畅。

(三)健康指导

(1)指导病患者出院后视病情适当活动,逐渐增加活动量,避免过度劳累。

(2)交代患者及家属如出现神志改变、肢体活动受限等异常情况及时就医。

十、心脏移植手术护理常规

按移植术、心脏外科疾病手术一般护理及体外循环心内直视术护理常规。

(一)护理评估

(1)了解患者既往疾病、手术、创伤、过敏史等,有无烟、酒嗜好。

(2)评估心脏疾病症状和体征、心力衰竭的程度。

(3)了解生命体征,实验室心、肝、肺、肾功能检查及X线、CT、MRI等影像学检查情况,供、受体移植配型及其他脏器的功能等。

(4)了解患者的家属和社会经济状况,患者对手术的认识和心理反应。

(二)护理措施

1.术前护理

(1)给予高蛋白、高碳水化合物、丰富维生素、低脂易消化饮食。

(2)遵医嘱使用强心、利尿、血管扩张、免疫抑制剂等;纠正酸碱及电解质紊乱,注意补镁;应用激化液等。

(3)改善肺功能,每天吸氧3次,每次30分钟;术前用地塞米松、抗生素及透明质酸酶溶液行雾化吸入;指导患者呼吸训练,如深呼吸、腹式呼吸、咳嗽训练等。

(4)术前对于睡眠不佳者,遵医嘱给予适当镇静药物。

(5)做好肠道准备。术前1天备皮,全身用氯己定溶液擦浴。

(6)术前除准备心脏外科常用药外,还应准备免疫抑制剂,如环孢素A(CSA)、甲泼尼龙、泼尼松、硫唑嘌呤等。

(7)准备严格消毒的无菌室及隔离病房,并备有监护仪、呼吸机、输液泵以及抢救药品和设备等。

(8)做好术前指导和心理护理,消除患者的焦虑和紧张心理。

2.术后护理

(1)评估手术、麻醉方式及术中情况。患者术后置于移植专用隔离病房,给予特级护理,严格执行消毒隔离制度,防止感染。

(2)根据麻醉方式取卧位,鼓励咳嗽,协助翻身、拍背。给予吸氧。

(3)严密观察体温、脉搏、呼吸、血压等病情变化。

(4)严密监测循环功能和血流动力学变化,及时掌握多功能监测仪、经皮脉搏氧饱和度测量、动脉持续测压、漂浮导管(6腔)动态测压、持续心排血量及混合静脉血氧饱和度监测、血流动力学等指标变化,尽早发现移植术后有无早期心脏衰竭,特别注意是否发生右心衰竭及肺动脉高压。

(5)术后根据胃肠功能恢复情况逐渐恢复饮食,注意饮食卫生。宜选择高热量、高蛋白、丰富维生素和富含膳食纤维的食物。

(6)维持2~3条有效静脉通路,保证各种药液顺利输注。定时、定量准确给药,尤其是免疫抑制剂。强调免疫抑制剂使用的个体化,即根据血药浓度水平、急性排斥反应的发生频率、肝肾功能状态等及时调整各时期的用药量,避免用量不足诱发排斥反应和用量过多易促发感染。

(7)监护移植术后心脏排斥反应:①超急性排斥反应多发生于术中早期,立即出现供心复跳困难。②急性排斥反应多发生于术后1~20周。③慢性排斥反应多发生在心脏移植1年以后。患者康复期如出现乏力、周身不适、食欲缺乏、活动后心悸、气短等症状时,应高度怀疑排斥反应。

(8)预防感染,最大限度降低感染的危险。做到:①操作前后严格洗手,出入移植病房更衣、换鞋、戴帽、口罩及严格限制入室人数。②病室内勿摆花卉及植物。③定时测量体温并记录。④观察身体所有穿刺置管部位的皮肤。⑤观察口腔有无真菌感染迹象。⑥及时听诊肺部呼吸音,观察呼吸道分泌物有无异常。⑦监测血常规,及时采集痰、尿及口腔、伤口表面分泌物标本进行细菌培养。必要时协助进行床旁X线胸片检查等。

(9)评估切口及引流情况。妥善固定引流管,保持引流通畅;观察、记录引流液的色、质、量;准确记录24小时出入水量。

(10)给予患者心理支持和鼓励,保持心情愉快和情绪稳定。

(三)健康指导

(1)交代患者严格按医嘱服用免疫抑制剂,不可随意自行停药或减量。

(2)加强营养,注意饮食卫生;养成良好的生活习惯,避免过度劳累。

(3)定期复查肝功能及血药浓度。如有不适,及时就诊。

（于晓燕）

第二节 心脏损伤

心脏损伤是暴力作为一种能量作用于机体,直接或间接转移到心脏所造成的心肌及其结构的损伤,直至心脏破裂。心脏损伤又有闭合性损伤和穿透性损伤的区别。

一、闭合性心脏损伤

心脏闭合性损伤又称非穿透性心脏损伤或钝性心脏损伤。实际发病率远比临床统计的要高。许多外力作用都可以造成心脏损伤,包括:①暴力直接打击胸骨传递到心脏;②车轮碾压过胸廓,心脏被挤压于胸骨椎之间;③腹部或下肢突然受到暴力打击,通过血管内液压作用到心脏;④爆炸时高击的气浪冲击。

(一)心包损伤

心包损伤指暴力导致的心外膜和/或壁层破裂与出血。

1.分类

心包是一个闭合纤维浆膜,分为脏、壁两层。心包伤分为胸膜-心包撕裂伤和膈-心包撕裂伤。

2.临床表现

单纯心包裂伤或伴少量血心包时,大多数无症状,但如果出现烦躁不安、气急、胸痛,特别当出现循环功能不佳、低血压和休克时,则应想到急性心脏压塞的临床征象。

3.诊断

(1)ECG:低电压、ST段和T波的缺血性改变。

(2)二维UCG:心包腔有液平段,心排幅度减弱,心包腔内有纤维样物沉积。

4.治疗

心包穿刺术(图8-1)、心包开窗探查术(图8-2)、开胸探查术。

(二)心肌损伤

所有因钝性暴力所致的心脏创伤,如果无原发性心脏破裂或心内结构(包括间隔、瓣膜、腱束或乳头肌)损伤,统称心肌损伤。

1.原因

一般是由于心脏与胸骨直接撞击,心脏被压缩所造成的不同程度心肌损伤,最常见的原因是汽车突然减速时方向盘的撞击。

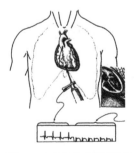

图8-1 心包穿刺示意图

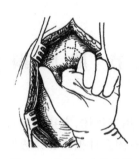

图 8-2　心包探查示意图

2.临床表现

主要症状取决于创伤造成心肌损伤的程度和范围。轻度损伤可无明显症状;中度损伤出现心悸、气短或一过性胸骨后疼痛;重度可出现类似心绞痛症状。

3.检查方法

ECG 轻度无改变,异常 ECG 分两类:①心律失常和传导阻滞。②复极紊乱。X 线片一般无明显变化。UCG 可直接观测心脏结构和功能变化,在诊断心肌挫伤以评估损伤程度上最简便、快捷、实用。

4.治疗

主要采用非手术治疗。①一般心肌挫伤的处理:观察 24 小时,充分休息检查 ECG 和 CPK-MD。②有CDA 者:在 ICU 监测病情变化,可进行血清酶测定除外 CAD。③临床上有低心排血量或低血压者:常规给予正性肌力药,必须监测中心静脉压,适当纠正血容量,避免输液过量。

(三)心脏破裂

闭合性胸部损伤导致心室或心房全层撕裂,心腔内血液进入心包腔和经心包裂口流进胸膜腔。患者可因急性心脏压塞或失血性休克而死亡。

1.原因

一般认为外力作用于心脏后,心腔易发生变形并吸收能量,当外力超过心脏耐受程度时,即出现原发性心脏破裂。

2.临床表现

血压下降、中心静脉压高、心动过速、颈静脉扩张、发绀、对外界无反应;伴胸部损伤,胸片显示心影增宽。

3.诊断

(1)ECG:观察 ST 段和 T 段的缺血性改变或有无心梗图形。

(2)X 线和 UCG:可提示有无心包积血和大量血胸的存在。

4.治疗

紧急开胸解除急性心脏压塞和修补心脏损伤是抢救心脏破裂唯一有效的治疗措施。

二、穿透性心脏损伤

该损伤以战时多见,按致伤物质不同可分为火器伤和刃器伤两大类。

(一)心脏穿透伤

1.临床表现

主要表现为失血性休克和急性心脏压塞。前者早期有口渴、呼吸浅、脉搏细、血压下降、烦躁不安和出冷汗;后者有呼吸急促、面唇发绀、血压下降、脉搏细速、颈静脉怒张并有奇脉。

2.诊断

(1)ECG:血压下降,ST 段和 T 波改变。

(2)UCG:诊断价值较大。

(3)心包穿刺:对急性心脏压塞的诊断和治疗都有价值。

3.治疗

快速纠正血容量,并迅速进行心包穿刺或同时在急诊室紧急气管内插管进行开胸探查。

(二)冠状动脉穿透伤

冠状动脉穿透伤是心脏损伤的一种特殊类型,即任何枪弹或锐器在损伤心脏的同时也刺伤冠状动脉,主要表现为心外膜下的冠状动脉分支损伤,造成损伤远侧冠状动脉供血不足。

(1)临床表现:单纯冠脉损伤,可出现急性心脏压塞或内出血征象。冠状动脉瘘者心前区可闻及连续性心脏杂音。

(2)诊断:较小分支损伤很难诊断;较大冠脉损伤,ECG 主要表现为创伤相应部位出现心肌缺血和心肌梗死图形。若心前区出现均匀连续性心脏杂音,则提示有外伤性冠状动脉瘘存在。

(3)治疗:冠脉小分支损伤可以结扎;主干或主要分支损伤可予以缝线修复;如已断裂则应紧急行 CAB 术。

三、护理问题

(一)疼痛

疼痛与心肌缺血有关。

(二)有休克的危险

休克与大量出血有关。

四、护理措施

(一)维持循环功能,配合手术治疗

(1)迅速建立静脉通路。

(2)在中心静脉压及肺动脉楔压监测下,快速补充血容量,积极抗休克治疗并做好紧急手术准备。

(二)维持有效的呼吸

(1)半卧位,吸氧;休克者取平卧位或中凹卧位。

(2)清除呼吸道分泌物,保持呼吸道通畅。

(三)急救处理

(1)心脏压塞的急救:一旦发生,应迅速进行心包穿刺减压术。

(2)凡确诊为心脏破裂者,应做好急症手术准备,充分备血。

(3)出现心脏停搏立即进行心肺复苏术。

(4)备好急救设备及物品。

(四)心理护理

严重心脏损伤者常出现极度窘迫感,应提供安静、舒适的环境,采取积极果断的抢救措施,向患者解释治疗的过程和治疗计划,使患者情绪稳定。

（于晓燕）

第三节　房间隔缺损

一、疾病概述

(一)概念

房间隔缺损(atrial septal defect,ASD)是左、右心房之间的间隔先天性发育不全导致的左、右心房之间形成异常通路,是常见的小儿先天性心脏病之一,占我国先天性心脏病发病率的5%～10%。

(二)病因与分类

1.病因

与胎儿发育的宫内环境因素、母体情况和遗传基因有关。

2.分类

房间隔缺损可分为原发孔缺损和继发孔缺损。

(1)原发孔缺损:位于冠状静脉窦口的前下方,缺损下缘靠近二尖瓣瓣环,多伴有二尖瓣大瓣裂缺。

(2)继发孔缺损:多见,位于冠状静脉窦后上方。绝大多数为单孔缺损,少数为多孔缺损,也有筛状缺损。根据缺损的解剖位置又分为中央型(卵圆孔型)、上腔型(静脉窦型)、下腔型和混合型。继发孔缺损常伴有其他心内畸形,如肺动脉瓣狭窄、二尖瓣狭窄等。

(三)临床表现

继发孔房间隔缺损分流量较小的患者,儿童期可无明显症状,常在体检时发现。一般到了青年期,才出现劳力性气促、乏力、心悸等症状,易出现呼吸道感染和右心衰竭。原发孔房间隔缺损伴有严重二尖瓣关闭不全者,早期可出现心力衰竭及肺动脉高压等症状。严重肺动脉高压时,可引起右向左分流,出现发绀、杵状指(趾)。

(四)治疗原则

以手术治疗为主,适宜的手术年龄为 2～5 岁。

1.非手术治疗

约 80% 的继发孔中央型房间隔缺损介入治疗是首选的治疗方式。通过介入性心导管术,应用双面蘑菇伞封堵缺损,具有创伤小、术后恢复快的特点,但费用较高。介入治疗禁忌证:原发孔型房间隔缺损及冠状静脉窦型房间隔缺损;合并必须手术治疗的其他心脏畸形;严重肺动脉高压导致右向左分流。

2.手术治疗

无症状但有右心房室扩大者应手术治疗,原发孔房间隔缺损、继发孔房间隔缺损合并肺动脉高压者应尽早手术。艾森门格综合征则是手术禁忌证。手术方法是在体外循环下切开右心房,直接缝合或修补缺损。

二、护理评估

(一)一般评估

1.生命体征

继发孔房间隔缺损患儿,当分流量较小时生命体征可正常;分流量大时出现心率、呼吸加快;若合并肺炎等感染症状时,体温可上升。出现心房颤动、右心衰竭时可有心律快慢不等、脉搏短促、脉压差缩小。

2.患者主诉

有无出现活动后气促、咳嗽、乏力、心悸、发绀或反复呼吸道感染等症状。

3.相关记录

患儿年龄、身高、体重、发育和营养情况。患儿家族遗传史,患儿母亲怀孕期间有无病毒感染,放射线接触史,服用苯丙胺、黄体酮等药物。患儿有无反复感冒、肺炎、心力衰竭等病史记录结果。

(二)身体评估

1.视诊

面部颜色是否苍白,有无发绀,剧烈哭闹时有无青紫,身体与同龄人相比有无生长发育迟缓、瘦弱,杵状指(趾),颈静脉有无怒张表现。有无肝大、腹水、下肢水肿(右心衰竭表现)。

2.触诊

心前区隆起,心界扩大,触诊可有抬举性搏动,少数可触及震颤。

3.听诊

肺动脉瓣区,即胸骨左缘第2～3肋间可闻及Ⅱ～Ⅲ级吹风样收缩期杂音,伴第二心音亢进和固定分裂。分流量大者心尖部可闻及柔和的舒张期杂音。肺动脉高压者,肺动脉瓣区收缩期杂音减轻,第二心音更加亢进和分裂。

(三)心理、社会评估

患者或家属对该疾病的认知程度及心理承受程度;患者家属对患者的关心程度、支持力度、家属对手术的期望值、对手术预后及家庭经济承受能力如何等。引导患者及家属正确配合疾病的治疗和护理。

三、主要护理问题

(一)急性疼痛

疼痛与手术切口有关。

(二)活动无耐力

活动无耐力与氧的供需失调有关。

(三)低效性呼吸型态

低效性呼吸型态与缺氧、手术、麻醉、应用呼吸机、体外循环、术后伤口疼痛有关。

(四)潜在并发症

1.急性左心衰竭

与术中、术后输液的量或速度未控制好有关。

2.心律失常

与右心房切口太靠近窦房结或上腔静脉阻断带太靠近根部而损伤窦房结有关。

四、主要护理措施

(一)休息与活动

休息是减轻心脏负担的重要方法,应多卧床休息,减少活动,尽量避免患儿过度哭闹,以免加重心脏负担,诱发心力衰竭。

(二)充分给氧

予以间断或持续吸氧,提高肺内氧分压,利于肺血管扩张,增加肺的弥散功能,纠正缺氧。

(三)饮食护理

提供合理的膳食结构,保证蛋白质、钾、铁、维生素及微量元素的摄入,给予高蛋白、高热量、富含维生素的饮食,进食避免过饱,保持大便通畅。婴儿喂奶时可用滴管滴入,以减轻患儿体力消耗。

(四)用药护理

严格按医嘱用药,并注意观察有无药物不良反应,发现问题及时处理,严格控制输液的量和速度等。

(五)心理护理

多关心、体贴患者,对患者家属的担心表示理解并予以安慰,鼓励患者说出恐惧、焦虑的内心感受,并认真耐心地回答其提问,以减轻焦虑或恐惧程度。介绍手术成功的实例,促进其与手术成功的患者交流,以增强患者的信心。向患者及家属详细说明手术方案,各种治疗护理的意义、方法、过程、配合要点与注意事项,让患者有充分的心理准备,并动员家属给患者以心理和经济方面的全力支持。

(六)健康教育

1.加强孕期保健

妊娠早期适量补充叶酸,积极预防风疹、流感等病毒性疾病,并避免与发病有关的因素接触,保持健康的生活方式。

2.合理饮食

食用富含高蛋白、高维生素、易消化的食物,保证充足的营养,以利生长发育。

3.休息和活动

养成良好的起居习惯,交代患儿活动范围、活动量及方法,逐步增加活动量,避免劳累。

4.遵医嘱服药

严格遵医嘱服用药物,不可随意增减药物剂量,并按时复诊。

5.自我保健

教会患儿家属观察用药后反应及疾病康复情况,如尿量、脉搏、体温、血压、皮肤颜色、术后切口情况等,出现不适时随诊。

（于晓燕）

第四节　室间隔缺损

一、疾病概述

(一)概念

室间隔缺损(ventricular septal defect,VSD)是指室间隔在胎儿期因发育不全导致的左、右心室之间形成异常通路,在心室水平产生左向右的血液分流。可单独存在,也可为复杂先天性心脏病合并室间隔缺损。室间隔缺损在所有先天性心脏病中发病率最高,约占我国先天性心脏病发病率的 20%~30%。

(二)病因与分类

病因与胎儿发育的宫内环境因素、母体情况和遗传基因有关。根据缺损解剖位置不同,分为膜部缺损、漏斗部缺损和肌部缺损,其中以膜部缺损最多,肌部缺损最少见。

(三)临床表现

1.症状

缺损小、分流量小者一般无明显症状。缺损大、分流量大者在出生后即出现症状,婴儿期可表现为反复发生呼吸道感染、充血性心力衰竭、喂养困难和发育迟缓;能度过婴幼儿期的较大室间隔缺损则表现为活动耐力较同龄人差,有劳累后气促、心悸;发展为进行性梗阻性肺动脉高压者,逐渐出现发绀和右心衰竭。室间隔缺损患者易并发感染性心内膜炎。

2.体征

胸骨左缘 2~4 肋间闻及Ⅲ级以上粗糙响亮的全收缩期杂音,向四周广泛传导。分流量大者,心前区轻度隆起,收缩期杂音最响的部位可触及收缩期震颤,心尖部可闻及柔和的功能性舒张中期杂音。肺动脉高压导致分流量减少者,收缩期杂音逐渐减轻,甚至消失,而肺动脉瓣区第二心音显著亢进,分裂明显,并可伴肺动脉瓣关闭不全的舒张期杂音。

(四)治疗原则

1.非手术治疗

缺损小、无血流动力学改变者,可门诊随访观察,有自行闭合的可能。导管伞封堵法是近年来治疗室间隔缺损的新方法,该方法创伤小,但目前仅适用于严格选择的病例,远期效果尚需进一步评估。

2.手术治疗

缺损大和分流量大或伴肺动脉高压的婴幼儿,应尽早手术;缺损较小,已有房室扩大者需在学龄前手术;合并心力衰竭或细菌性心内膜炎者需控制症状后方能手术。艾森门格综合征是手术禁忌证。主要手术方法是在低温体外循环下行心内直视修补术。

二、护理评估

(一)一般评估

1.生命体征

间隔缺损患儿,当缺损小、分流量较小时,生命体征常无变化;当分流量大时可出现心率加快或有心律不齐;若合并呼吸道感染或肺部感染时,体温可偏高,呼吸频率常达每分钟 30～40 次。严重病例可出现血压不稳定改变。

2.患者主诉

有无出现活动后气促、心悸、咳嗽、疲倦乏力、发绀或反复呼吸道感染等症状。

3.相关记录

患儿年龄、身高、体重、发育和营养情况。患儿家族遗传史,患儿母亲怀孕期间有无病毒感染,放射线接触史,服用苯丙胺、黄体酮等药物。患儿有无反复感冒、肺炎、心力衰竭症状,近期是否服用抗凝药物或其他药物史等病史记录结果。既往有无出血性疾病和出凝血系统的异常,有无颅脑外伤史或其他伴随疾病。

(二)身体评估

1.局部

术前评估患者的生命体征及心肺功能状况,包括是否出现心悸、气短、乏力、呼吸困难、发绀等表现。

2.全身表现

全面体格检查,了解重要器官功能状态;评估患者的饮食习惯,生长发育和营养状况;评估患者活动耐力和自理能力,判断其对手术的耐受力。

(三)心理、社会评估

1.认知程度

评估患者和家属对疾病、治疗方案、手术风险、术前配合、术后康复和预后知识的了解和掌握程度。

2.心理状态

评估患者和家属对接受手术、可能导致的并发症、生理功能的变化和预后是否存在焦虑、恐惧和无助的心理。评估患者常见的心理反应,识别并判断其所处的心理状态。

3.社会支持系统

评估患者家属的经济承受程度,家庭和所在社区的社会支持网。

三、主要护理问题

(一)生长发育迟缓

生长发育迟缓与先天性心脏病引起缺氧、疲乏、心功能减退、营养摄入不足有关。

(二)焦虑与恐惧

焦虑、恐惧与陌生环境、心脏疾病、手术和使用呼吸机等仪器有关。

(三)心排血量减少

心排血量减少与心脏疾病、心功能减退、血容量不足、心律失常、水与电解质失衡等有关。

(四)气体交换障碍

气体交换障碍与缺氧、手术、麻醉、应用呼吸机、体外循环、术后伤口疼痛等有关。

(五)潜在并发症

感染、心律失常、急性左心衰竭、急性心脏压塞、肾功能不全、脑功能障碍等。

四、主要护理措施

(一)休息与运动

休息是减轻心脏负担的重要方法,术后早期应多卧床休息,减少活动,尽量避免患儿过度哭闹,以免加重心脏负担,诱发或加重心力衰竭。病情稳定后应鼓励患者逐渐下床活动及功能恢复锻炼。

(二)饮食与营养

提供合理的膳食结构,保证蛋白质、钾、铁、维生素及微量元素的摄入,给予高蛋白、高热量、富含维生素的饮食,进食避免过饱,婴儿喂奶时可用滴管滴入,以减轻患儿体力消耗。进食较少者,必要时进行静脉高营养治疗;心功能欠佳者,应限制钠盐摄入。

(三)用药护理

严格按医嘱要求用药,应用血管活性药物时,遵医嘱配制药物,剂量精确,用输液泵控制输液速度和用量。有低蛋白血症和贫血者,遵医嘱给予白蛋白、新鲜血输入。注意观察有无药物不良反应,发现问题及时处理。

(四)心理护理

术前护士应根据患者及其家庭的具体情况,给予有针对性的心理疏导。

(1)从语言、态度、行为方面与患者及家属建立信任关系,鼓励患者和家属提问题,及时为他们解答;鼓励其说出恐惧、焦虑的内心感受。

(2)引导患者熟悉环境,参观 ICU 等,介绍手术相关知识,以减轻与检查、治疗、手术相关的焦虑和恐惧。

(3)安排与手术成功的患者交流,增强对手术治疗的信心。

(4)帮助家庭建立有效的沟通,缓解家庭内部的压力。术后由于患者对监护室陌生环境、身体留置的各种导管、呼吸机、监护仪器等设备存在恐惧心理,护士要自我介绍并耐心介绍环境,告知手术已经做完,消除患者恐惧,使其情绪平静配合治疗和护理。

(五)严密监测病情变化

1.心功能

术后 48 小时内,每 15 分钟连续监测并记录生命体征,待平稳后改为 30 分钟 1 次;监测心电图,及时发现不同类型的心律失常;监测左心房压、右心房压、肺动脉和肺动脉楔压,为恢复并维持正常的血流动力学提供客观依据。在测定压力时注意防止导管折断或接头脱落、出血;若患者有咳嗽、呕吐、躁动、抽搐或用力时,应在其安静 10~15 分钟后再测定,否则将影响所测结果。

2.血压

心脏外科手术患者常经桡动脉插管进行有创动脉压监测,可以连续观察动脉收缩压、舒张压和平均动脉压的数值。动脉测压时应注意:严格执行无菌操作,防止感染发生;测压前调整零点;测压、取血、调零点等过程中严防空气进入导致气栓;定时观察动脉穿刺部位有无出血、肿胀,导管有无脱落,以及远端皮肤颜色和温度等。

3.体温

由于患者一般在低温麻醉下手术,术后要做好保暖工作。四肢末梢循环差者可用热水袋缓慢复温,但水温不宜超过 37 ℃;注意患者皮肤色泽和温度、口唇、甲床、毛细血管和静脉充盈情况。若体温高于 38 ℃,成人或较大的患儿可采用冰袋或酒精擦浴等方式物理降温;婴幼儿体表面积小,为不影响其循环功能,可采用药物降温,但 6 个月以内的患儿禁用阿司匹林、吲哚美辛栓降温。

4.循环血容量

记录每小时尿量、24 小时液体出入量,以估计循环容量是否足够或超负荷。

5.观察

观察患者的意识和肢体反应,并记录意识清醒的时间。

(六)体位护理

未清醒患者取平卧位,头偏向一侧。有气管插管及辅助通气者,头颈保持平直位,注意防止气管插管扭曲影响通气。清醒前固定好患者肢体,以防其躁动将气管插管、输液管、引流管或监测线路拔除;待患者清醒,循环稳定后,可解除约束,抬高床头,使其保持半卧位,促进体位舒适。

(七)切口护理

术后胸带固定手术切口,以减轻疼痛;观察切口是否有渗血和感染,保持切口清洁干燥,定期换药,敷料如有渗透应立即通知医师更换。

(八)健康教育

1.加强孕期保健

在妊娠早期适量补充叶酸,积极预防风疹、流感等病毒性疾病,并避免与发病有关的因素接触,保持健康的生活方式。

2.合理饮食

食用高蛋白、高维生素、低脂肪的均衡饮食,少食多餐,避免过量进食加重心脏负担。

3.活动与休息

制订合理的生活计划,根据心功能恢复情况逐渐增加活动量,适当休息,避免过度劳累。患儿应尽量和正常儿童一起生活和学习,但要防止剧烈活动。定期锻炼,提高机体抵抗力。

4.预防感染

先天性心脏病的患者体质弱,易感染疾病,应嘱咐其注意个人和家庭卫生,减少细菌和病毒入侵;天气变化注意防寒保暖,避免呼吸道感染;勿在寒冷或湿热的地方活动,以防加重心脏负担。

5.遵医嘱服药

严格遵医嘱服用强心、利尿、补钾药,不可随意增减药物剂量,并教会患者及家属观察用药后反应,如尿量、脉搏、体温、皮肤颜色等情况。

6.定期复查、不适随诊

如患者有烦躁、心率过快、呼吸困难等症状,可能发生心力衰竭,应及时送医院就诊。

(于晓燕)

第五节 风湿性瓣膜病

一、概述

(一)二尖瓣狭窄

二尖瓣狭窄是由于各种因素致心脏二尖瓣瓣叶及瓣环等结构出现异常,造成功能障碍及二尖瓣开放受限,引起血流动力学发生改变(如左心室回心血量减少、左心房压力增高等),从而影响正常心脏功能而出现一系列症状。其中,由风湿热所致的二尖瓣狭窄最为常见。风湿性心瓣膜病中大约有40%为不合并其他类型的单纯性二尖瓣狭窄。在我国以北方地区较常见,女性发病率较高,二尖瓣狭窄多在发病2～10年出现明显临床症状。根据瓣膜病变的程度和形态,将二尖瓣狭窄分为隔膜型和漏斗型两类。

正常二尖瓣口面积为 $4～6\ cm^2$,当瓣口狭窄至 $2\ cm^2$ 时,左房压升高,导致左心房增大、肌束肥厚,患者首先出现劳累后呼吸困难、心悸,休息时症状不明显,当瓣膜病变进一步加重致狭窄至 $1\ cm^2$ 左右时,左心房扩大超过代偿极限,导致肺循环淤血。患者低于正常活动即感到明显的呼吸困难、心悸、咳嗽。可出现咯血,表现为痰中带血或大量咯血。当瓣口狭窄至 $0.8\ cm^2$ 左右时,长期肺循环压力增高。超过右心室可代偿能力,继发右心衰竭,表现为肝大、腹水、颈静脉怒张、下肢水肿等。此时患者除典型二尖瓣面容(口唇发绀、面颊潮红)外,面部、乳晕等部位也可出现色素沉着。

瓣膜狭窄病变不明显且症状轻、心功能受损轻者可暂时不手术,随诊观察。症状明显,瓣膜病变造成明显血流动力学改变致症状明显者宜及早手术,伴心力衰竭者在治疗控制后方可手术。单纯狭窄、瓣膜成分好者可行闭式二尖瓣交界分离术或球囊扩张术。伴左心房血栓、瓣膜钙化等,需在直视下行血栓清除及人工心脏瓣膜置换术。

(二)二尖瓣关闭不全

二尖瓣关闭不全是任何二尖瓣装置自身各组成结构异常或功能障碍致瓣膜在心室射血期闭合不完全,主要病因包括风湿性病变、退行性病变和缺血性病变等较为多见,50%以上病例合并二尖瓣狭窄。

左心室收缩时,由于二尖瓣两个瓣叶闭合不完全,一部分血液由心室通过二尖瓣逆向流入左心房,使排入体循环的血流量减少,左心房血流量增多,压力升高,左心房前负荷增加,左心房扩大,左心室也逐渐扩大和肥厚。同时二尖瓣环也相应扩大,使二尖瓣关闭不全加重,左心室长期负荷加重,最终产生左心衰竭。表现为咳嗽频繁,端坐呼吸,咳白色或粉红色泡沫样痰。同时导致肺循环压力增高,最后可引起右心衰竭。表现为颈静脉怒张、肝大、腹水、下肢水肿。

二尖瓣关闭不全症状明显,心功能受影响,心脏扩大时应及时行手术治疗。手术方法分为两种:第一,二尖瓣成形术,包括瓣环重建或缩小,腱索和乳头肌修复及人工腱索和人工瓣环植入。这种术式可以最大限度地保存自身瓣膜功能,对患者术后恢复及远期预后有较大意义,但要求患者二尖瓣瓣环、腱索、乳头肌等结构和功能病变较轻。近些年来,随着手术技术及介入技术的飞速发展,经皮介入二尖瓣成形术也逐渐成为治疗二尖瓣关闭不全的一种方法。第二,二尖瓣置换术。若二尖瓣结构和功能严重损坏,如瓣膜严重增厚、钙化,腱索,乳头肌严重粘连,伴或不伴二尖瓣狭窄,不适于实施瓣膜成形的患者需行二尖瓣置换术。二尖瓣置换术后效果较好,但需严格抗凝及保护心脏功能治疗。临床常使用的人工心脏瓣膜有机械瓣膜、生物瓣膜两大类。各有其优缺点,根据实际情况选用(图 8-3)。

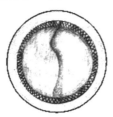 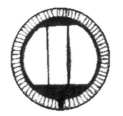

生物瓣膜　　　　　　　　　　　机械瓣膜

图 8-3　机械瓣膜、生物瓣膜

(三)主动脉瓣狭窄

主动脉瓣狭窄(aortic stenosis,AS)是指由于各种因素所致主动脉瓣膜及其附属结构病变,致使主动脉瓣开放受限。单纯主动脉瓣狭窄的病例较少,常伴有主动脉瓣关闭不全及二尖瓣病变等。

正常成人主动脉瓣口面积约为 3.0 cm²,按照狭窄的程度可将主动脉瓣狭窄分为轻度狭窄、中度狭窄和重度狭窄。由于左心室收缩力强,代偿功能好,轻度狭窄并不产生明显的血流动力学改变。当瓣膜口面积<1.0 cm² 时,左心室射血受阻,左心室后负荷增加,长期病变的结果是左心室代偿性肥厚,单纯的狭窄左心室腔常呈向心性肥厚。早期临床表现常不明显,病情加重后常出现心悸、气短、头晕、心绞痛等。心肌肥厚劳损后心肌供血不足更加明显,常呈劳力性心绞痛。心力衰竭后左心室扩大,舒张末压增高,导致左心房和肺毛细血管的压力也明显升高,患者出现咳嗽、呼吸困难等症状。在主动脉区可闻及 3～4 级粗糙的收缩期杂音,向颈部传导,伴或不伴有震颤。严重狭窄时,由于心排血量减低,导致收缩压降低,脉压缩小。继而病情发展累及右心功能致右心衰竭时,出现肝大、腹水、全身水肿表现。重症患者可因心肌供血不足发生猝死。

主动脉瓣狭窄早期常没有临床症状,有的重度主动脉瓣狭窄的患者也没有明显的症状,但有猝死和晕厥等潜在的风险,因此把握手术时机很关键。临床上呈现心绞痛、晕厥和心力衰竭的患者,病情往往迅速恶化,故应尽早实施手术治疗,切除病变的瓣膜,进行瓣膜置换术,也有少数报道用球囊扩张术,但远期效果很差,易造成瓣膜关闭不全和钙化赘生物脱落,导致栓塞并发症,因此已基本不使用此方法。

(四)主动脉瓣关闭不全

主动脉瓣关闭不全是指瓣叶变形、增厚、钙化、活动受限不能严密闭合,主动脉瓣关闭不全不常单独存在,常合并主动脉瓣狭窄。一般可由风湿热、细菌性心内膜炎、马方综合征、先天性动脉畸形、主动脉夹层动脉瘤等引起。

主动脉瓣关闭不全时,左心室在舒张期同时接受来自左心房和经主动脉瓣逆向回流的血液,收缩力相应增强,并逐渐扩大、肥厚。当病变过重,超过了左心室代偿能力,则出现左心室舒张末压逐渐升高,心排血量减少,左心房和肺毛细血管的压力升高,出现心慌、呼吸困难、心脏跳动剧烈、颈动脉搏动加强等症状。由于舒张压降低,冠脉供血减少,加上左心室高度肥厚,耗氧量加大,心肌缺血明显,心前区疼痛也逐渐加重,最后出现心力衰竭。听诊时可在胸骨左缘第 3 肋间闻及舒张期泼水样杂音,脉压增大。

人工瓣膜置换术是治疗主动脉瓣关闭不全的主要手段,应在心力衰竭症状出现前实施。风湿热和绝大多数其他病因引起的主动脉瓣关闭不全均宜施行瓣膜置换术,常用瓣膜机械瓣和生物瓣均可使用。瓣膜修复术较少用,通常不能完全消除主动脉瓣反流。由于升主动脉动脉瘤使瓣环扩张所致的主动脉瓣关闭不全,可行瓣环紧缩成形术(图 8-4)。

二、术前护理

(一)一般准备

1.入院相关准备

护士应热情接待患者,介绍病区周围环境,负责医师、护士及入院须知,遵医嘱给予患者相应的护理及处置。

2.完善术前检查

向患者讲解相关检查的意义及注意事项,并协助其完成。如心尖区有隆隆样舒张期杂音伴

X线或心电图显示左心房增大,一般可诊断为二尖瓣狭窄;心尖区典型的吹风样收缩期杂音伴有左心房和左心室扩大,可诊断二尖瓣关闭不全,超声心动图检查均可明确诊断。

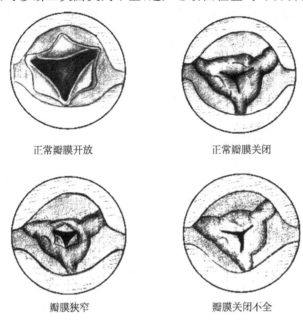

正常瓣膜开放　　　　　　　　　正常瓣膜关闭

瓣膜狭窄　　　　　　　　　　瓣膜关闭不全

图 8-4　各型瓣膜示意图

3.心功能准备

根据心功能情况分级,严密观察病情,注意有无发热、关节痛等风湿活动症状,心律、心率的变化,如心律不齐,脉搏短绌,应及时记录并报告医师给予患者强心、利尿药物治疗,调整心功能,并检查血钾、钠等,发现电解质失衡应及时纠正。

4.呼吸功能准备

避免受凉,防止呼吸道感染的发生。做好口腔清洁。并检查全身有无感染病灶,如有应治愈后方能手术,术前一周遵医嘱给予抗生素治疗。合并气管痉挛、肺气肿及咳痰者,使用支气管扩张剂及祛痰药,必要时给予间断吸氧。对于并发急性左心衰的患者吸氧时湿化瓶里加入适量的30％乙醇,目的是降低肺泡表面张力,改善通气,改善缺氧。做深呼吸及咳嗽训练:指导患者将两手分别放于身体两侧,上腹部、肩、臂及腹部放松,使胸廓下陷,用口逐渐深呼气,每天 3 次,每次做5～6 遍。有效咳嗽、咳痰可预防呼吸道并发症的发生。尤其是对肺炎、肺不张有预防作用。可在深呼吸后,利用腹肌动作用力咳嗽,将痰液排出。

5.练习床上大小便

患者术后拔除导尿管后仍不能下床者,要在床上进行排便。因此,术前 1 周应开始练习在床上排尿。成年人床上排尿比较困难,可指导患者用手掌轻压腹部,增加腹压,以利排尿。

6.消化系统准备

告知患者于术前 12 小时起禁食,4 小时起禁水,以防因麻醉或手术引起呕吐导致窒息或吸入性肺炎。

7.术区备皮准备

目的是清除皮肤上的微生物,预防切口感染。充分清洁术野皮肤并剃除毛发,范围大于预定切口范围。

8.其他准备

备血、抗生素过敏试验。术前量身高、体重,为术中、术后用药和呼吸机潮气量的调节提供依据。

9.活动与休息

适当进行活动,增强心肺功能,嗜烟者必须戒烟。术前一晚督促患者及时休息,充分的休息对于疾病的康复起着不容忽视的作用。

(二)心理准备

患者入院时,应主动热情迎接,护士应耐心听取患者的意见,向患者及家属讲解疾病的相关知识及手术治疗的重要性和必要性,介绍手术相关注意事项。告知患者心脏瓣膜手术是在全麻的情况下进行的。另外,医院麻醉科的学术地位、临床经验都处于领先水平。针对文化程度不同的患者,负责医师应用恰当的语言交代手术情况及治疗方案,使患者深感医护人员对其病情十分了解,对手术是极为负责的。另外,做过同类手术患者的信息,对术前患者的情绪影响较大,护士可有针对性地组织交流。护士还应介绍手术医师和护士情况,在患者面前树立手术医师的威信,以增加患者的安全感。并可使患者正视现实,稳定情绪,配合医疗和护理。对术后如需用深静脉置管、引流管、鼻饲管、留置尿管、呼吸机气管插管等,术前也应向患者说明,使患者醒来后不会惧怕。如需做气管插管的患者,耐心向患者解释由于个体的差异性,预后情况也各不相同,如保持良好的情绪、合理的饮食、充足的睡眠、适当的活动等,都能有利于术后早日恢复。经常与患者交流与沟通,及时发现引起情绪或心理变化的诱因,对症实施心理疏导,建立良好的护患关系,以缓解和消除患者及家属的焦虑和恐惧。

(三)术前访视

开展术前访视,让患者及家属了解手术治疗的基本情况、围术期注意事项及手术室环境和监护室环境,手术方法、麻醉方式、术后监护期间可能发生的问题,术后可能留置的各类导管、约束用具及其目的、重要性,满足患者适应需要。可在一定程度上缓解患者的压力,减轻手术所带来的应激反应,使患者主动配合麻醉和手术。

说明来访的目的,向患者介绍自己,建立良好的护患关系。告知患者进入手术室的注意事项及术中有关情况,并详细介绍手术的重要性及安全性。向患者讲解手术前的注意事项:①术前1天洗澡更衣,注意保暖,成人术前6~8小时禁食,术前4小时禁饮;小儿术前4小时禁奶制品,术前2小时禁饮。②术晨洗脸刷牙,但不能饮水,将义齿、手表、首饰项链等贵重物品取下。③不化妆、不涂口红,以免掩盖病情变化,影响观察。④术日晨排空大小便,身着病号服,卧床静候,手术室人员将在7:30—8:00到床旁接患者。⑤患者告知手术室护士是否打了术前针,对药物及消毒液有无过敏史,如患者本身发热或来月经请告诉手术室护士。⑥因手术床较窄,在床上时不要随意翻身,以免坠床。⑦手术间各种手术仪器、麻醉机、监护仪发出声响时,不要紧张。⑧在手术过程中,如果有任何不适,请及时告诉医师、护士。⑨在病情及条件允许的情况下,可带领患者参观重症监护室,了解其环境,以消除术后回室后的紧张恐惧感,以防 ICU 综合征的发生。

三、术中护理

(一)手术体位

仰卧位。

（二）手术切口

一般常用胸骨正中切口。

（三）特殊用物

测瓣器、人工瓣膜、持瓣器、长无损伤镊、长持针器、55号换瓣线、冠脉灌注器。

（四）配合要点

1.巡回护士

（1）患者进入手术间后，尚未麻醉前与之交谈，分散其注意力并鼓励其树立手术成功的信心。

（2）体外循环建立后，可降低室温，复温后升高室温。

（3）摆好患者手术体位（取平卧位），在患者右侧放一骨盆架，右上肢固定于手术床中单下，协助麻醉师行颈内静脉和桡动脉穿刺。

（4）与器械护士共同清点器械，准备好胸骨锯，配制肝素盐水和鱼精蛋白。

（5）与器械护士共同核对术中所需的瓣膜大小，密切观察转机前、中、后尿量的多少、颜色，并记录及报告医师。

（6）正确控制手术床，行二尖瓣替换时，手术床向左倾斜，开放主动脉前手术床呈头低脚高位。

2.器械护士

（1）开胸体外循环的建立：正中切口锯开胸骨，开胸器牵开胸骨，切开心包显露心脏。缝合主动脉插管荷包，插主动脉管，依次缝上腔荷包插上腔管，缝下腔荷包，插下腔管，与体外循环机管道连接，开始体外循环，再插左心房吸引管。

（2）心肌保护：在阻断和切开主动脉后，向冠状动脉口内直接插入冠状动脉灌注管，左右冠状动脉灌注4：1的冷氧合血心肌麻痹液，心包腔内放冰屑，间歇向心腔内注入4℃的冷盐水，以维持心肌的均匀深低温状态（15℃左右）。

（3）手术程序：一般先替换二尖瓣，后替换主动脉瓣，但是切开左心房探查二尖瓣后，必须探查主动脉瓣的病变程度和瓣环大小，再切除、缝合二尖瓣。

（4）缝瓣配合：①二尖瓣置换，切开左心房，瓣膜剪下后测量瓣环大小，放置二尖瓣自动拉钩，缝合四点定点线，用2-0的20 mm换瓣线，选用2种颜色交替缝合，一般缝14～16针，每缝好一象限后用蛟式钳夹住把针剪下，瓣膜缝合完毕用试瓣器检验瓣膜的开放和关闭功能。②主动脉替换，显露主动脉瓣后切除瓣膜，缝合三点定点线，用2-0的17 mm换瓣线，选用2种颜色交替缝合，一般缝10～12针。如效果满意用4-0带垫片的prolene缝合主动脉切口，再用3-0带垫片的prolene缝合左心房切口。

（5）排气方法：主动脉根部插入Y型排气管，然后取头低脚高位再缓慢松开主动脉阻断钳，闭合左心房切口前挤肺排气后再打结。

（6）复跳和辅助循环：备好除颤板，心脏复跳后应保持心脏表面的湿润，如心率较慢应放置起搏导线，检查心脏切口有无漏血，辅助循环效果满意时，撤离体外循环。

（7）关胸：准备好纱布、骨蜡、电刀行伤口止血，放置心包和纵隔引流管，清点器械纱布无误后，逐层缝合伤口。

四、术后护理

（一）术后常规护理

1.置监护病房加强护理

完善呼吸机、心电监护仪、有创动脉血压监测、中心静脉压及肺动脉压监测。连接好胸腔引流瓶、导尿管、起搏导线和肛温探头等,保持各项监测处于良好工作状态。约束四肢至患者清醒,能合作者可解除约束。向麻醉医师和术者了解术中情况,如有无意外,如何处理,术中出入量(含胶体和晶体)、输血量、尿量、电解质平衡、血气分析和肝素中和情况等,目前特殊用药的用法和用量。

2.循环功能的维护

注意监测动态血流动力学的变化,根据病情变化调整血管活性药物如正性肌力药(洋地黄类、米力农、多巴胺、多巴酚丁胺等)和扩张血管药物的用量并注意药物的不良反应。术后护理应注意维护心功能,控制输液速度和量,以防发生肺水肿和左心衰竭,对于单独二尖瓣狭窄的患者尤为重要。

3.监测心率和心律的变化

术后应严密监测有无期前收缩、房颤、房扑及心动过缓等心律失常的发生。如有异常变化应及时通知医师,及时处理。

4.补充血容量,维持有效循环血量

患者因术中失血、体外循环稀释血液、术后尿量多及血管扩张药物的应用,往往会造成术后血容量不足,应及时补充有效循环血量。

5.呼吸道管理

术后常规应用呼吸机治疗,根据患者的性别、年龄及体重设定呼吸机参数,对于术前有肺动脉高压或反复肺部感染者,应延长机械通气时间,加强呼吸道管理,保证供氧。加强人工气道的湿化、温化,保持呼吸道内湿润通畅,避免气道黏膜损伤。

拔管指征:停机 24~48 小时患者未出现呼吸窘迫,患者主观上舒适,心率<120 次/分或增加<20 次/分,呼吸<35 次/分,血气分析中无酸中毒或低氧血症。

6.引流管的护理

水封瓶装置要密闭,胸管长度适宜,保持管内通畅,经常挤压,同时注意观察引流液的量、颜色、性质,如每小时引流液>100 mL,持续达 3 小时,可能有活动性出血,应立即报告医师。

7.泌尿系统护理

记录每小时尿量,注意观察尿的颜色、比重、酸碱度等变化。当尿量减少至每小时 20 mL,持续 2 小时以上,可用利尿剂。若尿量仍不增加,应警惕急性肾衰竭的发生。若尿色为血红蛋白尿,应加强利尿。留置尿管的患者保持管道通畅,每天进行会阴护理两次,以防尿路感染的发生。

8.加强口腔护理

应用机械通气 24 小时内 88% 的吸气管路被来自患者口腔部的细菌寄殖,并随某些操作(如吸痰)进入下呼吸道,成为肺部感染的原因之一,因此要加强口腔护理。建立人工气道前加强口、鼻腔的清洁,插管后每天检查口腔情况,用生理盐水棉球擦拭,每天 2 次。口腔护理液要根据口腔 pH 选择,pH 高时应用 2%~3% 硼酸溶液;pH 低时选用 2% 碳酸氢钠溶液,pH 中性选用 1%~3% 的过氧化氢溶液。对长期应用机械通气患者,应对口腔分泌物进行常规细菌培养(每周 1 次),根据培养结果适当选择口腔冲洗液和抗生素,及时清除呼吸道的分泌物。必要时行气管切开者,按气管切开护理常规护理。

9.持续监测深部温度

低于 36.0 ℃采取保暖复温措施,一般肛温达 38.0 ℃,要积极作降温处理。术后常规预防感染治疗5~7 天,连续监测体温 3 天,无发热后可改为每天一次测量。如有发热症状改换抗生素,必要时联合用药,发热时每天三次测量体温。待体温正常后,再监测 3 天,如无异常,3 天后可改为每天一次测量。

10.维持电解质平衡

瓣膜置换术后的患者对电解质特别是血钾的变化要求很严格,低钾易诱发心律失常,一般血清钾宜维持在 4～5 mmol/L,为防止低血钾造成的室性心律失常,术后需高浓度补钾,注意补钾的原则,并及时复查血钾,以便为下一步诊疗提供依据。

11.定期测凝血酶原时间

要求凝血酶原时间维持在正常值的 1.5～2.0 倍。置换机械瓣膜患者必须终身服用抗凝药物,注意观察患者有无出血倾向,如有血尿、鼻、牙龈出血、皮肤黏膜瘀斑以及女患者月经量增多或栓塞偏瘫等症状出现,及时通报医师。口服华法林要掌握定时定量,药量准确原则。

12.饮食护理

患者清醒后,拔除气管插管后 4～6 小时无恶心呕吐者,可分次少量饮水。术后 18～24 小时,如无腹胀、肠鸣音恢复可进流质饮食,并逐渐增加进食量和更改品种。

13.疼痛护理

切口疼痛影响呼吸的深度和幅度,不利于肺扩张,不利于患者休息,增加体力消耗。遵医嘱适当给予止痛镇静等处理,减轻患者病痛。

(二)术后并发症护理

1.出血

出血是心脏瓣膜置换术后最常见的并发症之一,多发生在术后 36 小时内。主要原因有两点:一是凝血机制紊乱,二是止血不彻底。

对于此类患者,由于凝血机制差,术前应给予肌内注射维生素 K_1,并检查凝血酶原时间及活动度。术后通过有创监测仪,监测血压、脉搏、中心静脉压、左房压的变化,注意尿量的变化;观察心包及纵隔引流的情况,计算和比较每 0.5～1.0 小时内引流量,若每小时大于 100 mL,连续 3～4 小时,则考虑有胸内出血。若出血较多或大量出血后突然中止,应警惕并发心脏压塞,注意心脏压塞的症状和体征,如胸闷气急、心搏过速、颈静脉怒张、中心静脉压逐渐上升、动脉血压和脉压逐渐下降、面色灰白、周围发绀、尿量减少等,后期会出现奇脉。另外,注意观察有无切口渗血,鼻腔出血,气管吸引时的血痰、血尿或皮下出血等。

2.心律失常

心房纤颤最为常见。早期有室上性心动过速,房性或室性期前收缩,可因创伤、应激、水、电解质紊乱所致。因此一旦出现心律失常,应首先明确病因并协助医师进行处理。可进行临时起搏或电复律等,包括给抗心律失常药如利多卡因、维拉帕米、毛花苷 C 等,根据检验结果,及时补钾。

术后早期监测内容包括心率、心律、血压、脉搏、中心静脉压、尿量的变化,随时观测电解质的变化,动脉血气的分析,完善呼吸循环恢复。进入普通病房后仍然需注意病情的观察,保证饮食及睡眠良好,提供舒适安静的环境,稳定患者的情绪。

3.低心排综合征

低心排综合征是心脏瓣膜置换术后常见严重并发症之一,也是术后造成死亡的最常见因素。心排血量的下降,需低至心指数 2.5 L/(min·m²) 时才出现一些临床症状,如心率增快,脉压变小,血压下降(收缩压低于 12 kPa),足背动脉脉搏细弱,中心静脉压上升,四肢末梢血管收缩,四肢末梢发冷苍白或发绀等。尿量每小时可减少至 1 mL/kg 以下。发生原因一般有心包压塞、有效血容量不足、心功能不全所致。

术后严密监测患者各项生命体征,严格血管活性药物应用。保持心包、纵隔、胸腔引流管通畅。保证桡动脉及中心静脉置管通路通畅,根据病情合理安排晶体、胶体输液。纠正水、电解质、酸碱失调。

4.心包压塞

一旦确诊,需紧急再次开胸手术,清除血肿或血凝块,手术准备过程中,应继续反复挤压引流管,尽可能引流出部分积血。

5.有效血容量不足

根据血细胞比容(HCT)、CVP 合理搭配晶体液和胶体液比例,积极合理补液,维持水、电解质、酸碱平衡,必要时应用止血药物减少血容量丧失,参照激活全血凝固时间(ACT)值,合理应用鱼精蛋白。

6.心功能不全

合理应用血管活性药物,如多巴胺、肾上腺素等,可提高心肌收缩力,增加心排血量;硝普钠、酚妥拉明等,可降低后负荷,减少心肌耗氧,增加心排血量,改善冠脉血供。同时,严格记录并控制液体出入量,必要时做主动脉球囊反搏术(IABP)辅助循环。

7.感染

感染是心脏瓣膜置换术后较少见的并发症。术前有潜在性的感染来源或菌血症,如皮肤或鼻咽部的金黄色葡萄球菌感染、牙龈炎或尿路感染等应认真评估,查明并进行处理。术中牢固地对合胸骨,缩短手术时间,是预防继发纵隔感染最重要的环节。术后患者有创性插管很多,需严格遵守无菌操作原则,按规程做好管道护理。加强口腔护理,注意监测体温的变化。定时的心脏听诊,以便及时发现新的杂音。当患者咳嗽时,应尽量加强胸骨,避免发生感染的机会。对术后长期、大量使用广谱抗生素的患者,常同时服用抗真菌药物如酮康唑等,以预防真菌引起的二重感染。

(三)术后康复护理

术后康复护理根据心外科手术治疗护理常规,密切观察患者体温、心率、呼吸和血压,进行心电监护,并观察胸管及心包引流管的通畅情况和引流液颜色等。术后需记录尿量,观察尿液颜色,持续心电监护,若心率>100 次/分以上,给予对症处理,若心率<60 次/分,可按医嘱给阿托品或异丙肾上腺素等,必要时用体外临时起搏器调控,适当补充血容量,维持尿量每小时>1 mL/kg。

患者从复苏室转入病房后开始进行床边康复护理,勤翻身,鼓励患者深呼吸及做有效的咳嗽,拍背排痰,当患者咳嗽时,用双手或枕头按着伤口深吸气后,用力咳痰。痰多伴黏稠不能咳出时,采用吸痰管将痰液吸出,保持呼吸道通畅。协助患者进行各关节屈伸运动,直至离床活动。在病情稳定情况下,鼓励并协助患者早期离床活动,教会患者测量脉搏。先平台慢步行走后再走阶梯,每次从 60 m 增至 300 m,每天 2 次,每次 20~30 分钟,以休息状态心率为基础值,运动强度保持在基础值心率加 20 次/分,运动应该循序渐进,指导患者纠正术后不正确姿势。

五、健康指导

(一)生活指导

(1)术后早期是恢复手术及其造成的创伤,改善体质,稳定各系统和器官平衡的重要阶段。

原则上患者应充分休息和静养,可适当进行室内和室外活动,但要量力而行,以不引起心慌气促为度。

(2)预防感冒及肺部感染,同时要保证充足的睡眠,防止过度劳累。

(3)出院后,一般不限制饮食,饮食注意多样化、少量多餐,进食清淡易消化的食物,保证蛋白质、维生素的摄入。

(4)瓣膜置换术后患者存在不同程度的心理压力,指导患者要保持精神愉快、心情舒畅、生活乐观,尽量消除来自生理、心理的压力,正确认识、对待抗凝治疗,有利于病情的稳定和康复。

(5)生活要规律,早睡早起,不要过度劳累,避免酗酒与吸烟。

(二)用药指导

抗凝治疗将终生伴随心脏机械瓣膜置换术后的患者,而抗凝治疗的不足或过量都会引发严重的并发症。因此要将坚持按时按量服用抗凝药的重要性及必要性告诉患者及家属,不能擅自更改抗凝药的剂量。同时告知患者增加抗凝作用的药物,如氯霉素、阿司匹林等;减弱抗凝作用的药物,如维生素 K_1、雌激素、口服避孕药等,必须在医师指导下服用上述药物,尽量避免盲目服用活血化瘀类中药。教会患者自我监测出血征象,如有不适,及时来院就诊及监测 PT 值,以免抗凝过量引起出血或抗凝不足引起血栓形成。

(三)病情观察指导

指导患者有下述情况应尽快就医复查:身体任何部位有感染,不明原因的发热、呕吐、腹泻;有明显心慌气短,并出现水肿;咯泡沫血痰;有皮下出血、血尿、鼻血及牙龈出血、大便带血或暗黑色柏油状等出血倾向;巩膜及周身皮肤出现黄染;发生新的心律不齐、突然晕厥、偏瘫或下肢疼痛、发凉、苍白现象发生;女性怀孕或计划怀孕经血或阴道流血量增加或不规则;严重摔伤或遭受严重创伤;某部位疼痛、红肿不适或任何其他不正常症状或体征。

(四)复查指导

心脏手术患者出院时应保管好出院诊断证明书以及相关病历,复查时应携带出院通知书和其他医院所做的各项检查结果,如心电图、X 线胸片,化验检查等为参考。华法林抗凝治疗时 PT 值早期波动较大,出院后定期定点检查 PT,开始每周 1 次,逐渐延长至每个月 1 次,6 个月后病情稳定者延长至 3 个月1 次,1 年后 3～6 个月 1 次,正确记录 PT 的测定值。

(于晓燕)

第六节 主动脉夹层动脉瘤

一、概述

主动脉夹层动脉瘤的准确定义是主动脉壁中层内裂开,并且在这裂开间隙有流动或凝固的血液。中层裂开通常是在中层内 1/3 和外 2/3 交界面。夹层将完整的主动脉壁一分为二:即由主动脉壁内膜层和中层的内 1/3 组成的夹层内壁和由中层外 2/3 和外膜层组成的夹层外壁。夹层内、外壁间隙为夹层腔,或称为假腔,主动脉腔称为真腔。主动脉夹层的病因尚不明确,但其基本病变为含有弹力纤维的中膜的破坏或坏死,常与以下情况有关:高血压、遗传性结缔组织病(如马方综合征、Turner 和 Ehlers-Danlos 综合征)、多囊肾病、主动脉中膜变性、主动脉缩窄、先天性主动脉瓣病、妊娠、动脉硬化、主动脉炎性疾病、钝性或医源性创伤或肾上腺诱导性病变有关。

在夹层形成和发展过程中,主动脉壁中层撕裂导致的疼痛和主动脉夹层动脉瘤三个常见并发症(主动脉破裂、主动脉瓣反流、主动脉及其分支血管的阻塞)相应的表现是急性主动脉夹层动脉瘤常见的症状和体征。慢性主动脉夹层动脉瘤患者,主动脉扩大但常无症状。当扩大的主动脉侵犯邻近结构,则表现为相应部位的疼痛。扩大的主动脉压迫邻近组织也产生症状,如声音嘶哑、霍纳综合征、反复肺炎。近端主动脉发生慢性夹层时,多合并主动脉瓣的关闭不全,严重者产生急性左心衰竭症状。慢性主动脉夹层患者也可出现组织灌注不良,如慢性肾衰竭、跛行等。慢性夹层患者出现低血压,多是由于主动脉破裂或严重的主动脉瓣关闭不全、心力衰竭所致。慢性病症外周脉搏消失较急性常见。主动脉瓣关闭不全时,除典型的舒张期泼水样杂音外,多有外周血管征,如毛细血管搏动、枪击音、脉压增大,腹部体检可发现扩大的主动脉。

未经治疗的主动脉夹层动脉瘤预后很差。急性主动脉夹层动脉瘤患者,50％在夹层发生后48 小时内死亡,75％的患者在 2 周内死亡。慢性夹层患者,5 年生存率低于 15％。主动脉夹层动脉瘤患者绝大多数死于主动脉破裂。临床实践结果表明,人造血管置换术是主动脉夹层动脉瘤外科治疗的最有效方法。理想的置换术是在一次手术中能用人工血管置换所有夹层病变累及的主动脉段,即所谓完全治愈。然而这是难以达到的,因为大范围的替换手术创伤大,术后并发症多,死亡率高。因此,绝大多数仅置换破裂的、危险性很高的主动脉段,通常是近端主动脉应尽可能大范围的替换。

二、术前护理

(一)一般准备

1.休息

绝对卧床休息,减少不必要的刺激,限制探视的人数。护理措施要相对集中,避免搬动患者,操作时动作要轻柔,避免发出噪声,尽量在患者床边完成相关的检查。

2.术前常规准备

术前停止吸烟,术前 8 小时禁食水,以免麻醉或手术过程中引起误吸。术前一晚应常规清洁灌肠,术前一天备皮,剃去手术区及其附近的毛发,术前一晚按照医嘱给镇静药物。完善各项血、尿标本的化验,包括血常规、血型、凝血常规、生化系列、血气分析、尿常规。辅助检查包括 18 导联心电图、胸部 X 线片、超声心动图、CT 或 MRI、主动脉造影等。

3.疼痛

主动脉夹层动脉瘤难以忍受的剧烈疼痛本身引起血压的升高,因此要做好疼痛护理。可以适当应用镇静和镇痛药物,止痛药物要选择对呼吸功能影响小的药物,通常是 10 mg 吗啡皮下或肌内注射,必要时4～6 小时后可重复给药,年老体弱者要减量。如果疼痛症状不明显,但是患者烦躁不安可给予地西泮等镇静药物。在使用镇静药物后要观察患者的呼吸状况,如有异常立即通知医师。

4.吸氧

患者持续低流量吸氧,增加血氧含量。吸氧也可以改善心肌缺氧及应用血管扩张药物而引起的循环血容量减少导致的氧供应不足。另外,疼痛也会增加机体的耗氧量,吸氧后可增加患者的氧供应量,改善患者的不良情绪。

5.防止发生便秘

对于主动脉夹层动脉瘤的患者来说,绝对卧床休息和心理的焦虑、抑郁是导致便秘发生的主要原因。另外患者的饮食结构和生活习惯也是造成便秘的原因,还有一部分患者因为怕用力排便造成动脉瘤破裂而不愿排便。患者要多食素食少食荤,多吃蔬菜水果软化粪便,给胃肠道休息的时间,减少胃肠道的负担,保持胃肠的正常蠕动。多饮水,促进新陈代谢,缩短粪便在胃肠道停留的时间,减少毒素的吸收。安排合理科学的饮食结构,粗细搭配,避免以猪肉、鸡肉等动物性食物为主食。每天睡前或晨起喝一杯温蜂蜜水或淡盐水以保持大便通畅。一旦发生便秘,给予开塞露灌肠,此方法作用迅速有效。服用麻仁软胶囊、蜂蜜水及香蕉虽然有效但作用较慢。禁忌做腹部按摩及运动疗法,以免诱发夹层动脉瘤破裂。因患者绝对卧床,要求床上排便,嘱患者建立定时排便的习惯,每天早餐后排便,早餐后易引起胃-结肠反射,此时锻炼排便,以建立条件反射。另外,患者排便时要注意环境隐私,用屏风遮挡,便后要帮患者做好清洁工作,病室通风,保持空气清新。

6.其他疾病治疗

(1)心血管系统疾病。①缺血性心脏病:动脉瘤手术对患者心脏供血、供氧和氧耗影响都很大,术前如有缺血性心脏病,术中、术后易并发心肌梗死,一旦发生心肌梗死则死亡率极高。术前应了解患者有无心绞痛症状或者有无心电图的异常改变。但约半数以上的冠心病患者无任何症状,因此对有冠状动脉疾病的患者,可做冠状动脉造影检查。②高血压:轻度高血压并不构成动脉瘤手术的危险因素,中度以上的高血压除非必须做急诊手术外,术前应控制好血压再行择期手术。长期服用降压药物的,要一直服药到术前,术后也要尽早恢复服药。术中要特别注意防止血压忽高忽低,术后要口服降压药维持血压平稳。③心律失常:房性期前收缩一般不需要特别处理。房颤者术中及术后应控制心率,偶发单源性室性期前收缩不需特殊处理,但频发或多源期前收缩需要用利多卡因或胺碘酮等有效药物治疗。新出现的恶性心律失常则应检查有无血生化异常、酸中毒、低氧血症、贫血等。④心脏瓣膜疾病:升主动脉瘤时常伴有主动脉半环扩大或瓣膜附着缘撕脱,一旦因此而出现主动脉瓣关闭不全,常出现急性左心功能不全的表现,因此应尽早进行手术治疗。这种患者不能平卧、心功能Ⅲ级或Ⅳ级,药物控制效果不佳的也应尽早手术或急诊手术,而不必等待心功能改善后再手术治疗。合并轻度主动脉瓣狭窄或轻度二尖瓣脱垂,术中可不处理,如中度以上的病症,术中应同时处理。

(2)呼吸系统疾病。①急性呼吸道、肺部炎症:呼吸系统急性炎症,气管分泌物或痰液增多,再加上麻醉和手术的侵袭,术后感染易扩散,发生肺不张和肺炎并发症的危险性增大。所以,除急诊手术外,术前应先治疗呼吸系统急性炎症,待炎症完全治愈后1～2周再行择期手术。②慢性支气管炎:慢性支气管炎要去除诱因,其次,慢性支气管炎时气管内黏液分泌过多和易引起气管支气管痉挛,因此术前准备应以祛痰、排痰和解痉为中心,使用祛痰药物及雾化吸入。③慢性肺气肿:术前应锻炼呼吸以促进呼气,通常采用吹口哨及锻炼腹式呼吸改善肺内气体交换。其次,术前也要口服祛痰解痉药物,合并感染要选用敏感抗生素。

(3)糖尿病:合并糖尿病的患者术后易发生感染,主要是因为机体免疫力下降,微血管病的血液循环障碍以及白细胞功能降低等原因。术前要正确调节葡萄糖和胰岛素的用量,使血糖值在允许的范围内波动,防止发生酮症酸中毒。通常要求控制空腹血糖在正常范围或 7.5 mmol/L 以内,但要注意防止发生低血糖。另外,还要纠正患者的营养状态,特别是低蛋白现象,并消除潜在感染灶。

7.用药护理

目前临床上常用的药物有 3 类:血管扩张剂、β肾上腺素受体阻滞剂和钙通道阻滞剂。主动脉夹层动脉瘤的急性阶段(发病初 48 小时),主动脉破裂的危险性最大,应选择静脉途径给药方法,待病情控制后再改为口服长期维持量。慢性主动脉夹层动脉瘤而无症状的则可提倡口服药物治疗。硝普钠应用输液泵准确输入体内,从小剂量[0.5 $\mu g/(kg \cdot min)$]开始,然后根据血压的高低逐渐增加用量,但一般不超过[10 $\mu g/(kg \cdot min)$]。当用大剂量硝普钠仍达不到满意的效果时,改用其他血管扩张剂。应用硝普钠时要现用现配,避光泵入,输液泵控制速度。应用硝普钠同时可应用 β肾上腺素受体阻滞剂,如艾司洛尔,注射时要稀释并使用输液泵控制速度。值得注意的是艾司洛尔有很强的降压作用,如患者仅应用艾司洛尔就能维持满意的血压和心率,则不需要同时使用硝普钠。在应用艾司洛尔的过程中要密切观察患者的心率。普萘洛尔有很强的心肌收缩功能抑制作用,需要急诊手术的患者应避免使用或用量应小。临床中常用的钙通道阻滞剂是乌拉地尔,应用输液泵泵入,也可稀释后静脉注射。

8.预防瘤体破裂

夹层动脉瘤破裂引起失血性休克是导致患者死亡的常见原因。预防主动脉夹层破裂,及时发现病情变化是术前护理的重要内容。尤其是患者主诉突然发生的剧烈腰背部疼痛,常常是夹层动脉瘤破裂的前兆。高血压是夹层分离的常见原因,导致夹层撕裂和血肿形成的常见原因与收缩压和射血速率的大小有关。因此术前要将血压控制在(13.3~17.3)/(8.0~12.0)kPa[(100~130)/(60~90)mmHg],心率为 70~100 次/分。血压下降后疼痛会明显减轻或消失,是主动脉夹层停止进展的临床指征,而一旦发现血压大幅度下降,要高度怀疑夹层动脉瘤破裂。

9.周围动脉搏动的观察和护理

当主动脉夹层累及分支血管会引起相应脏器的缺血症状,主动脉分支急性闭塞可导致器官的缺血坏死,要预见性的观察双侧桡动脉、足背动脉的搏动情况,要注意观察末梢的皮肤温度及皮肤颜色。要勤巡视,勤观察,严格交班,做到早发现、早报告、早救治。

10.胃肠道及泌尿系统

观察动脉瘤向远端发展,可延伸到腹主动脉下端,累及肠系膜上动脉或肾动脉,引起器官缺血和供血不足症状,夹层累及肾动脉会出现腰疼、血尿、急性肾衰竭、尿量减少。夹层累及肠系膜上动脉时会出现恶心、呕吐、腹胀、腹泻等症状。每小时记录尿量、尿色,记录 24 小时出入量。

11.休克的观察

患者因刀割样疼痛而表现为烦躁不安、焦虑、恐惧和濒死感,且为持续性,一般镇痛药物难以缓解,患者会伴有皮肤苍白、四肢末梢湿冷、脉搏细速、呼吸急促等休克症状。护士要迅速建立静脉通路,抗休克治疗,观察患者尿量、皮肤温度、血压及心率变化。

12.其他并发症的观察

主动脉分支闭塞会引起器官的缺血坏死,如颈动脉闭塞表现为晕厥,冠状动脉缺血表现为急性心肌梗死,累及骶髂神经可出现下肢瘫痪。累及交感神经节可出现疼痛,累及喉返神经可以发生声音嘶哑,因此护士要严格观察有无呼吸困难、咳嗽、咯血、头痛、偏瘫、失语、晕厥、视力模糊、肢体麻木无力、大小便失禁、意识丧失等征象。

(二)心理护理

绝大部分患者在住院时可以了解自己的病情,对手术和疾病充满了紧张和恐惧,同时夹层动脉瘤的首发症状是胸背部剧烈的疼痛,难以忍受的撕裂样。刀割样疼痛伴有濒死感,严重者伴有短暂的晕厥,因此患者会有烦躁和焦虑。但是患者期盼着手术治疗以减轻痛苦,顾虑重重,同时也担心手术是否成功,这些心理问题会影响患者的休息,同时会使交感神经兴奋,血液中儿茶酚胺含量增加,使血压升高、心率加快,加重病情。不良的心理问题还会降低机体的免疫力,抵抗力下降,对手术治疗不利。首先我们要倾听患者的主诉,鼓励患者说出自己内心的不快、顾虑以及身体的不适,与患者建立信任关系。向患者讲述成功病例,组织经验交流会,观看图片讲解疾病相关知识,增强患者战胜疾病的信心。与家属配合鼓励患者增强战胜疾病的信心。

(三)术前访视

术前一天 ICU 护士到病房对拟进行手术者进行访视,术前访视采用视频和发放宣传册以及一对一咨询的方式进行,以确保患者及家属能够理解,并且在访视过程中一定要注意询问他们是否能听懂。护士除了常规介绍 ICU 工作环境,还需要向患者及家属解释患者在这里的这段时间内可能会发生什么,他们可能会有什么样的感受以及会听到什么并看到什么;气管内插管的存在会对他们产生什么影响,以及如何用另一种方式进行交流;重症监护室护士的角色、重症监护设备及重症监护室的探视制度。所有这些信息都应记录细节备份,以便患者回顾需要说明或提醒的要点。护士需要评价患者心理生理状况,确定可能影响术后恢复的问题。

(四)急诊手术术前准备

急诊的主动脉夹层动脉瘤患者,绝大多数是主动脉瘤濒临破裂危险或已发生破裂、有严重的组织、器官灌注不良,病情危重。为了挽救患者的生命,应在密切的监护和药物治疗的同时,在最短的时间内进行必要的术前检查和作出明确的诊断,以便及早接受手术治疗。

1.监测

所有夹层动脉瘤或可能急诊手术的患者,都必须送至重症监护室或直接到手术室,进行血流动力学连续监测。为了方便静脉应用药物治疗,快速输液和监测中心静脉压,要求建立中心静脉通路。建立动脉连续直接测压,达到实时监测血压的目的。放置尿管,便于对尿量进行监测,这是对液体的补充,抗高血压治疗效果判断的一个很好的观察指标,在双侧肾无灌注时常产生无尿症。定时触摸并对比四肢动脉脉搏的强弱,在监护过程中,护士用这种简单的方法判断有无组织灌注不良。有条件者还可放置 Swan-Ganz 漂浮导管,进行肺动脉、压肺毛细血管楔压,心排血量等进行监测。除上述监测外,还要观察患者的神经系统功能及腹部状况,同时还要密切观察患者的动脉血气分析结果。

2.药物治疗

临床实践中,仅有极少数主动脉夹层动脉瘤患者需要急诊手术。假如已在其他医院确定了主动脉夹层动脉瘤的诊断和明确了夹层累及的范围和有无并发症,来院就诊时可直接送入手术室进行治疗。药物治疗主要是静脉给药,普萘洛尔有很强的心肌收缩功能抑制作用,需急诊手术的患者应避免使用。需要急诊手术而又出现组织灌注不良的患者,术前是否进行降血压治疗仍存在分歧,反对者认为降低血压加重组织缺血,赞成者认为组织灌注不良是由于夹层所致,降低血压是可以防止夹层发展、预防夹层破裂的有力措施。在术前准备过程中,有些患者仍出现难以忍受的疼痛则应肌内或静脉注射止痛药和镇静药。

三、术中护理

由于夹层动脉瘤起病急骤,加上剧烈的疼痛,往往使患者出现恐惧、焦虑的情绪,在拟定手术方案后,手术室护士应当尽快到病房做好术前访视,以亲切的态度介绍手术成员及手术的成功经验,鼓励患者以放松的心态准备手术。洗手护士在术前准备好常规心脏大血管手术器械和敷料包,准备各种类型的人造血管及心血管补片、特殊血管缝线和可吸收缝线,大银夹钳和特殊鼻式针持,胸骨锯、骨蜡、无菌冰泥、除颤器、生物胶、止血粉、止血纱布,特细神经拉钩等。检查各种备用插管、手术器材的有效期,准备好充足的手术器械、用物、药品,保障术中及时准确地配合。

患者进入手术室后,巡回护士要热情接待,仔细核对患者姓名、床号、手术部位及术前用药。安慰关怀患者,减轻其紧张情绪。迅速建立两条良好的静脉通路。麻醉完成后,将患者放置平卧位,头下垫软头圈,胸后垫胸枕。肩胛骨、髂尾部、足跟处分别贴减压贴,减少因手术时间长和深低温体外循环导致皮肤压疮。由于手术位置在主动脉,而且是深低温环境条件下,会引起血流动力学和内环境的变化,术中密切配合麻醉师、体外循环灌注师工作,观察血压、血氧饱和度、尿量及体温的变化。遇异常情况,及时遵医嘱做好相应的处理。

心脏大血管手术器械种类繁多,要求器械护士提前 30 分钟刷手,与巡回护士一起仔细清点缝线、敷料和器械等物品。考虑到手术大,影响术式的不确定因素较多,皮肤消毒范围要足够大。消毒范围原则上同冠状动脉旁路移植手术,但双耳郭、乳突和双上肢也应充分消毒。铺单还是应预留双侧锁骨下动静脉和股动脉切口位置。暴露右侧腋动脉备体外循环插管用。大血管手术开胸时的风险较大,尤以二次开胸行大血管手术为甚。从开胸到完成心脏血管游离的过程中应做好随时应对大出血、心律失常和启动体外循环的准备。

四、术后护理

(一)常规护理

1.ICU 常规护理

准备好麻醉床、心电监护仪、呼吸机、简易呼吸器、吸痰器、除颤仪等急救监测设备。患者回 ICU 后立即给予患者心电、血压、血氧饱和度监测。连接呼吸机进行机械辅助通气。与麻醉师进行交接包括患者使用药物如何配制、血气分析结果以及术中是否出现异常情况。同时还要交接患者的衣物,带回的血制品及药物,血制品要严格交接,双人核对。病情允许可与手术室护士共同为患者翻身查看皮肤情况,出现异常要记录在重症护理记录单上,并填写压疮评估表,并且要把情况告知家属。

2.体位

麻醉未醒时采取平卧位,尽量减少搬动患者,如生命体征不稳定患者要禁止翻身。麻醉清醒后生命体征稳定的患者可将床头抬高 30°。

3.管道护理

与麻醉师一起确定气管插管的位置,听诊呼吸音,观察双侧是否对称,常规进行 X 线检查,了解气管插管的位置及双肺的情况。交接深静脉及动脉压管路的位置,检查管路是否通畅。妥善固定尿管、引流管,在引流瓶上贴好标记,以便观察患者的引流量。保持各管路通畅,避免打折、扭曲、脱出、受压,每班需要确定各种管路的位置,每个小时记录深静脉及气管插管的位置。

4.保证外出检查安全

患者外出做检查时要备好抢救设备及药物,准备简易呼吸器、氧气袋、负压吸引器、吸痰管、除颤仪、肾上腺素,以保证患者发生意外情况能够给予及时的救治。

5.血糖监测

术后监测血糖每小时 1 次,连续 3 小时,如有异常立即应用胰岛素,以控制血糖在正常范围

6.心理护理

患者进入ICU后要掌握患者的心理动态，及早告知患者手术成功，现在正在ICU接受治疗，对患者实施周到的护理及热情的鼓励。积极指导自我放松训练，转移注意力，使其配合治疗，促进康复。对患者提出的问题，要耐心细心解答，让患者信任ICU护士。

（二）并发症的观察与护理

1.控制血压

维持理想的血压，减少血压的波动是大血管术后护理的难点。术后难以控制的持续高血压可增加脑出血、吻合口出血及冠状动脉痉挛，有心肌缺血的危险。术后要给予患者镇痛、镇静，加强心理护理，使患者有安全感，防止由于过度的焦虑和烦躁而引起的血压升高。术后要给予缓慢复温，防止由于体温过低引起的外周血管收缩而导致血压的升高。当患者麻醉苏醒时，可应用丙泊酚镇静，同时血压有升高趋势时，要遵医嘱给硝普钠、亚宁定、利喜定等降压药物，使血压缓慢降低，收缩压维持在16.0 kPa（120 mmHg）左右。术后早期血压低多是因为渗血多、术中出血、失液，血容量不足引起的，应用药物血压仍控制不理想时，要警惕是否发生低心排。所有患者均采用有创血压监测，妥善固定穿刺针的位置，每班都要校对零点，保证测量血压的真实可靠。使用血管扩张药物要单路给药，使用微量注射泵是避免应用"快进"键，以免血压骤然降低。

2.心电监测

全主动脉置换涉及主动脉根部的置换及头臂干血管的再造，术前主动脉瓣关闭不全，冠状动脉病变，长时间的体外循环及心肌阻断，都会导致术后的心律失常、心肌缺血，低心排甚至心搏骤停。术后立即给予多参数的生理监测及血流动力学监测，定时观察心率、中心静脉压及心电图的变化。高龄患者中心功能较差，心排血量降低，易发生充血性心力衰竭，对于这样的患者术后可以给予IABP辅助心脏功能，增加心脏射血、心脏灌注，改善肾脏的血液灌注。

3.纠正电解质紊乱、酸碱平衡失调及出入量失衡

术中血液稀释、利尿剂的应用、低流量灌注、应用呼吸机等都会引起酸碱平衡失调及电解质的紊乱。术后也要参照多方面的因素心率、血压、中心静脉压、尿量、引流量、血气分析结果以及心肺功能。血容量不足时要以补充胶体为主，维持血红蛋白＞100 g/L，血浆可以预防由于凝血因子减少而造成的引流多，补充胶体还可以防止由于胶体渗透压降低而造成的肺内液体增多，护理过程中不能机械地控制入量小于出量。

4.意识的监测

脑部的并发症是人工血管置换常见的并发症之一。临床表现为苏醒过缓、偏瘫、昏迷、抽搐等。护士在患者未清醒前要观察并记录患者双侧瞳孔是否等大等圆，是否有对光反射及程度如何，清醒后要记录清醒的时间及程度，密切观察患者的认知情况、精神状态及有无脑缺氧。患者清醒后护士要观察和记录四肢的活动情况，皮肤的温度，感觉动脉搏动情况。

5.胃肠道的护理

留置胃管持续胃肠减压是术后常见的护理措施，留置胃管禁食水的患者常有口渴、咽部疼痛等不适，每天要给予两次口腔护理，以促进患者舒适。每班听诊肠鸣音，观察腹部体征，有无腹胀、腹痛，定时测腹围，观察有无腹腔脏器缺血表现。患者肠道功能恢复后可给予胃肠道营养，以促进患者体力的恢复。

6.呼吸道的护理

（1）术后呼吸机辅助呼吸：根据血气分析结果及时调整呼吸机参数。术后带管时间长，不宜

长时间持续镇静的患者易出现呼吸机对抗,随时监测呼吸频率、潮气量、气道压及患者的呼吸状态。调整呼吸机模式为 SIMV＋PS(压力支持)或者压力控制通气(PC),在 PC 情况下要注意观察患者的潮气量变化,及时调整压力。

(2)预防呼吸机相关性肺炎(VAP):呼吸机相关性肺炎是指经气管插管行机械通气 48 小时以后发生的肺部感染,或原有肺部感染发生新的病情变化,临床上高度提示是一次新的感染,并经病原学证实者。机械通气是 ICU 常用的一种治疗方法,由于人工气道的建立破坏了呼吸道正常的生理防御机制,使机械通气并发的呼吸机相关性肺炎发生率增加 4～12 倍。呼吸机相关性肺炎的发生使得患者治疗时间延长,住院费用增加,死亡率增高,影响疾病的预后。

ICU 环境管理。严格限制探视,减少人员流动,同时也要减少可移动设备的使用。必要探视时家属需要穿隔离服、戴口罩帽子、更换拖鞋后才能进入。每天要进行通风,地面每天用含氯消毒液拖擦,监护仪等设备定期消毒液擦拭,患者转出后对所用物品进行终末消毒处理。ICU应设立隔离病房,以收治特殊感染患者。使用空气层流装置时要定期清理排风口出的污物,以免影响空气质量。定期对 ICU 工作人员进行手消毒效果监测,洗手后细菌数小于 5 cfu/cm²,并以未检出致病菌为合格。此外,还要进行定期体检,尤其要进行口咽部细菌培养,带有致病菌株者应停止治疗工作或更换工作岗位。

保持人工气道的通畅。保持人工气道通畅最有效的方法是根据分泌物的颜色、量和黏稠度等情况,按需进行气管内吸痰。吸痰是利用机械吸引的方法,将呼吸道分泌物经口、鼻或人工气道吸除,以保持呼吸道通畅的一种治疗方法。吸痰手法可按照送、提、转手法进行操作。①送:在左手不阻塞负压控制孔的前提下,或先反折吸痰管以阻断负压,右手持吸痰管,以轻柔的动作送至气道深部,最好送至左右支气管处,以吸取更深部的痰液。②提:在吸痰管逐渐退出的过程中,再打开负压吸痰,或左手阻塞吸痰管负压控制孔产生负压,右手向上提拉吸痰管,切忌反复上下提插。③转:注意右手边向上提拉时,边螺旋转动吸痰管,能更彻底地充分吸引各方向的痰液,抽吸时间断使用负压,可减少黏膜损伤,而且抽吸更为有效。吸痰后护理:与呼吸机连接,吸入纯氧。生理盐水冲洗吸痰管后关闭负压。检查气管套管和气囊。听诊。安慰患者取舒适体位,擦净面部,必要时行口腔护理。观察血氧饱和度变化,调节吸入氧浓度(FiO₂)。整理用物、洗手和记录:吸痰前后面色、呼吸频率的改善情况,痰液的颜色、性质、黏稠度、痰量及口鼻黏膜有无损伤。

保持人工气道的湿化。人工气道的建立使患者丧失了上呼吸道对气体的加温和加湿的作用,吸入干燥低温的气体未经过鼻咽腔易引起气管黏膜干燥和分泌物黏稠,造成分泌物潴留,发生肺不张,增加了肺部感染的机会。所以,必须保证人工气道充分的湿化。

雾化吸入治疗。有些呼吸机本身有雾化装置,使药液雾化成 3～5 μm 的微粒,可达小支气管和肺泡发挥其药理作用。昏迷患者也可将雾化吸入的面罩直接置于气管切开造口处或固定于其口鼻部,每天4～6 次,每次 10～20 分钟,患者清醒时嘱其深呼吸,尽量将气雾吸入下呼吸道。常用的药物有 β₂ 受体激动剂和糖皮质激素等,以扩张支气管。更换药液前要清洗雾化罐,以免药液混浊。使用激素类药物雾化后,及时清洁口腔及面部。

7.并发症的观察及护理

(1)观察有无截瘫:密切观察患者的下肢肌力及感觉,一旦发现异常立即通知医师。胸降主动脉和胸腹主动脉远端的血管置换术,脊髓缺血时间长或者供给脊髓血液的肋间动脉和腰动脉没有重建等因素导致的偏瘫、截瘫等是主动脉夹层动脉瘤术后常见的严重并发症,迄今为止尚未有解决的方法。

（2）观察有无栓塞征象：主动脉人工血管置换术后，在重建血管吻合口、动静脉腔内易发生血栓和栓塞。为防止人工血管内发生血栓，术后 3 个月内给予抗凝治疗，抗凝药物的应用通常在术后 6～12 小时，如果引流多要推迟使用。

（3）预防出血和渗血：主动脉人工血管置换的创伤大，吻合技术难，吻合处多，术中和术后发生出血和弥散性渗血往往能够致命。术后对出血的观察和早期发现尤为重要。保持引流通畅，观察记录引流的色、质和量，如果发现术后 1 小时引流量＞10 mL/kg，或者任何 1 小时的引流量＞200 mL，或 2 小时内达 400 mL，都提示有活动性出血，一旦发现要立即报告医师，给予开胸止血。同时术后控制血压也是预防出血的关键，主动脉人工血管置换手术复杂，技术难度大，吻合口多，吻合口出血是术后致死的首要原因。控制血压在（12.0～16.0）/（6.7～10.7）kPa［（90～120）/（50～80）mmHg］，以保证组织灌注，皮肤温度正常，以尿量为准，保证每小时尿量＞1 mL/kg，避免血压过低导致的组织灌注不足。早期引流偏多要排除血液稀释、鱼精蛋白不足、凝血功能障碍等原因，及时给鱼精蛋白，新鲜血浆、血小板、纤维蛋白等，有效地减少术后渗血。

（4）肾脏功能监测：肾脏是对缺血最敏感的腹腔脏器，肾衰竭是主动脉术后常见的并发症之一，发生率为 10%～20%，常在术后 48 小时内发生。防止血容量不足引起的少尿、无尿，每小时观察并记录尿量、颜色及性质，查肌酐、尿素氮，出现出入量失衡时及时汇报医师。补足血容量，血细胞比容低于 35% 时适当输血，维持血压稳定，必要时应用硝普钠降压，必须保持稳定的肾动脉灌注压，舒张压不低于 8.0 kPa（60 mmHg）。血压过低者可应用小剂量多巴胺、肾上腺素以提高血压，扩张肾动脉，起到强心利尿作用。发生血红蛋白尿时要给予碱化尿液，防止管型尿形成，保持水电解质酸碱平衡，控制氮质血症，当尿量连续 2 小时＜1 mL/kg时，及时报告医师，应用利尿剂，必要时应用肾脏替代疗法。

8.预防感染

主动脉夹层人工血管置换手术时间长、创伤大，人工血管植入和术后带有引流管，中心静脉导管等侵入性导管多，易发生感染。术后各项操作要严格遵循无菌操作原则，应用广谱抗生素，严格按医嘱时间给药，以维持最佳的血药浓度。有发热的患者要根据血培养的结果选择应用抗生素。要密切观察体温，痰液的色、量及性质。观察皮肤有无红肿、疼痛，尿液有无混浊，一旦发现上述症状，要及时找到原因并及时处理。

（三）康复护理

患者病情平稳后可进行各关节的被动运动，清醒脱机后指导患者进行主动关节运动，练习床上坐起进食，为下床活动做准备。从术后第一天起按摩双下肢，每天两次，每次半小时。翻身叩背促进患者痰液排出，防止呼吸道感染的发生。鼓励患者早期下床活动，促进体力的恢复，初次下床时要注意保护患者安全以免发生摔伤。

五、健康指导

（一）生活指导

减少家庭生活中的不安全因素，防止跌倒，避免体力活动，从事比较轻松的职业。指导患者养成良好的饮食习惯，给予低盐、低胆固醇、富含粗纤维素且清淡易消化饮食，少量多餐，不食刺激性以及易引起腹胀的食物，如饮料和咖啡等，以免加重心脏负担。限制摄盐量，限制高胆固醇、高脂肪食物,并适量摄取蛋白质饮食,多吃新鲜的蔬菜和水果,戒烟限酒,保持大便通畅,防止发生便秘而引起腹内压增高。根据天气增减衣物,避免发生感冒。

(二)用药指导

按医嘱服药,漏服后不能补服,缓释片不可掰开服用。控制血压,定期监测血压是药物治疗的关键。合理降低血压,保持血压平稳,防止动脉破裂。每天定时、定部位、定血压计、定体位测量血压并记录数值,以便调整药物用量。

(三)卫生保健

急性期或恢复期患者都有可能因便秘而诱发夹层范围扩大或破裂。应指导患者养成床上排便习惯,必要时给予缓泻剂。加强腹部按摩,减轻患者精神上和心理上的不安,避免排便时用力屏气,可嘱患者食用蜂蜜、香蕉等,每1~2天排便1次,同时注意及时记录排便情况,排便时应在旁密切观察血压和心电图变化。

(四)病情观察

一旦出现心前区或胸部、腹部等疼痛立即来医院就诊。

(五)复查指导

术后半年内每三个月门诊随访1次,半年复查增强螺旋CT,了解夹层愈合情况,如有不适随时就诊。

(于晓燕)

第九章

泌尿外科护理

第一节 肾 积 水

尿液由肾排出受阻,蓄积后肾内压力增高,造成肾盂肾盏扩张和肾实质压迫性萎缩,功能减退,致尿液积聚在肾内称为肾积水。肾积水容量超过 1 000 mL 或小儿超过 24 小时尿液总量时,称为巨大肾积水。各种原因所导致的尿路任何部位的梗阻最终都可引起肾积水,上至肾盂,下至尿道外口。正常妊娠所导致的肾积水是一种可复性生理改变。

一、病因及发病机制

由于泌尿系统发生梗阻的部位及程度不同,尿路中各个器官的病理改变亦各有异,但基本的病理改变是发生梗阻的部位以上压力增高,尿路扩张积水,长时间未能解除梗阻将导致肾积水和肾功能损害。

上尿路慢性梗阻时,梗阻部位以上压力增高,输导尿管收缩力增加,蠕动增强,管壁因平滑肌增生而增厚。当尿路内压力增高到一定程度时,可使肾小球滤过压降低,滤过率减少,但肾内的血液循环仍可保持正常,肾的泌尿功能仍能持续一段时间,此时肾内尿液可通过肾盂静脉、集合管、淋巴逆流,使肾盂和肾小管的压力有所下降,肾小球泌尿功能得以维持,起到暂时平衡作用。如尿路梗阻不能及时解除,尿液的回流无法缓冲不断分泌的尿液时,梗阻进一步加重,肾盂内压力持续升高,压迫肾小球、肾小管及附近的血管,造成肾脏缺血缺氧,尿路平滑肌逐渐萎缩,张力减退,管壁变薄,蠕动减弱乃至消失,失去代偿能力,导致肾内积水逐渐增多,肾功能受损,最后肾脏成为一个无功能的巨大水囊。

二、临床表现

肾积水由于原发病因、梗阻部位、程度、时间长短及病情发展快慢不同,肾积水的临床表现各不相同,甚至可全无症状。

(一)导致梗阻的原发病

因泌尿系统肿瘤多为肉眼血尿,泌尿系统结石引起的梗阻常表现镜下血尿,前列腺增生或尿道狭窄导致膀胱出口梗阻时可有排尿困难、炎症或结核所引起的继发性肾积水,多以原发病因的症状和体征为主要表现,很少显现出肾积水的征象。

(二)肿块

因肾下极异位血管或纤维束压迫输导尿管、先天性肾盂输导尿管连接处狭窄等所引起的肾积水,由于病情发展常较缓慢,临床症状常不明显或仅有腰部隐痛不适;但当肾积水达较严重程度时,可出现腹部肿块,有些患者特别是小儿以腹部肿块就诊时,体检时腹部可触及肿大的肾脏,表面光滑且多有囊性感,也是大多数此类患者就诊的最初原因。

(三)疼痛

疼痛是肾积水较常见的症状,多表现为间歇性腰部和/或腹部胀痛。引起疼痛的主要原因是大量饮水,积水的肾脏增大,肾包膜受牵拉。

(四)感染

肾积水易引发感染,合并感染时可出现尿频、尿急、尿痛及脓尿,严重时可以出现全身中毒症状,但是老年、免疫功能下降、营养不良患者的临床表现可不明显,甚至不出现任何症状。

(五)肾衰竭

尿路梗阻引起的肾积水,如梗阻长时间不能解除,可导致肾功能损害严重,出现程度不同的食欲缺乏、恶心呕吐、乏力、水肿等肾衰竭表现。双侧或孤立肾发生急性梗阻时可出现少尿或无尿等急性肾衰竭表现。

三、辅助检查

根据临床表现和相关检查结果判断肾积水的存在及程度,还应同时明确引起肾积水的病因、梗阻的部位及有无感染,评估患侧肾脏的损害程度及对侧肾脏的功能状况。

(一)实验室检查

1.血液检查

了解有无感染、氮质血症、酸中毒、电解质紊乱及总肾功能。

2.尿液检查

除尿常规检查和尿细菌培养外,必要时需进行结核杆菌和脱落细胞的检查。发生慢性梗阻时,尿液检查可发现尿钠浓度升高、尿液渗透压降低、尿/血浆肌酐比率降。

(二)影像学检查

1.X 线平片

对肾积水的诊断有重要价值。如肾积水是结石所致,尿路平片可见到尿路结石影及积水增大的肾轮廓。

2.B 超

超声可以明确判定增大的肾是实性肿块还是肾积水,清晰地显示肾实质、肾盂及输导尿管扩张情况,并可确定肾积水的程度和肾皮质萎缩情况,也可能显示梗阻的部位及病因,简便易行无创伤,尤其是对造影剂过敏者、妊娠妇女、婴儿及胎儿更为适宜,是诊断肾积水的首选检查方法。

3.静脉尿路造影

早期可见肾盏、肾盂扩张,肾盏杯口消失或呈囊状显影,了解肾积水的梗阻部位、原因、程度及患肾的功能状况,也可反映对侧肾功能及整个尿路状况。

4.肾图

尤其利尿性肾图,对判定上尿路有无机械性梗阻及梗阻的程度有一定帮助,利尿性肾图还可检查肾功能损害程度,对判定肾积水的治疗是否需要手术亦有帮助,还可作为肾盂成形术后肾功能恢复的监测手段。

5.CT 检查

CT 尿路成像可清晰显示肾、输导尿管、膀胱的形态,可清楚显示肾积水程度和肾实质萎缩情况,判断肾积水的原因和程度,有助于腹腔、腹膜后和盆腔病变的鉴别诊断。

6.MRI 检查

主要了解肾积水的尿路形态学改变,对肾积水的诊断有独到之处。肾积水导致肾功能损害严重时,排泄性尿路造影患肾多不显影,MRI 水成像则可以清晰地显示梗阻部位及其以上的尿路形态,可代替逆行性尿路造影。

7.内镜和尿动力学检查

膀胱尿道镜检查可了解下尿路梗阻情况,经膀胱镜将输导尿管导管插至梗阻部位以上时,可见尿液快速滴出。输导尿管镜检查则可了解上尿路梗阻的原因和部位。输导尿管镜及膀胱镜可用于部分尿路梗阻患者的检查、对腔内病变引起的梗阻可明确诊断,而且还可以同时进行治疗。尿动力学检查可用来鉴别下尿路梗阻的原因,区别膀胱逼尿肌收缩功能障碍或膀胱出口梗阻。

四、治疗原则

尿路发生急性完全性梗阻 24 小时就可以导致肾单位损害,如梗阻未能及时解除,梗阻持续 10 天则肾功能下降 30%,梗阻持续 30～40 天造成的肾功能损害则难以恢复。慢性尿路梗阻病因解除后肾功能则可得到改善。因此,争取时间尽早解除梗阻,去除病因、控制感染、最大限度地保护肾功能、预防并发症的发生是治疗肾积水的主要原则。

(一)非手术治疗

非手术治疗适用于可自行缓解的梗阻病变如炎症、水肿、输导尿管小结石、早期的肾盂输导尿管连接部梗阻、间歇性发生肾积水的肾下垂等,但是对于此类患者必须进行严密随访观察。如果患者病情较危重,不能承受较大的手术或梗阻暂时不能解除时,可先在超声引导进行造瘘,引流出尿液,利于感染的控制和肾功能的改善。对于肾积水合并继发感染的患者,应定期检查如尿常规和尿培养,及时应用敏感抗生素控制感染,避免感染加重。

(二)手术治疗

对于全身情况许可,并且能够通过手术治疗解除梗阻的患者,均应尽早施行手术,去除病因,恢复肾功能。如遇输导尿管周围严重病变导致梗阻需长期引流者,可经膀胱镜放置输导尿管双"J"管。如患侧肾已无功能或严重受损,预测及时解除梗阻亦无恢复的可能,则考虑肾切除术。

1.肾造瘘术

若肾功能损害较为严重,病情危重者,病因暂不能处理时,应先在梗阻以上部位进行引流,待感染控制、肾功能改善后,再针对病因治疗。如梗阻病因不能去除,肾造瘘则作为永久性治疗措施。

2.肾切除术

严重肾积水导致肾实质显著破坏、萎缩,剩余的肾实质过少且功能受损严重,引起肾性高血压,或伴有严重感染致肾积脓时,在确保健侧肾功能良好的情况下,可根据情况切除患肾。

五、临床护理

(一)护理诊断/问题

1.焦虑

焦虑与患者对手术的惧怕、担心预后及住院费用高有关。

2.排尿型态改变

排尿型态改变与留置导尿管有关。

3.舒适的改变

舒适的改变与手术后卧床、留置导尿管及手术创伤有关。

4.活动无耐力

活动无耐力与手术创伤所致乏力有关。

5.疼痛

疼痛与尿路梗阻、手术创伤有关。

6.营养失调

营养失调与术后食欲下降、机体摄入不足或丢失过多有关。

7.有皮肤完整性受损的危险

皮肤完整性受损与年龄及卧床有关。

8.部分自理能力缺陷

与留置导尿管有关。

9.知识缺乏

缺乏疾病、手术及麻醉相关知识。

10.潜在并发症

肾脓肿、肾衰竭。

(二)护理目标

(1)患者情绪平稳、心理状态稳定、焦虑程度减轻,配合各项检查、治疗及护理。

(2)患者可以适应留置导尿管,并且留置导尿管能保持有效引流。

(3)患者主诉不适感减轻或消失,得到较好休息。

(4)患者能改善自身的活动状况,活动耐力增加,可以逐步增加活动量达到特定的活动水平。

(5)患者主诉疼痛症状减轻或消失。

(6)患者食欲恢复、无明显体重下降,营养摄入量能满足日常活动和机体代谢的需要。

(7)患者受压部位皮肤完整无压红及压疮,四肢末梢温暖。

(8)患者合理的生活需要得到协助或完成。

(9)患者对疾病和治疗的认识提高,充分了解疾病的相关知识及相关治疗配合要点。

(10)术后未发生相关并发症,或并发症发生后能得到及时治疗与处理,术后恢复顺利。

(三)护理措施

1.术前护理措施

(1)心理护理:充分了解患者的心理及身体情况,针对产生焦虑、恐惧及情绪不稳等心理反应的原因,给予正确的引导,向患者及家属详细讲解手术的必要性,消除其恐惧情绪,并积极配合治疗。

(2)用药指导:向患者说明药物的用法、用量及用药注意事项。

(3)观察患者排尿情况:观察患者尿液颜色、性状及排尿量,并及时通知医师。

2.术前常规准备

(1)协助完善相关术前检查:如心电图、X线片、B超、CT、MRI、出凝血试验等。

(2)预防尿潴留:忌辛辣刺激性饮食,如烟酒及咖啡,预防感冒和便秘。

(3)抗生素的选择:术前行抗生素皮试,术晨遵医嘱带入术中用药。

(4)饮食指导:术前进食易消化、高营养的食物,维持体液平衡和内环境稳定,有效改善患者的营养状况,提高对手术的耐受力。术前禁食8小时,禁饮4小时。

(5)术前健康教育:指导患者提前练习床上排尿排便,自行调整卧位和床上翻身的方法。督促患者活动与休息相结合,减少明显的体力消耗,术前睡眠不佳者可遵医嘱适当给予安眠药物,术晨需取下活动义齿、金属饰品及其他贵重物品。

(6)术前协助患者沐浴或清洁会阴部,做好手术区域皮肤准备,术晨更换清洁病员服。

(7)术晨与手术室人员进行患者相关信息的核对后,做好交接将患者送入手术室。

3.术后护理措施

(1)外科术后护理常规。①全麻术后护理常规:了解手术和麻醉方式、术中情况、了解切口部位及敷料包扎情况、了解皮肤及末梢循环情况、了解感知觉的恢复情况和四肢活动度、判断手术创伤对机体的影响,持续低流量吸氧,严密监测生命体征,床挡保护防坠床。②管道观察及护理:留置针妥善固定且输液通畅,注意观察穿刺部位皮肤情况,常规留置导尿管护理,如拔管应注意关注患者排尿情况。③基础护理:做好口腔护理、会阴护理、皮肤护理、定时翻身,协助患者清洁、取舒适卧位等工作。

(2)饮食护理:术后6小时内禁食水;6小时排气后可开始饮水,饮水后无恶心、呕吐等不适症状,则可改为普食。

(3)体位与活动。①全麻清醒前:去枕平卧位,头偏向一侧。②全麻清醒后手术当天:低半卧位,可床上轻微活动。③术后第1天:床上自由体位,半卧位为主。活动能力应当根据患者个体化情况,循序渐进,对于年老体弱患者应减慢活动进度。术后适度活动对于预防肺不张、肺感染、静脉血栓、促进疾病康复等有重要意义,但不能活动过度,否则容易造成创面出血的增加。

(4)缓解疼痛:了解患者疼痛的部位、程度、诱因等,遵医嘱给予止痛药物。

(5)并发症的观察、预防和护理。①观察和预防感染:注意患者的排尿情况、腹部肿块大小和体温变化。肾盂成形术后保持各引流管通畅及切口清洁,若无漏尿,肾周引流管可于术后3~4天拔除。若切口处或肾周引流管内流出较多的淡黄色液体,常提示有吻合口漏的发生,应及时与医师联系,予以相应处理。体温过高的患者应给予物理降温,注意末梢保暖,必要时遵医嘱用药,对并发感染者合理使用抗菌药。②观察和预防肾衰竭:给予低盐、低蛋白质、高热量饮食,严格限制入量,记录24小时出入量。如发生肾衰竭,应及时通知医师并协助处理,尽早恢复肾功能。

(四)健康宣教

(1)多饮水以冲洗尿路,防止尿路感染。

(2)保持造瘘口周围皮肤清洁、干燥,防止感染。

(3)放置双J管的患者,告知术后1~3个月经膀胱镜拔除。

(4)长期留置导尿管者应定期更换导尿管,更换时注意避免污染。教会患者观察尿液的颜色及性质,如发现尿液混浊、有异味或发热等全身症状时应及时就诊。

(5)恢复期患者均衡饮食、合理摄入营养,注意休息,劳逸结合,活动量从小到大。

(6)定期复诊,了解肾积水程度是否减轻及肾功能恢复情况。

(王长爱)

第二节 肾 损 伤

肾脏深埋于肾窝,因其受到肋骨、腰肌、脊柱、腹壁内脏器等的保护,通常不易受损,却会因刀刺伤或枪弹伤而致肾脏开放性损伤。由于肾脏质地脆、包膜薄,常因腰背部或上腹部受到外力撞击或挤压导致闭合性损伤,也是临床最常见的肾脏损伤类型。闭合性肾损伤依据肾脏受创伤的程度,可分为挫伤、部分裂伤、全层裂伤和肾蒂损伤4种病理类型。肾损伤的主要临床表现为休克、血尿、疼痛、腰腹部肿块、发热等。肾损伤常为严重多发性损伤的一部分,确诊需依据实验室检查及影像学检查。主要处理原则包括紧急处理、非手术治疗、手术治疗等。

一、护理评估

(一)术前评估

1.受伤史

受伤的原因、时间、地点、部位、暴力性质、强度和作用部位;受伤至就诊期间的病情变化及就诊前采取的急救措施。

2.身体状况

(1)有无腰痛、腹部疼痛及程度。

(2)有无合并感染、尿外渗等情况。

(3)尿量及尿色变化情况。

(4)血压、脉搏、体温等有无异常,有无休克征象。

(5)血、尿常规检查及影像学检查有无异常发现。

3.心理、社会状况

(1)患者是否存在明显的焦虑与恐惧,是否担心肾损伤的预后。

(2)患者及家属对肾损伤伤情与治疗的了解程度,能否配合肾损伤的治疗。

(二)术后评估

(1)生命体征是否平稳。

(2)切口情况、肾周引流管引流情况。

(3)有无出血、尿外渗、感染等并发症的发生。

二、常见护理诊断/问题

(一)疼痛

疼痛与肾包膜下积血或血、尿渗入肾周围组织,凝血块堵塞输尿管有关。

（二）潜在并发症

休克、感染。

（三）知识缺乏

缺乏预防肾损伤的相关知识。

三、护理目标

（1）患者自述疼痛减轻。

（2）患者未发生并发症，或并发症发生后得到及时发现与处理。

（3）患者知晓预防肾损伤的相关知识。

四、护理措施

（一）紧急处理

（1）大出血及休克的患者应进行紧急抢救，以维持生命。

（2）密切观察生命体征，并做好记录。

（3）尽快进行必要的检查，以确定肾损伤的程度及范围，有无合并其他脏器损伤。

（二）非手术治疗的护理

1.缓解疼痛

嘱患者卧床休息，指导患者做深呼吸、放松以减轻疼痛。在诊断明确的情况下，可遵医嘱使用镇静、止痛剂，以缓解患者的不适和疼痛。

2.休息与活动

绝对卧床休息2～4周。待病情平稳、血尿消失后方可离床活动。

注意：肾挫伤需4～6周才趋于愈合，即使几天内尿色转清、局部症状减轻，尿液检查恢复正常，仍需绝对卧床。

3.输液

建立静脉通道、及时输液，必要时输血，以维持有效循环血量。

4.感染的预防与护理

（1）保持伤口的清洁、干燥，敷料渗湿时应及时更换。

（2）遵医嘱应用抗菌药物，并鼓励患者多饮水。

5.病情观察

（1）观察有无活动性出血：①密切观察血压、脉搏、呼吸、体温及皮肤情况，观察有无休克征象；②每0.5～2小时留取尿液于编号的试管内，观察尿色深浅变化，若颜色加深，说明有活动性出血；③记录24小时尿量，减少时应立即告知医师；④观察腰痛是否加剧、肾区肿块是否增大、有无腹膜刺激征出现等。

（2）及早发现感染征象：若患者体温升高、伤口疼痛并伴有白细胞计数和中性粒细胞比例升高、尿常规示有白细胞时，多提示有感染。

（三）手术治疗的护理

依据肾损伤程度的不同，手术治疗方法有以下几种：肾部分引流、肾修补术或肾部分切除术、肾切除术、肾血管修复术、肾动脉栓塞疗法等。

1.术前准备

有手术指征者,在抗休克的同时,紧急做好各项术前准备。

(1)协助患者做好术前常规检查,特别注意患者的凝血功能是否正常。

(2)尽快做好备皮、配血等,条件允许时行肠道准备。

2.术后护理

(1)肾部分切除术后患者绝对卧床休息1~2周,以防继发性出血。

(2)病情观察:观察患者生命体征,引流液的颜色、性状及量;准确记录24小时尿量。

(3)调节输液速度,避免加重健侧肾脏负担。

(4)肾周引流管护理:肾脏手术后常留置肾周引流管,起到引流渗血、渗液作用。

(四)术后并发症的观察与护理

1.出血

(1)观察:术后早期易发生。若术后短时间内肾周引流管内引流出大量鲜红色血性液,须警惕活动性出血。

(2)护理:嘱患者绝对卧床休息,避免发生再次出血。若出现出血,应安慰患者,并立即报告医师,遵医嘱应用止血药等。

2.感染

(1)观察:监测患者体温变化及引流液的情况,及早发现感染征象。

(2)护理:遵医嘱应用抗菌药物;保持切口敷料的清洁、干燥,有渗出及时更换;保持各引流管通畅;留置导尿管者做好尿道口与会阴部的清洁。

五、健康教育

(一)预防出血

出院后3个月内不宜从事体力劳动或竞技运动,防止继发损伤。

(二)用药指导

行肾切除术后者,须注意保护健侧肾脏,不用对肾功能有损害的药物,如氨基糖苷类抗菌药等。

(三)饮食指导

进高蛋白、高热量、高维生素、营养丰富的饮食,忌辛辣刺激类食物,保持大便通畅。

六、护理评价

(1)患者疼痛程度是否减轻。

(2)患者是否出现并发症,若并发症发生是否得到及时发现和处理。

(3)患者是否知晓预防肾损伤的相关知识。

（王长爱）

第三节　输尿管损伤

输尿管位于腹膜后间隙,其位置隐蔽,一般由外伤直接引起的损伤不常见,以医源性损伤多见,如手术损伤或器械损伤等。根据输尿管损伤的性质和类型,其临床表现不尽相同,主要为血尿、尿外渗、尿瘘、梗阻等。凡腹腔、盆腔手术后患者发生无尿、漏尿,腹腔或盆腔有刺激症状时,均有输尿管损伤的可能。对怀疑有输尿管损伤的患者,应进行全面的泌尿系统检查以尽早确诊。输尿管损伤的处理原则主要是手术治疗,包括输尿管置管术和输尿管吻合或再植术。此病的护理评估、护理目标、护理评价与肾损伤相似,此处不再赘述。

一、常见护理诊断/问题

(一)疼痛
疼痛与输尿管损伤或手术有关。

(二)潜在并发症
输尿管狭窄、尿瘘、感染。

(三)知识缺乏
缺乏输尿管损伤的相关知识。

二、护理措施

(一)非手术治疗的护理
1.缓解疼痛
嘱患者卧床休息,指导患者深呼吸、放松以减轻疼痛。
2.病情观察
观察并正确记录24小时尿量,注意有无血尿、少尿、无尿,并及时通知医师。
3.手术准备
备皮、配血,必要时做好手术的准备。

(二)手术治疗的护理
1.术前护理
(1)解释:向患者及家属解释手术治疗的方法、效果及配合要求。
(2)检查:协助做好术前常规检查。
2.术后护理
(1)病情观察:观察患者生命体征,尿量、颜色及性状。
(2)预防感染:尿道口护理每天1~2次,女患者每天行会阴冲洗;遵医嘱应用抗菌药物。
(3)双"J"管的护理:输尿管手术后放置双"J"管,可起到内支撑、内引流的作用,有利于损伤的修复和狭窄的改善。
(4)盆腔引流及留置尿管护理:妥善固定;保持引流管通畅,勿压迫、折叠管道;观察并记录引流液量、颜色及性状;预防感染。
(5)饮食护理:术后应禁食水,观察患者肠功能恢复情况,若恢复良好,即可进食流质饮食,次日可进软食或普食,指导患者多进食新鲜蔬菜水果,以保持大便通畅。

(三)术后并发症的观察及护理
1.感染
(1)观察:术后应密切观察患者体温变化,及早发现感染性征象。
(2)护理:遵医嘱合理应用抗菌药物;嘱患者多饮水;保持各引流管通畅,做好尿道口及会阴部的清洁卫生。

2.尿瘘

(1)观察:在拔除留置尿管后,若出现尿液不受控制地随时流出,须警惕尿瘘。

(2)护理:一旦发现异常应及时告知医师,并协助医师给予相应处理。

三、健康教育

(一)输尿管狭窄的预防

告知患者双"J"管的放置对于输尿管狭窄的预防至关重要,需要定期更换直至狭窄得以改善为止。

(二)双"J"管的自我观察与护理

(1)自我护理:输尿管损伤患者会带双"J"管出院,期间若出现排尿疼痛、尿频、血尿时,多为双"J"管的膀胱端刺激所致,嘱患者多饮水,减少活动及对症处理后能得以缓解。术后4周回院复查,遵医嘱1~3个月后回院拔除双"J"管。

(2)自我观察:如果出现无法缓解的膀胱刺激征、尿中有血块、发热等症状,应及时就诊。

(三)饮水与活动

指导患者多饮水,增加排尿次数,切勿憋尿;不宜做剧烈运动。

(王长爱)

第四节 尿 道 损 伤

尿道损伤是泌尿外科常见的急症,多见于男性。男性尿道以尿生殖膈为界,分为前、后两段。前尿道损伤多发生于尿道球部,常因会阴部骑跨伤所致;后尿道损伤多发生于尿道膜部,多为骨盆骨折时尿生殖膈突然移位所致。依照尿道损伤程度可分为尿道挫伤、尿道裂伤、尿道球部断裂和尿道膜部断裂等四种病理类型。尿道损伤的典型症状为尿道出血、排尿困难或尿潴留。尿道损伤若早期处理不及时或处理不当,极易形成尿道狭窄。尿道损伤的主要处理原则包括紧急抗休克、解除尿潴留,尿道挫伤及轻度裂伤者不需要特殊治疗;尿道断裂者需行手术治疗,前尿道裂伤者行经会阴尿道修补或断端吻合术,后尿道损伤作耻骨上高位膀胱造瘘或尿道会师复位术。此病的护理评估、护理目标、护理评价与肾损伤相似,此处不再赘述。

一、常见护理诊断/问题

(一)组织灌注量改变

组织灌注量改变与创伤、骨盆骨折引起的大出血有关。

(二)排尿困难

排尿困难与外伤导致的尿道损伤有关。

(三)潜在并发症

感染、出血、尿道狭窄等。

二、护理措施

(一)紧急处理

1.积极抗休克治疗

(1)快速输液、输血,镇静、止痛。

(2)如伴骨盆骨折,应及时进行骨折复位固定,减少骨折端的活动,防止血管的进一步损伤。

2.解除急性尿潴留

(1)对尿道损伤患者应先尝试导尿,以确定尿道是否连续或完整,导尿成功后至少留置导尿管 4 周。

(2)如无法插入尿管,则应行膀胱穿刺造瘘术。

(二)非手术治疗的护理

1.密切观察病情

监测患者的神志、脉搏、呼吸、血压、体温、尿量、腹肌紧张度、腹痛、腹胀等的变化,并详细记录。

2.感染的预防与护理

(1)嘱患者勿用力排尿,因可引起尿外渗而导致周围组织的继发感染。

(2)保持伤口的清洁、干燥,敷料渗湿时应及时更换。

(3)遵医嘱应用抗菌药物,并鼓励患者多饮水,以起到稀释尿液、自然冲洗尿路的作用。

(4)早期发现感染征象:尿道断裂后血、尿外渗容易导致感染,表现为伤处肿胀,搏动性疼痛,体温升高。如发现异常表现,应立即通知医师处理。若患者体温升高、伤口处疼痛并伴有血白细胞计数和中性粒细胞比例升高、尿常规示有白细胞时,多提示有感染,应及时通知并协助医师处理。

3.密切观察病情

监测患者的神志、脉搏、呼吸、血压、体温、尿量、腹肌紧张度、腹痛、腹胀等的变化,并详细记录。

4.其他

骨盆骨折者须卧硬板床,勿随意搬动,以免加重损伤。做好膀胱造瘘术后患者的护理。

(三)手术治疗的护理

1.术前准备

对有手术指征者,做好各项术前准备。

2.术后护理

(1)病情观察:观察患者生命体征,尿量、尿液颜色和性质。

(2)饮食护理:术后禁食,待肛门排气后进流质饮食,逐渐过渡到普食,饮食要注意营养丰富;嘱患者多饮水,保持 24 小时尿量>2 000 mL,达到生理性膀胱冲洗的作用。

(3)引流管(尿管、膀胱造瘘管)护理。

(四)术后并发症的观察与护理

1.吻合口出血

除了术中因止血不彻底和局部感染外,术后阴茎勃起、海绵体充血是导致吻合口出血的重要原因。

(1)观察:引流液是否为血性,切口是否有出血或渗血。

(2)护理:术后应遵医嘱给予口服雌激素或镇静药物,抑制阴茎勃起,同时保持大便通畅。

2.吻合口感染

(1)观察:注意观察尿道吻合口疼痛情况及体温变化。若术后早期局部疼痛逐渐加重、切口肿胀发红、体温持续升高不降,提示吻合口感染。

(2)护理:留置尿管者,做好尿道口护理2次/天;保持手术切口清洁、干燥;加强损伤局部的护理,严格无菌操作;遵医嘱合理使用抗菌药物。若发生吻合口感染,适当拆除伤口缝线,延期拔出引流管;若局部积液、积血或形成脓肿,则应及时切开引流。

3.尿道狭窄

局部感染和尿瘘均可导致尿道狭窄,尤其是后尿道损伤时。

(1)观察:若患者出现排尿困难、排尿时间延长、尿液分叉、尿线变细、射程变短甚至呈滴沥状等表现时,应考虑发生尿道狭窄的可能。

(2)护理:拔除尿管后要密切观察患者排尿情况,必要时定期做尿道扩张术。

三、健康教育

(一)尿道狭窄的自我观察及预防

(1)自我观察:排尿是否有困难,排尿时间是否有延长,尿液性状是否发生改变等。

(2)预防:遵医嘱定期行尿道扩张术,以避免尿道狭窄导致的排尿困难(尿道扩张间隔时间依次为1周、2周、1个月、3个月、6个月),特殊情况一般需在3～6个月后再次手术。

(二)性功能障碍

患者可行心理性勃起的训练加辅助治疗。

(三)复诊

定期行X线检查,观察有无尿道狭窄;若发生排尿困难,应及时来医院就诊。

(王长爱)

第五节　膀　胱　损　伤

膀胱损伤是指膀胱壁在受到外力的作用时发生膀胱浆膜层、肌层、黏膜层的破裂,引起膀胱腔完整性破坏、血尿外渗。膀胱损伤有开放性和闭合性两种。开放性膀胱损伤常伴有骨盆骨折,易形成腹壁尿瘘、膀胱直肠瘘或膀胱阴道瘘;闭合性膀胱损伤主要因下腹部遭撞击、挤压所致;医源性膀胱损伤常见于膀胱镜检查或治疗。膀胱损伤的临床表现主要有腹痛、血尿和排尿困难,合并其他脏器损伤或骨盆骨折出血严重者,极易发生失血性休克。导尿试验阳性提示有膀胱破裂,影像学检查有助于诊断。膀胱损伤的主要处理原则包括紧急处理、非手术治疗、手术治疗及并发症的处理等。此病的护理评估、护理目标、护理评价与肾损伤相似,此处不再赘述。

一、常见护理诊断/问题

(一)组织灌流量改变
组织灌流量改变与膀胱破裂、骨盆骨折损伤血管引起出血、尿外渗有关。

(二)排尿困难
排尿困难与外伤导致的膀胱损伤有关。

(三)潜在并发症
休克、感染。

二、护理措施

(一)紧急处理
(1)积极抗休克治疗,如输液、输血、镇静、止痛等。

(2)预防感染,遵医嘱尽早使用抗菌药物。

(二)非手术治疗的护理
1.缓解排尿困难

膀胱轻度损伤,如挫伤或膀胱造影仅见少量尿液外渗、症状较轻者,可从尿道插入导尿管,持续引流尿液 7～10 天。

2.预防感染

合理使用抗菌药物。

3.病情观察

(1)严密观察体温、脉搏、呼吸、血压、神志及尿量的变化,及时发现休克征象和其他脏器的合并伤。

(2)观察排尿异常情况,尿液量、颜色、性状的变化,必要时留置尿管。

(3)观察下腹部疼痛、压痛、肌紧张情况。

(三)手术治疗的护理
1.术前准备

有手术指征者,在抗休克的同时,紧急做好各项术前准备。

2.术后护理

(1)病情观察:观察患者的生命体征,尿液颜色及尿量。

(2)膀胱造瘘管护理:术后留置膀胱造瘘管,是治疗排尿困难最直接有效的手段。

三、健康教育

(一)膀胱造瘘管的自我护理
部分患者需要带膀胱造瘘管出院,需做好患者的指导。

(1)注意保持造瘘口周围皮肤清洁、干燥,定期换药。

(2)妥善固定引流管并防止折叠或脱落。

(3)引流管和引流袋的位置切勿高于膀胱区,防止尿流逆行导致感染。

(4)观察尿液有无沉淀物,尿液颜色淡黄为正常。

(5)增加饮水量,每天饮水量在 3 000 mL 以上,起到生理性冲洗膀胱的作用。

(6)间断轻柔挤压引流管以促进沉淀物的排出,发现阻塞时不要自行冲洗,随时就诊。

(7)如果出现无法缓解的膀胱刺激征、尿中有血块、发热等症状,应及时就诊。

(二)用药指导

不随意服用对肾脏有损害的药物。

(王长爱)

第六节 尿 潴 留

尿潴留是指尿液潴留在膀胱内不能排出,常常由排尿困难发展到一定程度引起。尿潴留分为急性与慢性两种。急性尿潴留发病突然,十分痛苦,是一种常见急症,需及时处理;慢性尿潴留起病缓慢,病程较长,下腹部可触及充满尿液的膀胱,但患者却无明显痛苦。

一、病因

引起尿潴留的病因很多,可分为机械性梗阻和动力性梗阻两类,其中以机械性梗阻病变最多见。

(一)机械性梗阻

任何导致膀胱颈部及尿路梗阻的病变,例如良性前列腺增生、前列腺肿瘤、膀胱颈挛缩、膀胱颈部肿瘤;先天性后尿道瓣膜及各种原因引起的尿道损伤、尿道狭窄、异物、肿瘤和尿道结石均可引起尿潴留;此外,处女膜闭锁的阴道积血、盆腔肿瘤、妊娠的子宫等也可引起尿潴留。

(二)动力性梗阻

动力性梗阻是指膀胱、尿道无器质性梗阻病变,尿潴留系排尿动力障碍所致。中枢和周围神经系统病变是最常见的病因,如脊髓或马尾损伤、肿瘤、糖尿病等造成神经源性膀胱功能障碍继而引起尿潴留。妇科盆腔根治性手术损伤副交感神经分支、肛管直肠手术及腰椎麻醉术后均可能出现排尿困难,引起尿潴留。此外,各种松弛平滑肌的药物如阿托品、山莨菪碱等,偶尔亦可导致排尿困难引起尿潴留;高热、昏迷、低血钾后不习惯卧床排尿者亦会出现尿潴留。

二、临床表现

尿潴留患者体检时耻骨上区常可见到半球形膨隆,用手按压有明显尿意,叩诊为浊音。

(一)急性尿潴留

发病突然,膀胱胀满但滴不出尿,胀痛难忍,辗转不安,有时从尿道溢出部分尿液,但不能减轻下腹疼痛。

(二)慢性尿潴留

起病缓慢,膀胱内尿液长期不能完全排空,有残余尿存留,多表现为排尿不畅、尿频,常有排尿不尽感,有时出现尿失禁现象,因此慢性尿潴留患者多以充盈性尿失禁就诊。

三、诊断要点

根据病史及典型的临床表现,尿潴留诊断并不困难。超声检查可以明确诊断。

尿潴留应与无尿鉴别,无尿是指肾衰竭或上尿路完全梗阻,膀胱内空虚无尿,两者含义不同,不能混淆。

四、治疗原则

(一)急性尿潴留

1.非手术治疗

(1)病因处理:及时解除病因,对症处理,恢复排尿。

(2)诱导、药物或导尿管:对术后动力性梗阻引起的尿潴留可采用诱导排尿、针灸、穴位注射新斯的明或病情允许下改变排尿姿势。如病因不明或梗阻一时难以解除,急诊处理可行导尿管术,然后做进一步检查明确病因并进行治疗。

2.手术治疗

梗阻病因不能解除时,可行膀胱造瘘术,长期引流尿液。

急性尿潴留放置导尿管或膀胱穿刺造瘘引流尿液时,应间歇缓慢地放出尿液,避免快速排空膀胱,一次放尿量不可超过 1 000 mL,以免内压骤然降低而引起膀胱内大量出血。

(二)慢性尿潴留

若为机械性梗阻引起的尿潴留,有上尿路扩张肾积水、肾功能损害者,应先引出膀胱内尿液,待肾积水缓解、肾功能改善后,针对病因择期手术或采取其他方法治疗。若为动力性梗阻引起的尿潴留,多数患者需间歇清洁自我导尿管,如自我导尿管困难或上尿路积水严重者,可作耻骨上膀胱造瘘术或者其他尿流改道术(图 9-1)。

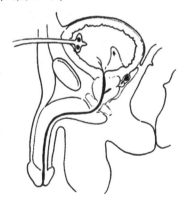

图 9-1 耻骨上膀胱造瘘术

五、临床护理

(一)护理诊断/问题

1.焦虑

焦虑与患者对手术的惧怕、担心预后及住院费用高有关。

2.睡眠型态紊乱

睡眠型态紊乱与尿潴留、尿路梗阻有关。

3.排尿型态改变

排尿型态改变与留置导尿管有关。

4.舒适的改变

舒适的改变与手术后卧床、留置导尿管及手术创伤有关。

5.活动无耐力

活动无耐力与手术创伤所致乏力有关。

6.疼痛

疼痛与尿路梗阻、手术创伤有关。

7.营养失调

营养失调与术后食欲下降、机体摄入不足或丢失过多有关。

8.有皮肤完整性受损的危险

皮肤完整性受损与年龄及卧床有关。

9.部分自理能力缺陷

部分自理能力缺陷与留置导尿管有关。

10.知识缺乏

缺乏疾病、手术及麻醉相关知识。

11.潜在并发症

膀胱出血。

(二)护理目标

(1)患者情绪平稳、心理状态稳定、焦虑程度减轻,配合各项检查、治疗及护理。

(2)患者安静入睡,保证充足的睡眠时间。

(3)患者可以适应留置导尿管,并且留置导尿管能保持有效引流。

(4)患者主诉不适感减轻或消失,得到较好休息。

(5)患者能改善自身的活动状况,活动耐力增加,可以逐步增加活动量达到特定的活动水平。

(6)患者主诉疼痛症状减轻或消失。

(7)患者食欲恢复、无明显体重下降,营养摄入量能满足日常活动和机体代谢的需要。

(8)患者受压部位皮肤完整无压红及压疮,四肢末梢温暖。

(9)患者合理的生活需要得到协助或完成。

(10)患者对疾病和治疗的认识提高,充分了解疾病的相关知识及相关治疗配合要点。

(11)术后未发生相关并发症,或并发症发生后能得到及时治疗与处理,术后恢复顺利。

(三)护理措施

1.术前护理措施

(1)心理护理:充分了解患者的心理及身体情况,针对产生焦虑、恐惧及情绪不稳等心理反应的原因,给予正确的引导,向患者及家属详细讲解手术的必要性,消除其恐惧情绪,并积极配合治疗。选用盐酸坦索罗辛、非那雄胺等药物治疗时,向患者说明药物的用法、用量及用药注意事项。

(2)观察患者排尿情况:有尿潴留时及时留置导尿管或耻骨上膀胱造瘘。观察患者尿液颜色、性状及排尿量,有血尿必要时可行持续膀胱冲洗,并及时通知医师。

2.术前常规准备

(1)协助完善相关术前检查:如心电图、X线片、B超、CT、MRI、出凝血试验等。

(2)预防尿潴留:忌辛辣刺激性饮食,如烟酒及咖啡,预防感冒和便秘。

(3)抗生素的选择:术前行抗生素皮试,术晨遵医嘱带入术中用药。

(4)饮食指导:术前进食易消化、高营养的食物,维持体液平衡和内环境稳定,有效改善患者的营养状况,提高对手术的耐受力。术前禁食8小时,禁饮4小时。

(5)术前健康教育:指导患者提前练习床上排尿排便,自行调整卧位和床上翻身的方法。督促患者活动与休息相结合,减少明显的体力消耗,术前睡眠不佳者可遵医嘱适当给予安眠药物,术晨需取下活动义齿、金属饰品及其他贵重物品。

(6)术前协助患者沐浴或清洁会阴部,做好手术区域皮肤准备,术晨更换清洁病员服。

(7)术晨与手术室人员进行患者相关信息的核对后,做好交接将患者送入手术室。

3.术后护理措施

(1)外科术后护理常规。①全麻术后护理常规:了解手术和麻醉方式、术中情况,了解切口部位及敷料包扎情况,了解皮肤及末梢循环情况,了解感知觉的恢复情况和四肢活动度,判断手术创伤对机体的影响,持续低流量吸氧,严密监测生命体征,床挡保护防坠床。②管道观察及护理:留置针妥善固定且输液通畅,注意观察穿刺部位皮肤情况,常规留置导尿管护理,如拔管应注意关注患者排尿情况。③基础护理:做好口腔护理、会阴护理、皮肤护理、定时翻身,协助患者清洁、取舒适卧位等工作。

(2)饮食护理。术后6小时内禁食水;6小时排气后可开始饮水,饮水后无恶心、呕吐等不适症状,则可改为普食。

(3)体位与活动。①全麻清醒前:去枕平卧位,头偏向一侧。②全麻清醒后手术当天:低半卧位,可床上轻微活动。③术后第1天:床上自由体位,半卧位为主。

(4)缓解疼痛:了解患者疼痛的部位、程度、诱因等,遵医嘱给予止痛药物。

(5)并发症预防:避免膀胱出血,注意一次放尿量不可超过1 000 mL,以免引起膀胱出血。

(四)健康教育

(1)患者应注意不可一次摄入水分过多,防止诱发尿潴留;但也不可摄入水分过少,否则可能加重尿路结石、尿路感染等并发症。

(2)教会患者明确并注意避免尿潴留的诱因,对于药物引起的尿潴留,告知患者今后应禁用或慎用这类药物;对于前列腺增生引起的尿潴留者,戒烟、戒酒,不可久坐不可过劳,防止便秘和憋尿等。

(3)教会患者及家属诱导排尿的方法,如听流水声、热敷下腹部,但嘱患者诱导排尿无效时应立即导尿管,不可憋尿过久。

(4)长期留置导尿管者应定期更换导尿管,更换时注意避免污染。教会患者观察尿液的颜色及性质,如发现尿液混浊、有异味或发热等全身症状时应及时就诊。

(5)定期随访,积极治疗引起尿潴留的原发病,避免疾病进展引起的肾功能损害等严重后果。

(王长爱)

第七节　尿路结石

尿路结石又称尿石症,是泌尿外科最常见疾病之一。按尿路结石所在的部位基本分为上尿路结石和下尿路结石。尿路结石发生与流行病学因素(年龄、性别、职业、饮食成分和结构、水摄入量、气候、代谢和遗传等)、尿液因素(尿 pH 改变、尿液浓缩、抑制晶体形成的物质不足)、泌尿系统局部因素(尿液的淤积、尿路感染、尿路异物)等有关。尿路结石以草酸钙结石最常见,磷酸盐、尿酸盐、碳酸盐次之,胱氨酸结石罕见。上尿路结石主要表现为与活动有关的疼痛和血尿;膀胱结石的典型症状为排尿突然中断,伴疼痛、排尿困难和膀胱刺激征;尿道结石的典型症状为排尿困难、点滴状排尿及尿痛。处理原则包括病因治疗、非手术治疗、体外冲击波碎石、内镜取石或碎石术、开放手术等。

一、护理评估

(一)术前评估

1.健康史

(1)个人情况:患者的年龄、性别、职业、居住地、饮食及饮水习惯、营养状况等。

(2)既往史:患者既往有无结石史,有无代谢和遗传性疾病,有无长期卧床病史;有无泌尿系统感染、梗阻性疾病、甲状旁腺功能亢进、痛风等病史。

2.身体状况

(1)疼痛的部位与程度,肾绞痛的发作情况。

(2)血尿的特点,有无活动后血尿。

(3)排尿情况与尿石排出情况。

(4)是否有膀胱刺激征。

(5)是否并发肾积脓、肾积水。

(6)实验室检查是否提示代谢、肾功能、凝血功能异常,影像学检查有哪些异常发现。

3.心理社会状况

(1)患者是否了解尿石症的治疗方法。

(2)患者是否担心尿石症的预后。

(3)患者是否知晓尿石症的预防方法。

(二)术后评估

(1)术后结石排出情况。

(2)尿路梗阻解除程度。

(3)肾功能恢复情况。

(4)有无尿路感染、出血、"石街"形成等并发症发生。

二、常见护理诊断/问题

(一)疼痛

疼痛与结石刺激引起的炎症、损伤及平滑肌痉挛有关。

(二)潜在并发症

感染、出血、"石街"形成。

(三)知识缺乏

缺乏预防尿石症的知识。

三、护理目标

(1)患者自述疼痛减轻,舒适感增强。

(2)患者未发生并发症,或并发症发生后得到及时发现与处理。

(3)患者知晓尿石症的预防知识。

四、护理措施

(一)非手术治疗的护理

1.缓解疼痛

嘱患者卧床休息,局部热敷,指导患者做深呼吸、放松以减轻疼痛。肾绞痛发作时遵医嘱使用镇痛、解痉药。

2.饮水与活动

鼓励患者大量饮水,每天 3 000 mL;适当做一些跳跃运动或经常改变体位,有助于结石的排出。

3.病情观察

观察尿液的颜色与性状,监测体温、尿中白细胞数,及早发现感染征象;观察结石排出情况,排出结石可进行成分分析,以指导结石治疗与预防。

(二)体外冲击波碎石治疗的护理

1.术前护理

(1)解释:向患者及家属解释体外冲击波碎石治疗的方法、碎石效果及配合要求;嘱患者术中配合作好体位固定,不能随意变换体位,以确保碎石定位的准确性。

(2)检查:术前行腹部平片复查,了解结石位置、数量与大小。同时行实验室检查,了解凝血功能与肝、肾功能。

2.术后护理

(1)鼓励患者多饮水;每天饮水量大于 3 000 mL,可根据出汗量适当增减饮水量,促进排石。

(2)采取有效体位、促进排石。①结石位于肾下盏:取头低位;②肾结石碎石后:一般取健侧卧位。

注意:同时叩击患侧肾区,利于碎石由肾盏排入肾盂、输尿管。巨大肾结石碎石后可因短时间内大量碎石突然积聚于输尿管而发生堵塞,引起"石街"和继发感染,严重者引起肾功能改变。因此,碎石后宜取患侧卧位,以利结石随尿液缓慢排出。

3.术后并发症的观察与护理

(1)血尿:碎石术后多数患者出现暂时性肉眼血尿,一般不需要特殊处理。

(2)发热:感染性结石患者,由于结石内细菌播散而引起尿路感染,往往引起发热。遵医嘱应用抗菌药物,高热者采用降温措施。

(3)疼痛:结石碎片或颗粒排出可引起肾绞痛,应给予解痉止痛等处理。

(4)"石街"形成:"石街"是常见且较严重的并发症之一。体外冲击波碎石术后碎石过多地积聚于输尿管内,可引起"石街"。患者有腰痛或不适,有时可合并继发感染。可用输尿管镜取石或碎石。除多饮水外,必要时留置双"J"管以预防"石街"形成。

(三)手术治疗的护理

1.术前护理

协助做好术前检查,术前常规准备,协助术前结石定位。

2.术后护理

(1)病情观察：观察患者生命体征，尿量、尿液颜色和性状。

(2)肾造瘘管护理。内镜碎石术(PCNL)后常留置肾造瘘管，主要起引流残余碎石作用。要点如下。①妥善固定肾造瘘管。②预防感染。③保持引流管通畅：勿压迫、折叠管道。若发现肾造瘘管被堵塞，可用注射器吸取少量(5～10 mL)生理盐水冲洗，反复多次，直至管道通畅。④观察记录引流液的量、颜色和性状。术后早期，肾造瘘管引流出血性尿液，一般1～3天内尿液颜色转清，不需特殊处理。⑤拔管：术后3～5天若引流尿液转清、体温正常，则可考虑拔管，拔管前作拔管试验，无腰部胀痛、渗液、发热等不适可拔管。

(3)双"J"管护理：碎石术后于输尿管内放置双"J"管，可起到内引流、内支架的作用，还可扩张输尿管，有助于小结石的排出。要点：①术后指导患者尽早取半卧位，多饮水、勤排尿；②鼓励患者早期下床活动，但避免活动不当(如四肢同时伸展的动作，剧烈运动，过度弯腰，突然下蹲等)引起双"J"管滑脱或上下移位。

(4)肾周引流管护理：开放性手术后常留置肾周引流管，起引流渗血、渗液作用。注意妥善固定，保持引流通畅，观察、记录引流液颜、性状与量。

(5)膀胱造瘘管护理：膀胱结石行耻骨上膀胱切开取石术后常留置膀胱造瘘管，应做好管道护理。

(四)并发症的观察与护理

1.出血

(1)观察：术后早期易发生。若术后短时间内肾造瘘管或肾周引流管内引出大量鲜红色血性液，须警惕为出血。

(2)护理：应安慰患者，嘱其卧床休息，及时报告医师，遵医嘱应用止血药、抗感染等。留置肾造瘘管者可夹管1～3小时，以造成肾盂内压力增高，从而达到压迫性止血的目的。若经止血处理后，患者生命体征平稳，再重新开放造瘘管。拔除肾造瘘管后也应警惕出血的发生。

2.感染

(1)观察：术后应密切观察患者体温变化，及早发现感染性休克征象。

(2)护理：遵医嘱应用抗菌药物；保持各引流管通畅，留置导尿管者做好尿道口与会阴部的清洁；肾造瘘口应定时更换敷料，保持清洁、干燥。

3.输尿管损伤

术后观察有无漏尿及腹膜炎征象。一旦发生，及时处理。

五、健康教育

(一)尿石症的预防

(1)嘱患者大量饮水防石。

(2)饮食指导：根据结石成分、代谢状态调节饮食。①含钙结石者，合理摄入钙量，适当减少牛奶、奶制品、豆制品、巧克力、坚果等含钙量高食物的摄入。②草酸盐结石者，限制浓茶、菠菜、番茄、芦笋、花生等食物。③尿酸结石者，不宜食用含嘌呤高的食物，如动物内脏、豆制品、啤酒。避免大量摄入动物蛋白、精制糖和动物脂肪。

(3)药物预防：根据结石成分，血、尿钙磷、尿酸、胱氨酸和尿 pH，应用药物预防结石发生。草酸盐结石患者可口服维生素 B_6 以减少草酸盐排出；口服氧化镁可增加尿中草酸溶解度。尿酸结石患者可口服别嘌醇和碳酸氢钠,以抑制结石形成。

(二)双"J"管的自我观察与护理

1.自我护理

部分患者行碎石术后带双"J"管出院,期间若出现排尿疼痛、尿频、血尿时,多为双J管膀胱端刺激所致,一般经多饮水、减少活动和对症处理后均能缓解。嘱患者术后4周回院复查并拔除双"J"管。避免过大的体力活动强度,一般的日常生活活动不需受限。

2.自我观察

如果出现无法缓解的膀胱刺激征、尿中有血块、发热等症状,应及时就诊。

3.复查

定期行X线或B超检查,观察有无残余结石或结石复发。若出现腰痛、血尿等症状,及时就诊。

六、护理评价

(1)患者疼痛程度是否减轻。

(2)患者是否出现并发症,若并发症发生是否得到及时发现和处理。

(3)患者是否知晓尿石症的预防知识。

(王长爱)

第八节 肾 癌

肾癌是临床上常见的恶性肿瘤,他是起源于肾实质泌尿小管上皮系统的恶性肿瘤,又称肾细胞癌。肾细胞癌在成人恶性肿瘤中占2%～3%,占肾恶性肿瘤的85%左右,各国或各地区发病率不同,发达国家高于发展中国家,城市地区高于农村地区。男性肾细胞癌发病率是女性的两倍。任何年龄都可能发病,但高峰期在60岁左右。肾盂癌较少见。肾母细胞瘤是小儿最常见的恶性实体肿瘤。

一、病因

引起肾癌的病因至今尚未明确,其病因可能与以下因素有关。

(一)职业因素

有报道长期接触金属铬和铅的工人,从事石棉、皮革相关工作的人群等患病危险性会增加。

(二)吸烟

吸烟导致肾癌的发病机制并不十分明确,但国外已经有前瞻性的研究证明吸烟人群的肾癌发病率会有所上升,升高50%左右。亚硝基复合物可能起到一定作用。

(三)肥胖

越来越多的流行病学研究的证据都趋向肥胖是肾癌的危险因素,机制可能与某些激素水平升高有关。

(四)其他危险因素

本病与高血压、饮食、遗传因素、免疫功能障碍有关。有文献报道,在饮食方面多食蔬菜可降低肾癌发病风险。

二、病理生理

绝大多数肾癌多发于一侧肾,常为单个肿瘤,10%～20%为多发病灶。多双侧先后或同时发病者占2%左右。瘤体多数为类似圆形的实性肿瘤,肿瘤的大小不等,平均为7 cm多见,与周围肾组织相隔。肾癌的组织病理多种多样,透明细胞癌是其主要构成部分,占肾癌89%,主要由肾小管上皮细胞发生。

三、分类

1977年美国癌症联合委员会(American Joint Committee on Cancer,AJCC)依据手术前影像学和/或手术后病理学将T(tumor)、N(lymph nodes)、M(metastasis)三个方面的评价结果对恶性肿瘤进行TNM分期(表9-1)。

表9-1 2010年AJCC肾癌的TNM分期

分期	标准
原发性(T)	
T_x	原发肿瘤无法评估
T_0	未发现原发肿瘤的证据
T_1	肿瘤局限在肾内,最大直径≤7 cm
	T_{1a}肿瘤局限于肾内,肿瘤最大径≤4 cm
	T_{1b}肿瘤局限于肾内,肿瘤最大径>4 cm 但<7 cm
T_2	肿瘤局限于肾内,肿瘤最大径>7 cm
	T_{2a}肿瘤最大径>7 cm 但≤10 cm
	T_{2b}肿瘤局限于肾内,肿瘤最大径>10 cm
T_3	肿瘤侵及主要静脉、肾上腺、肾周围组织,但未超过肾周筋膜
	T_{3a}肿瘤侵及肾上腺、肾周围组织和/或肾窦脂肪组织,但未超过肾周筋膜
	T_{3b}肉眼见肿瘤侵入肾静脉或肾静脉段分支(含肌层)或膈下下腔静脉
	T_{3c}肉眼见肿瘤侵入膈上下腔静脉或侵犯腔静脉壁
T_4	肿瘤浸润超过肾周筋膜
区域淋巴结(N)	
N_x	区域淋巴结转移无法成功
N_0	无区域淋巴结转移
N_1	单个区域淋巴结转移
远处转移(M)	
M_0	无远处转移
M_1	有远处转移

四、临床表现

有30%～50%的肾癌患者缺乏早期临床表现,大多在健康体检或其他疾病检查时被发现。常见的临床表现如下。

(一)"肾癌三联症"

典型的临床症状是腹部肿块、腰痛和血尿,由于早期肾癌检出增多,临床这些症状只在少数患者中出现为 6%～10%。间歇无痛肉眼血尿为常见症状,大约 50% 的患者都会发生。血尿通常为肉眼血尿,偶尔为镜下血尿。出现血尿表明肿瘤已侵入肾盏、肾盂。疼痛常为腰部钝痛或隐痛,多由于肿瘤生长牵张肾包膜或侵犯腰肌,邻近器官所致,血块通过输尿管时可发生肾绞痛。肿瘤较大时在腹部或腰部易被触及。

(二)副瘤综合征

10%～40%有症状肾癌患者出现副瘤综合征,表现常有发热、高血压、血沉增快等。发热可能因肿瘤坏死、出血、毒性物质吸收引起,高血压可能因瘤体内动-静脉瘘或肿瘤压迫动脉及其分支,肾素分泌过多所致。20%的肾癌患者可出现副瘤综合征,容易与其他全身性疾病症状相混淆,应注意鉴别。

(三)转移症状

约有 30% 的患者因转移症状,如病理骨折、咳嗽、咯血、神经麻痹及转移部位出现疼痛等初次就诊,40%～50% 的患者在初次诊断后出现远处转移。

五、辅助检查

肾癌的临床诊断主要依靠影像学检查,胸部 X 线片和腹部 CT 平扫加增强扫描、MRI 扫描检查是治疗前临床分期的主要依据。

(一)实验室检查

实验室检查包括血、尿、便常规检查,以及病毒指标、血生化和血液肿瘤标志物检查,目前尚没有公认的、可用于肾癌诊断、鉴别诊断及预后判断的肿瘤标志物。

(二)影像学检查

1.X 线检查

X 线检查为肾癌患者的常规检查项目,泌尿系统平片(KUB)可见肾外形增大,偶然可见肿瘤散在钙化。胸部X 线片是术前临床分期的主要依据之一。

2.B 超

超声检查经济、简便、普及率高是首选的筛查方法。也是诊断肾肿瘤最常用的检查方法。B 超也可判断恶性的指征,但部分 RCC 需借助 CT 和 MRI 进行鉴别诊断。

3.MRI

灵敏度与 CT 相似,MRI 检查对肾肿瘤分期的准确性略优于 CT,特别在静脉瘤栓大小、范围及脑转移的判定方面 MRI 优于 CT,在压脂序列中可以观察到少血供肿瘤。

4.CT

具有密度及空间分辨率高的特点,对肾脏肿块的检出率近 100%,肿瘤诊断正确率达 95% 以上。

(三)组织学检查

在非肿瘤性肾病中肾穿刺活检已成为常规检测手段。但由于 CT 和 MRI 诊断肾肿瘤的准确性高达 95% 以上,而肾穿刺活检有 15% 假阴性率及 2.5% 假阳性率,可能出现并发症对影像学诊断难以判定性质的小肾肿瘤患者,可以选择行保留肾单位手术或定期(1～3 个月)随诊检查,不推荐对能够进行保留肾单位手术的肾肿瘤患者行术前穿刺检查。同时对具有较高的特异性和敏感性,但对准备进行手术的患者一般也不推荐穿刺活检。对不能手术治疗,需系统治疗或其他治疗的晚期肾肿瘤患者,治疗前为明确诊断,可选择肾穿刺活检获取病理诊断。

六、治疗原则

(一)局限性肾癌

外科手术是局限性肾癌治疗的首选方法。

1.根治性肾切除

根治性肾切除是肾癌最主要的治疗方法。根治性切除范围包括肾周筋膜、肾周脂肪、患肾、区域淋巴结及髂血管分叉以上的输尿管。

2.保留肾单位手术

肾癌发生于解剖性或功能性的孤立肾,根治性肾切除术将会导致肾功能不全或尿毒症的患者,也可以选择保留肾单位手术。

(二)局部进展性肾癌

首选治疗方法为根治性肾切除术。对转移的淋巴结或血管瘤栓应根据病变程度、患者身体状况等选择是否切除。术后尚无标准辅助治疗方案。

(三)转移性肾癌

一般采用综合治疗。应用生物制剂,白细胞介素等免疫治疗对预防和治疗转移癌有一定疗效。肾癌具有多药物耐药基因,对放疗(以下简称放疗)及化疗(以下简称化疗)不敏感。

七、临床护理

(一)评估要点

1.术前评估

健康史及相关因素:包括家族相关疾病遗传史,了解肾癌的发生时间,有无对生活质量的影响,发病特点。

(1)一般情况:年龄、性别、婚姻和职业等。

(2)发病特点:患者血尿程度,有无排尿形态改变和经常性腰部疼痛,本次病情发现情况如发病是体检时无意发现、自己扪及包块、持续性腰痛而就医。

(3)相关因素:患者是否吸烟,吸烟的频率及数量。患者是否有饮咖啡的习惯、患者以前长期服用哪些药物等。

2.术后评估

是否有尿瘘、腹腔内脏器损伤、继发出血、感染等并发症发生。

(二)护理诊断/问题

1.营养失调

低于机体需要量,与长期血尿、癌肿消耗、手术创伤有关。

2.恐惧、焦虑

恐惧、焦虑与对癌症和手术的恐惧有关。

3.疼痛

疼痛与疾病本身、手术创伤有关。

4.知识缺乏

缺乏疾病相关知识。

5.潜在并发症

出血、感染。

(三)护理目标

(1)患者营养失调得到纠正或改善。

(2)患者恐惧与焦虑程度减轻或消失。

(3)患者疼痛缓解或消失。

(4)患者了解疾病相关知识。

(5)并发症得到有效预防或发生后得到及时发现和处理。

(四)护理措施

1.改善患者的营养状况

(1)饮食:指导胃肠道功能健全的患者尽量选择高蛋白、高热量、高纤维素、低脂、易消化、少渣的食物,改善就餐环境,以促进患者食欲。

(2)营养支持:对胃肠功能障碍者,可以通过静脉途径给予营养。

2.心理护理

(1)疏导患者减轻其内在压力:对担心得不到及时有效的诊治的患者,护理人员要主动关心患者,倾听患者诉说,告知手术治疗的必要性和可行性,稳定患者情绪,鼓励患者表达自身感受。

(2)担心术后恢复的患者:应加强术前各项护理措施的落实,让患者体会到手术前的充分准备,树立战胜疾病的信心。亦可通过已手术患者的现身说法,消除患者的恐惧心理。争取患者的积极配合。

3.并发症的预防和护理

(1)预防术后出血:密切观察病情,定时监测生命体征。观察引流管引流物状况,若患者术后引流量较多,色鲜红且很快凝固,同时伴血压下降、脉搏增快,常提示有出血,应立即通知医师处理。

(2)预防感染:监测体温变化情况,保持伤口干燥,严格无菌操作。若体温升高或伤口出现红、肿、热、痛,有脓性分泌物应及时告知医师。遵医嘱应用抗菌类药物,防止感染的发生。

(五)健康教育

1.康复指导

保证充分的休息,适度身体锻炼,循序渐进运动,加强营养,饮食以清淡优质蛋白为主,增强体质。

2.用药指导

定时规律用药。由于肾癌对放、化疗均不敏感,生物素治疗可能是此类患者康复期的主要方法。在用药期间,患者不良反应如低热、乏力等,应及时就医,在医师指导下用药。

3.定期复查

本病的近、远期复发率均较高,患者需定期复查,术后1个月门诊随访,以后3个月复查一次,遵医嘱行后续治疗。

(王长爱)

第九节 膀 胱 癌

　　膀胱癌是泌尿系统中最常见的恶性肿瘤,高发于 50～70 岁的患者。常见的致病因素为吸烟、长期接触某些致癌物质、膀胱慢性感染与异物长期刺激。最常见的早期临床表现为间歇性肉眼血尿,可自行减轻或停止;晚期可出现尿频、尿急、尿痛或排尿困难及尿潴留,下腹部触及肿块,广泛浸润盆腔或转移时可出现腰骶部疼痛。辅助检查包括尿脱落细胞学检查、影像学检查(B 超、静脉尿路造影、CT、MRI),膀胱镜检查是诊断膀胱癌最直接、最重要的方法,可直接观察肿瘤的部位、大小、数目等,并可取组织进行病理学检查。临床上以手术治疗为主,单发的 T_2 期内肿瘤可行经尿道膀胱肿瘤切除术或膀胱部分切除术,较大、反复发作、多发及分化不良的 T_2 和 T_3 期肿瘤及浸润性鳞癌和腺癌,应行膀胱全切除和尿流改道术。保留膀胱的术后患者,需定期膀胱灌注化疗药物或卡介苗(BCG),可以延缓肿瘤的复发。

一、护理评估

(一)术前评估

1.健康史

(1)个人情况:患者的年龄、性别、居住地、生活习惯、吸烟史,是否从事橡胶、印刷、塑料、皮具、燃料等行业。

(2)既往史:既往有无膀胱炎、血吸虫病、宫颈癌等病史。

(3)家族史:有无泌尿系统肿瘤的家族史。

2.身体状况

(1)排尿情况、血尿程度。

(2)有无消瘦、贫血等营养不良表现。

(3)疼痛情况。

(4)肾功能情况。

(5)影像学检查有哪些异常结果。

3.心理、社会状况

(1)患者是否知晓病情。

(2)对手术方式、尿流改道、手术并发症的认知程度与接受情况。

(3)家庭和社会支持情况。

(二)术后评估

(1)手术方式、尿流改道情况。

(2)引流管的名称、位置、标志、固定、通畅。

(3)泌尿造口的情况。

(4)有无发生电解质紊乱、尿漏、排尿异常、新膀胱尿道吻合口狭窄、泌尿系统感染、膀胱结石等并发症。

二、常见护理诊断/问题

(一)恐惧和焦虑

恐惧和焦虑与恐惧癌症、害怕手术、担心预后及家庭经济有关。

(二)自我形象紊乱

自我形象紊乱与膀胱全切、尿流改道术后排尿方式改变有关。

(三)潜在并发症

出血、膀胱穿孔、膀胱痉挛、电解质紊乱、尿漏、泌尿系统感染、新膀胱尿道吻合口狭窄、排尿异常。

三、护理目标

(1)患者恐惧与焦虑减轻。

(2)患者能适应排尿方式的改变。

(3)患者未发生并发症或并发症得到及时发现与处理。

四、护理措施

(一)术前护理

1.术前常规护理

协助做好术前检查,常规术前准备。

2.造口定位

协助做好泌尿造口的定位。

3.饮食与营养

进高热量、高蛋白、高维生素及易消化饮食,必要时通过静脉补充,纠正营养失调的状态。

4.肠道准备

肠代膀胱者,术前3天口服肠道不吸收的抗菌药物并予半流饮食,术前1天予无渣流质饮食,术前晚及术晨予清洁灌肠。女性患者术前1天行阴道灌洗。

5.心理护理

解释手术方式,对尿流改道者介绍手术的必要性与重要性,泌尿造口患者给予造口袋试戴体验,消除恐惧心理。

(二)术后护理

1.经尿道膀胱肿瘤切除术或膀胱部分切除术后护理

(1)病情观察:观察生命体征、管道引流情况、腹部情况等。

(2)尿管护理:保持尿管通畅,观察记录引流性质、量、颜色。

(3)膀胱灌注化疗的护理:对保留膀胱者,为预防复发,术后可采用膀胱内灌注化疗药物。常用药物有卡介苗(BCG)、丝裂霉素、吡柔比星、表柔比星、多柔比星及羟喜树碱等。每周灌注1次,8次后改为每月1次,共1~2年。

(4)并发症的观察和护理。①出血:一旦出现及时处理,必要时持续膀胱冲洗。②膀胱穿孔:保持尿管引流通畅,必要时行手术治疗。

2.膀胱全切除＋尿流改道术后护理

常用尿流改道术如下。①肠代膀胱术：全膀胱切除术后，利用回肠或结肠的一部分，形成代膀胱，双侧输尿管吻合；代膀胱末端拖出于腹壁作尿路造口。分非可控制性（患者需终生佩戴尿袋）与可控性（需定时通过尿路造口插入尿管进行导尿）。②原位新膀胱术：在全膀胱切除术后，利用回肠或结肠的一部分，制成储尿囊，与尿道吻合，重建下尿路功能。

（1）病情观察。密切观察生命体征、管道引流、腹部情况、造口血运等。

（2）引流管护理。膀胱全切-肠代膀胱术后留置的引流管较多，做好各管道的护理。各引流管道应标志清晰，妥善固定，防止扭曲，避免滑脱；保持引流通畅，经常挤压，避免血块与黏液堵塞管道，指导活动时管道放置的位置；严密观察引流液的颜色、性质、量。

注意各管的特点。①代膀胱造瘘管：用于引流尿液及代膀胱黏液，使代膀胱处于低压状态，促进愈合，同时还可用于代膀胱的冲洗。②输尿管支架管护理：用于支撑输尿管、引流尿液，因管腔较小，应经常挤捏防堵塞，一般术后 10～14 天可拔除。③盆腔引流管：用于引流盆腔的积血积液，通过该引流液的性质和量，可以观察有无出血和尿漏，一般术后 3～5 天拔除。④输出道造瘘管：用于支撑和引流，预防输出道狭窄。一般术后 1 周左右拔除。⑤尿管原位新膀胱术后常规留置尿管，目的是引流尿液及代膀胱黏液、代膀胱冲洗及训练代膀胱的容量。经常挤压，避免血块与黏液堵塞，代膀胱容量达到 150 mL 以上可拔除。

（3）腹胀的预防与护理。术后早期腹胀多数由于气腹、全麻后肠麻痹或低钾血症引起，少数可由尿液外渗引起；术后一周后出现的腹胀则多见于粘连性肠梗阻。护理：取半坐卧位，必要时给予腹带固定，测量腹围，早期下床活动、中医艾灸针灸、穴位注射、胃肠减压可以促进胃肠蠕动。

（4）泌尿造口护理。术后密切观察造口黏膜的血运情况，用生理盐水清洁造口及造口周围皮肤，并选择合适的造口袋。

（5）代膀胱冲洗护理。代膀胱多使用结肠或回肠来代替，会产生较多的肠黏液，易引起管道堵塞，故需作代膀胱冲洗。①时间与频率：术后第 1 天开始每天行代膀胱冲洗 1～2 次，如有管道堵塞，随时增加冲洗次数。②冲洗液：可选用阿托品 0.5 mg 加入生理盐水，也可用 5％碳酸氢钠溶液。③方法：每次用注射器或灌洗空针抽取 30～50 mL 溶液，从代膀胱造瘘管或尿管注入，低压缓慢冲洗并回抽，如此反复多次至冲洗液澄清为止。

（三）术后并发症的观察和护理

1.电解质紊乱

高氯性酸中毒：膀胱过多吸收了尿液中的 Cl^-，血中 Cl^- 增多、HCO_3^- 减少，从而出现酸中毒。

（1）观察：有无乏力、食欲缺乏、恶心、呕吐，血生化检查有无异常（HCO_3^- 低于正常值，Cl^- 高于正常值）。

（2）护理：保持尿管引流通畅，减少残余尿量，必要时给予口服或者静脉输注 5％碳酸氢钠。

2.尿漏

（1）观察：尿漏可发生在输尿管与新膀胱吻合口、贮尿囊、新膀胱与后尿道吻合口。表现为盆腔引流管引出尿液、伤口渗出尿液、尿管或代膀胱造瘘管引流液减少，患者出现腹痛、腹胀或伴有发热。

（2）护理：取半坐卧位，保持各引流管通畅，遵医嘱使用抗菌药物。必要时手术治疗。

3.泌尿系统感染

(1)观察:拔尿管后有无尿频、尿急、尿痛、腰痛、体温升高等症状,血、尿常规检查白细胞计数有无异常。

(2)护理:每天饮水量 2 000 mL 以上,达到自然冲洗的作用;定期膀胱冲洗,减少黏液堵塞;定时排尿,必要时使用腹压协助排尿,减少残余尿量;残余尿量超过代膀胱容量的 1/3 时行间歇自助导尿,降低膀胱内压,减少新膀胱输尿管反流。

4.新膀胱尿道吻合口狭窄

(1)观察:早期可表现为残余尿量逐渐增多,严重时出现排尿费力、尿潴留或者充盈性尿失禁。

(2)护理:一旦发现有新膀胱尿道吻合口狭窄应尽早行尿道扩张术,必要时手术治疗。

5.排尿异常

(1)观察:原位新膀胱术后患者容易出现排尿异常,表现为尿失禁或排尿困难、尿潴留。

(2)护理。①尿失禁:拔尿管前加强新膀胱贮尿功能训练,拔尿管后指导盆底肌收缩训练,改善控尿能力;定时排尿,避免膀胱过度充盈而发生充盈性尿失禁。②排尿困难、尿潴留:嘱多喝水,定期膀胱冲洗,减少黏液堵塞;排尿时轻压下腹部或蹲位排尿,利用腹压协助排尿;残余尿超过代膀胱容量的 1/3 应行间歇自助导尿。

五、健康教育

(一)自我护理

1.非可控尿路造口术后指导

非可控制性尿路造口术后患者需终生佩戴尿袋。需教会患者清洗造口,熟练更换造口袋,睡觉时调整造口袋方向,并接引流袋置于床边,避免尿液浸渍造口周围皮肤引起皮炎。

2.可控尿路造口术后

指导患者自我导尿,应注意清洁双手,根据需要间隔 2～4 小时,尽量使用一次性导尿管。

3.原位新膀胱术后

视黏液的情况,定期行代膀胱冲洗。

(二)原位新膀胱训练

术后患者要坚持进行新膀胱功能训练。

1.贮尿功能

拔尿管前先夹闭导尿管,定时开放,初期每 15～20 分钟放尿 1 次,逐渐延长至 1～2 小时,若能达到贮尿 150～200 mL 最为理想。

2.排尿功能

定时排尿,一般每 2～3 小时一次,夜间须调闹钟叫起排尿,必要时用手轻压下腹部膀胱区或蹲位,利用腹压协助排尿。

3.控尿功能

行盆底肌收缩训练。

(三)预防感染与新膀胱结石

多饮水,避免泌尿系统感染、减少黏液刺激。定期复查 B 超,一旦发现新膀胱结石,应尽早手术治疗。

(四)复查

保留膀胱术后,每 3 个月进行一次膀胱镜检查,两年后无复发者半年复查一次;新膀胱术后定期复查电解质、泌尿系统 B 超、残余尿量;终身随访。

六、护理评价

(1)患者是否焦虑减轻,情绪稳定。

(2)患者是否能接受自我形象改变的现实。

(3)患者是否发生并发症,或并发症能得到及时发现与有效处理。

(王长爱)

参考文献

[1] 杨春,李侠,吕小花,等.临床常见护理技术与护理管理[M].哈尔滨:黑龙江科学技术出版社,2022.

[2] 张俊英.精编临床常见疾病护理[M].青岛:中国海洋大学出版社,2021.

[3] 高淑平.专科护理技术操作规范[M].北京:中国纺织出版社,2021.

[4] 李红芳,王晓芳,相云,等.护理学理论基础与护理实践[M].哈尔滨:黑龙江科学技术出版社,2022.

[5] 田永明,朱红,吴琳娜.临床常见管道护理指南[M].成都:四川科学技术出版社,2021.

[6] 孙善碧,刘波,吴玉清.精编临床护理[M].北京/西安:世界图书出版公司,2022.

[7] 王霞,李莹,连伟,等.专科护理临床指引[M].哈尔滨:黑龙江科学技术出版社,2022.

[8] 张翠华,张婷,王静.现代常见疾病护理精要[M].青岛:中国海洋大学出版社,2021.

[9] 宁尚娟.现代护理技术与疾病护理[M].哈尔滨:黑龙江科学技术出版社,2021.

[10] 关再凤,孙永梅.常见疾病护理技术[M].合肥:中国科学技术大学出版社,2021.

[11] 纪代红,王若雨.内科临床护理问答[M].北京:科学出版社,2022.

[12] 周红梅.实用临床综合护理[M].汕头:汕头大学出版社,2021.

[13] 王玉春,王焕云,吴江,等.临床专科护理与护理管理[M].哈尔滨:黑龙江科学技术出版社,2022.

[14] 王美芝,孙永叶,隋青梅.内科护理[M].济南:山东人民出版社,2021.

[15] 于翠翠.实用护理学基础与各科护理实践[M].北京:中国纺织出版社,2022.

[16] 孙立军,孙海欧,赵平平,等.现代常见病护理实践[M].哈尔滨:黑龙江科学技术出版社,2021.

[17] 杨青,王国蓉.护理临床推理与决策[M].成都:电子科学技术大学出版社,2022.

[18] 李淑杏.基础护理技术与各科护理实践[M].开封:河南大学出版社,2021.

[19] 任秀英.临床疾病护理技术与护理精要[M].北京:中国纺织出版社,2022.

[20] 吴雯婷.实用临床护理技术与护理管理[M].北京:中国纺织出版社,2021.

[21] 张红芹,石礼梅,解辉,等.临床护理技能与护理研究[M].哈尔滨:黑龙江科学技术出版社,2022.

［22］姜鑫.现代临床常见疾病诊疗与护理［M］.北京:中国纺织出版社,2021.

［23］石晶,张佳滨,王国力.临床实用专科护理［M］.北京:中国纺织出版社,2022.

［24］洪梅.临床护理操作与护理管理［M］.哈尔滨:黑龙江科学技术出版社,2021.

［25］肖芳,程汝梅,黄海霞,等.护理学理论与护理技能［M］.哈尔滨:黑龙江科学技术出版社,2022.

［26］刘爱杰,张芙蓉,景莉,等.实用常见疾病护理［M］.青岛:中国海洋大学出版社,2021.

［27］苏文婷,赵衍玲,马爱萍,等.临床护理常规与常见病护理［M］.哈尔滨:黑龙江科学技术出版社,2022.

［28］李华.基础护理与疾病护理［M］.哈尔滨:黑龙江科学技术出版社,2021.

［29］孙慧,刘静,王景丽,等.基础护理操作规范［M］.哈尔滨:黑龙江科学技术出版社,2022.

［30］周晓丹.现代临床护理与护理管理［M］.北京:科学技术文献出版社,2021.

［31］申璇,邱颖,周丽梅,等.临床护理常规与常见病护理［M］.哈尔滨:黑龙江科学技术出版社,2022.

［32］赵衍玲,梁敏,刘艳娜,等.临床护理常规与护理管理［M］.哈尔滨:黑龙江科学技术出版社,2022.

［33］马英莲,荆云霞,郭蕾,等.临床基础护理与护理管理［M］.哈尔滨:黑龙江科学技术出版社,2022.

［34］张锦军,邹薇,王慧,等.临床实用专科护理［M］.哈尔滨:黑龙江科学技术出版社,2022.

［35］王佩佩,王泉,郭士华.护理综合管理与全科护理［M］.北京/西安:世界图书出版公司,2022.

［36］宫翌.血液透析护理中舒适服务理念的应用价值评估［J］.中国医药指南,2022,20(18):186-188.

［37］申晨.全方位护理干预在重症哮喘合并呼吸衰竭气管插管患者中的应用观察［J］.黑龙江医学,2022,46(3):355-356.

［38］刘娜.分析综合性护理对雾化吸入治疗支气管扩张患者的临床价值［J］.中国医药指南,2021,19(24):164-165.

［39］马迪.个性化护理对肺炎患者临床护理效果的影响研究［J］.中国医药指南,2022,20(27):135-137.

［40］梁倩,李玉霞.垂体危象患者的临床观察与护理进展［J］.中西医结合护理,2022,8(12):121-125.